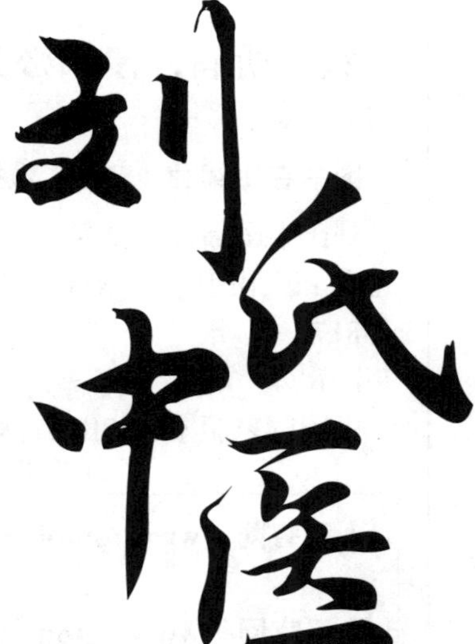

临证治要存真

【主　编　刘永惠　孙连庆】

【副主编　宋　瑞　王　瑞】

人民卫生出版社

·北　京·

图书在版编目（CIP）数据

刘氏中医临证治要存真 / 刘永惠，孙连庆主编．
北京：人民卫生出版社，2025. 6. -- ISBN 978-7-117-38172-7

Ⅰ. R249. 7

中国国家版本馆 CIP 数据核字第 20250G2B23 号

人卫智网	**www.ipmph.com**	**医学教育、学术、考试、健康，购书智慧智能综合服务平台**
人卫官网	**www.pmph.com**	**人卫官方资讯发布平台**

刘氏中医临证治要存真

Liushi Zhongyi Linzheng Zhiyao Cunzhen

主　　编：刘永惠　孙连庆
出版发行：人民卫生出版社（中继线 010-59780011）
地　　址：北京市朝阳区潘家园南里 19 号
邮　　编：100021
E - mail：pmph @ pmph.com
购书热线：010-59787592　010-59787584　010-65264830
印　　刷：鸿博睿特（天津）印刷科技有限公司
经　　销：新华书店
开　　本：710 × 1000　1/16　**印张：**18　**插页：**1
字　　数：333 千字
版　　次：2025 年 6 月第 1 版
印　　次：2025 年 8 月第 1 次印刷
标准书号：ISBN 978-7-117-38172-7
定　　价：59.00 元
打击盗版举报电话：010-59787491　E-mail：WQ @ pmph.com
质量问题联系电话：010-59787234　E-mail：zhiliang @ pmph.com
数字融合服务电话：4001118166　E-mail：zengzhi @ pmph.com

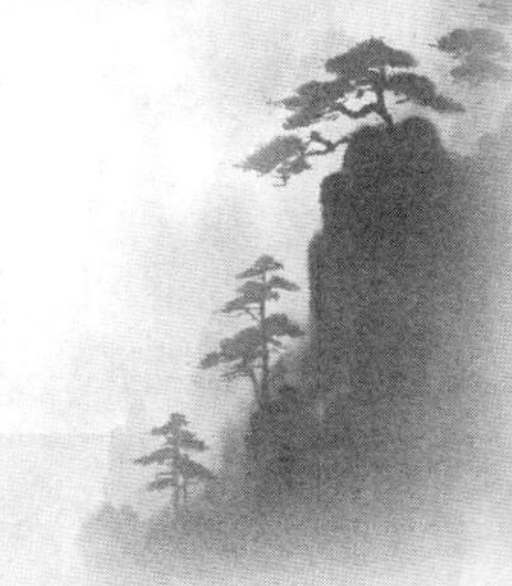

编　者（以姓氏笔画为序）

王　瑞（西安交通大学第一附属医院）
王丽莎（西安交通大学第一附属医院）
王倩倩（西安交通大学第一附属医院）
华　莎（陕西省中西医结合医院）
刘永惠（西安交通大学第一附属医院）
闫　阵（西安交通大学外国语学院）
孙　烨（西安交通大学第一附属医院）
孙连庆（西安交通大学第一附属医院）
李少为（陕西省中医医院）
宋　瑞（陕西省中医医院）
张　哲（西安交通大学第一附属医院）
陈香妮（西安市中医医院）
赵　娇（西安交通大学第一附属医院）
赵颖丹（西安交通大学医院）
胡　珊（西安交通大学第一附属医院）
夏欣欣（西安交通大学第一附属医院）
曹丽君（西安交通大学第一附属医院）
常　靖（西安市中医医院）
雷　凌（西安交通大学第一附属医院）

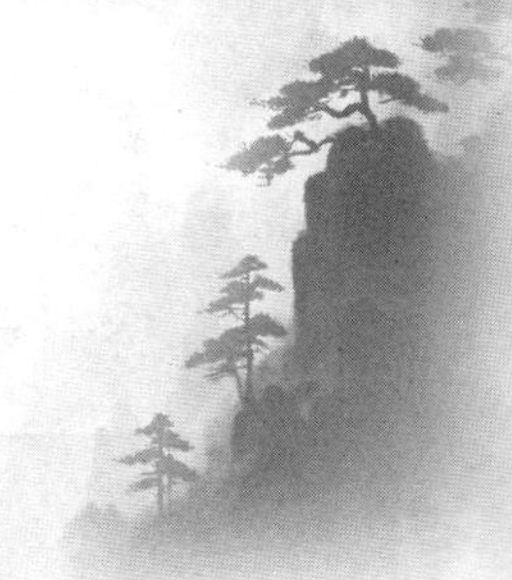

主编简介

刘永惠，男，西安交通大学第一附属医院中医科主任医师，教授。国家中医重点专科学科带头人，第六批、第七批全国老中医药专家学术经验继承工作指导老师。世界中医药学会联合会老年医学专业委员会副会长，中华中医药学会内科分会常务委员、老年病分会常务委员、补肾活血法分会常务委员，陕西省中医药科技开发研究会副会长，陕西省中医药学会内科分会、肿瘤分会、经方分会副主任委员，陕西省中医药学会第七届常务理事会常务理事，西安市中医学会副会长。《陕西中医》杂志编委。

从事中医、中西医结合临床与基础研究工作40余年。主要研究方向为老年病、肿瘤、妇科及临床疑难疾病的防治。主持省级科研项目6项，发表论文53篇，主编、参编教材和专著9部。获得国家发明专利1项。获得陕西省科学技术进步奖三等奖1项。

孙连庆，男，主任医师，硕士研究生导师。西安交通大学第一附属医院中医科主任，中华中医药学会糖尿病分会、老年病分会、脾胃病分会、慢病管理分会、综合医院中医药工作委员会委员，中国中西医结合学会循证医学专业委员会委员。师从全国著名内分泌专家中国人民解放军总医院内分泌科陆菊明教授、中西医结合专家北京协和医院中医科梁晓春教授。

从事临床、教学、科研工作20余年，坚持走中西医结合道路，突出中医特色，辨证与辨病相结合。擅长糖尿病及其慢性并发症、心脑血管疾病、老年病、内科杂病以及肿瘤的辅助治疗。在临床常见病、多发病及疑难病症的治疗上，运用中医与中西医结合的方法进行了系统的临床实践，并取得了良好的疗效。尤其对糖尿病及其慢性并发症的中西医结合治疗机制进行了系统深入的临床及实验研究。主持国家自然科学基金面上项目2项，省部级科研课题多项。以第一作者/通信作者发表论文40余篇，其中SCI论文10篇，参与编写著作3部。获中国中西医结合学会科学技术奖二等奖、中华中医药学会科学技术奖二等奖各1项。

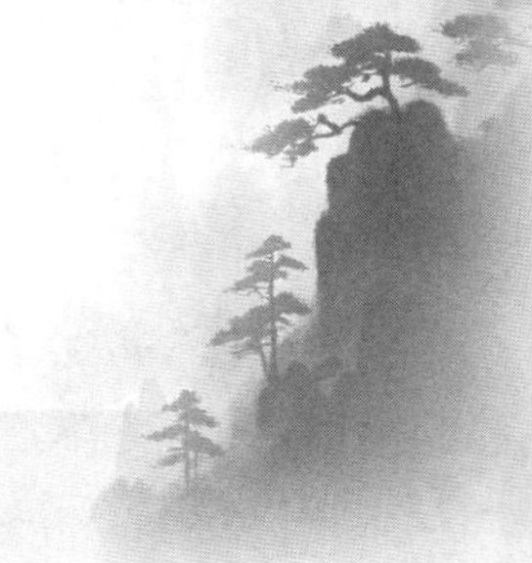

前　言

为积极响应国家“传承精华，守正创新”的中医药发展号召，切实推动中医国粹的薪火相传，我们怀着崇高的使命感和责任感编撰本书。本书系统地整理了刘氏中医百年传承之学术精粹，深入挖掘家传医术之独特经验，全面记录现代中医临证研究之创新成果。通过将口传心授的宝贵经验转化为系统文字，既是对传统医学智慧的抢救性保护，更为当代中医学术研究提供重要参考，以期助力中医药事业的传承发展与创新突破。

书中系统整理并研究了刘氏中医学术思想及著名中医药专家刘永惠教授的临床实践经验，总结出针对疑难疾病和多发病的发病机制与辨证施治的有效诊疗方案。这些方案遵循中医理论，在长期临床实践中不断探索、积累与升华，创新性地构建了以“益气补肾，化瘀通络”为核心的治疗体系，该体系在老年病、各类肿瘤、妇科疾病以及其他多种疑难疾病的方药应用中展现出显著疗效，体现了良好的临床实用性。

全书内容涵盖广泛，重点突出，从心脑血管病、常见肿瘤与放射治疗相关并发症、杂病，以及妇科和男科疾病等多个方面入手，基于传统中医视角，对各类疾病的发病因素、发病机制、临证分型、辨治方药、方药特点、经验讨论等方面进行了全面而详细的探讨，并结合了最新的临床医学认知与分析。本书兼具科学性、创新性、传承性和指导性，旨在为各级中医从业者提供宝贵的临床参考，也为有志于学习中医的西医医务工作者提供系统的理论指导与实践借鉴。

从寒冬到盛夏，历时半年，在此期间，全体编者积极参与，历经初稿撰写、多次修改、反复打磨，最终顺利定稿。特别感谢家兄刘永奇先生为本书提供了大量的宝贵资料，使全书内容更加充实、严谨、真实可靠。本书的编写工作也得到了编者所在单位领导的高度重视和大力支持，在此一并致以诚挚谢意。

尽管我们在编写过程中力求全面、准确、严谨，但由于编者水平有限，书中可能存在疏漏或不足之处，恳请广大读者不吝批评指正，以便我们在今后不断完善和提升，使本书更好地服务于广大中医药工作者和热爱中医的社会各界人士。

刘永惠

2025 年 4 月 21 日

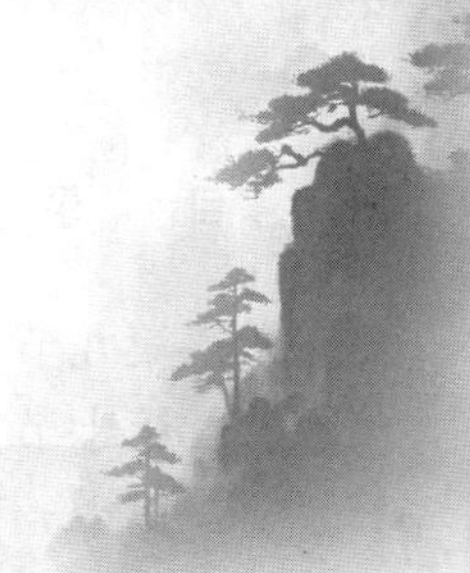

目　录

第一篇　刘氏中医起源与传承脉络

第二篇　病证诊疗

【第一篇】刘氏中医起源与传承脉络

中医文化是中国传统文化中的瑰宝，也是世界医学宝库中的璀璨明珠。在传承与发展过程中，它不断汲取新的时代元素，历经数千年，积累了丰富的实践经验。中医文化以独特的理论体系和诊疗方法，成为了世界卫生体系中不可或缺的一部分。

刘氏中医一脉，始于1887年，祖籍中原许州（今河南许昌市），跨越3个世纪，涉及豫秦两地，传承四代名医，经138年蕴藏现已发展成为具有丰富临床经验与有效治疗方药的中医世家。

开山师祖刘学轩秀才，家境殷实，初年在外经商期间突发恶疾，经保定名医王先生救治，病症痊愈。学轩公时有感慨，生逢山河飘摇之乱世，行商贾之道虽可荫庇家小，然漂泊半生，难以为国为民有所作为，经此事启发，他立志做悬壶济世、医心仁术之医者，解世间疾苦，遂拜师名医王先生，此乃随师学医之缘起。学轩公随师侍诊期间，每月两次跋山涉水赴保定随王先生临诊四方病患，他处处留心先生的诊疗思路、治疗风格和用药特色，得到临床真传，在此基础上，他不断总结规律、提炼精华，融会贯通，逐步建立自己的诊病治疗观。面对中医的博大精深，学轩公谨遵师训，在保定、北京等地多方购置大量医籍典藏，手不释卷、刻苦研读，不断提高对疾病的认知和判断，极大地丰富了其诊疗手段与方药应用。嗣后他不断临证，疗效甚佳，并坚持十余年诊治不取分文。随着学轩公医术的不断提高，求医者络绎不绝，面对许多患者因无钱医治和买药而得不到有效治疗的情况，学轩公不忘学医初心，决意成立一家药号，命名为“济活堂”，寓意医道乃济世活人。“济活堂”成立后，学轩公每日亲临应诊，每逢初一、十一和二十一日，免费为贫困患者抓药治病疗伤。如病情需要，患者可免费领取十剂药物。由于疗效显著，求医者甚多，学轩公的名声也因此在许州等中原地区广为传扬。其亲授弟子包括其子刘芾郇、杨鼎辰、李栋卿等十余人，他们行医济世，造福百姓。

学轩公日常应诊不暇，不分昼夜，凡有所求，不论远近，皆会前往。一次夜间出诊返回途中，因过于疲惫，意外滑入沟中，摔伤髋骨（疑为股骨颈骨折），不良于行，卧床数月后，因臀部溃烂生疮（压疮感染），高热数日不退，不幸离世，享年53岁。

二世传人刘芾郇（1885—1964），传承其父学轩公之衣钵。芾郇先生字桐斋，号树堂。在学轩公启蒙培养下，涉猎背诵《药性赋》《濒湖脉学》等医学著作，于青少年时代考入河南开封师范学堂学习。初入开封，人生地疏，故芾郇先生课余常去同乡、学轩公老友、开封名医朱瀚卿家中作客与寄住，交流之间时常谈及中医基础理论与临床治病等问题，耳濡目染，加之少时熟读中药方剂歌赋，使之对中医倍感兴趣。因其少敏聪慧、博学多闻，并尽悉学业，在学有余力的情况下，经名医朱先生指导，熟读《黄帝内经》《难经》《伤寒论》《金匮要略》《本草纲目》等中医经典著作，并研读了历代温病大家之著述。随着芾郇先生尽览《景岳全书》《陈修园医书七十二种》《医宗金鉴》等明、清时期的医学巨著，在河南师范学堂毕业后，他决心深入研习中医。先生研读原著，刻苦用功，本草、汤头歌诀朗朗上口，应口而出；《伤寒论》《金匮要略》条文均可通背，并对六经辨证与方证，深谙其内涵。芾郇先生在原籍许州继“济活堂”的基础上，创办“彤斋医室”，应诊之余还潜心研究了中国医学史、中医学与哲学的关系，并坚持习练书法，为其后著书立作奠定了坚实的基础。1931 年以后，其担任河南省中医传习所教员，同时被选聘为河南国医馆理事。芾郇先生一生钻研医、史、哲、文和书法，其在临床上有独特的辨证方法与思维模式，富有整体性与创见性，故临证效果奇佳。他招收了 10 余名学徒及数名中医传习所的学生，传承医道。

由于当时国内时局变化，芾郇先生携其子刘茂甫、徒弟西行陕西，凭借自身独特高超的中医药知识与临床技能，在当时中国西部著名的西安市东关药市重新开设了“彤斋医室”。芾郇先生一生行医济世，救人无数，享年 79 岁。

三世传人刘茂甫（1928—2017），幼年随父芾郇先生习医，读私塾，入学堂，高中毕业后，随父前往西安侍诊并开始应诊。后考入秦岭中医补习学校与西安市中医进修班学习深造，完成学业后，在西安利群中医门诊部任中医内科医师，从事临床工作数年后，以西安地区前三名的优异成绩考入陕西省中医进修学校（陕西中医学院师资班）。1959 年毕业后，分配至西安医学院第一附属医院（现西安交通大学第一附属医院），从事临床、教学、科研工作 40 余载，历任讲师、副教授、教授。刘老初入职西安医学院（现西安交通大学医学部），便全身心投入教学工作中，并开创性地为临床医学学科开设“中医学”课程。因当时学校尚无中医教材，他亲自主编《中医学》教材，自此，学校正式给临床医学学生开授《中医学》必修课，由刘老担任主讲教师，据不完全统计，其授课学生逾 3 000 人。其标志性的工作是牵头向国务院学位委员会成功申请中西医结合临床硕士授予权点，并担任研究生导师。此举为该校中西医结合专业的科研、医疗整体水平跨越式提高起到了重要作用，是学校中医和中西医结合科研、教学、医疗工作的一个里程碑。20 世纪 80 年代中期，刘老以较高的学术水平、精湛的医疗技术与受人尊敬的学者精神，积极向卫生部申请成立西安医科大学（现西安交通大学医学部）中西医结合研究所并成功获批，该所系卫生部批准的第四所部属院校中西医结合研究所。学校聘任他担任首任所长，率领一班人马进行研究所的全面建设，在此期间，他创办了《现代中医》杂志，在国内产生较大影响。

刘老临床经验丰富，在多年的临床工作中，针对我国逐渐进入老龄化社会的情况，经过深入的理论研究与临床实践，发现“肾虚血瘀”是老年病与部分妇科疾病的基本病因，他在国内较早提出“补肾化瘀”是治疗老年病与妇科病的重要大法，并进行了深入的实验研究。他申请国家自然科学基金数项，开展中医、中西医结合基础研究，先后主持省级科研课题 5 项，发表论文近 60 篇，获得省级中医科研成果奖 3 项，研发了“解热清气注射液”和“益肾饮”等新药。

除了日常临证学习精进自身医术外，刘老也热衷于我国传统医学的发扬传承事业。在 20 世纪八九十年代，刘老积极开展对外交流，曾多次应邀参加国际性学术会议，并在大会上做学术报告，引起美国、日本、新加坡等国同行的广泛关注。他刻苦钻研，勤于笔耕，善于总结临床经验，主编、参编教材和专著 8 部。

刘老是国家级中医药专家，毕生致力于中医学术的继承、发展与提高，临床经验特别丰富，尤其是在老年病、内科疑难病、急性发热证、妇科疾病等方面具有突出建树。他的学术思想、临床经验和医德医风，是其学生和后辈的宝贵财富。凭借卓绝的医术，他被授予全国首批名老中医药专家学术经验指导老师，并由陕西省人力资源和社会保障厅、陕西省卫生健康委员会、陕西省中医药管理局联合授予“陕西省中医药突出贡献奖”。

四世传人刘永惠，系刘茂甫教授第四子，自幼受家庭环境熏陶，对中医有着浓厚兴趣。祖父和父亲皆以其性格平和、聪慧善良、善于思考的学医天资，引导他初学中医，背诵中药、方剂及脉诀等歌诀。初中毕业后，父亲定期给他讲解《医学三字经》《汤头歌诀》《医学心悟》《中医学概论》等中医书籍，建立其对中医的初步认识。刘永惠高中毕业后，适逢原陕西省卫生厅、原陕西省人事厅联合发文，为具有专长的名老中医药专家配备助手和学术继承人，他立志学习中医，传承家学，参加了原陕西省卫生厅统一组织的文化考试，以第一名的成绩考入陕西省中医师承班，被指定为名老中医、其父亲刘茂甫教授的学术继承人。经过 3 年系统地学习中医理论（包括中医经典著作），并在三甲中医医院进行临床实习，随后又跟随其父临床学习一年，最后以优秀的成绩毕业。毕业后，他在原西安医学院第一附属医院（西安交通大学第一附属医院）中医科任住院医师，其间，他参加了住院医师规范化培训，并通过了卫生部首批住院医师规范化培训的理论考试和技能考核，获得“优秀住院医师”称号。为不断提高自己的理论水平，加强自身的业务能力，并更好地突破自身医学水平，刘永惠考入陕西中医学院进行在职研习，1992 年考入西安医科大学（现西安交通大学医学部）攻读中西医结合硕士研究生，经过 3 年苦读，他以优良成绩毕业，获得医学硕士学位。毕业后，他再次就职于西安医科大学第一附属医院（现西安交通大学第一附属医院）中医科，从事临床、科研、教学、保健工作至今。

“为医不精，不如不为”是刘永惠教授学医的态度，更是作为医者仁心的基本准则。刘永惠教授精通中医药理论，熟练掌握临床医学相关技能，传承与总结其父、全国名老中医专家刘茂甫教授的学术思想以及著名中西医结合专家张玉五教授的临床经验，形成独特的临床思维。他坚持在遵循中医基本理论的基础上，将辨证与辨病相结合、临床与基础相结合、医与药相结合、中医与西医相结合，奉行传承与创新的原则，构建“益气补肾、化瘀通络”的治疗体系，用于老年病与老年虚证、肿瘤与肿瘤血瘀证，以及妇科病的治疗。他传承了刘氏中医家学，建立了成熟的诊疗方案与有效方药，在临床研究中取得了显著的成效。在肿瘤的治疗方面，以“扶正、化瘀、祛痰、解毒、消积”为大法，注重脾肾，舒畅肝胆，协调胃肠，通络化瘀，攻邪除因；在对脾胃病的治疗研究中，主张“升降疏和、调制虚实”，形成了完整有效的临床治疗策略与方药；对于妇科月经病、不孕症、更年期诸症等，他采用“健脾疏肝、益肾和血法”的治疗方法，疗效卓著；在各类疑难疾病的治疗中，他坚持辨证与辨病相结合，积累了丰富的临床经验。从医 40 年来，刘永惠教授运用毕生所学，帮助无数深受疾病困扰的患者恢复了健康。

刘永惠教授以“医学无止境”的谦逊态度，秉持家学传承，博采众长、兼收并蓄，与时俱进、不断纳新，通过边学习、边临证、边应用、边积累、边修改，将所学临证经验倾注于书籍编写和授业解惑中。

刘氏中医始于清末乱世，于民族危难之际，先祖怀着为民造福的慈心，立下悬壶济世的宏志，遵循“不为良相，便为良医”的古训，四世行医百余载，传承了深厚的医德，实为中医世家的典范。

（刘永惠　雷　凌　闫　阵）

【第二篇】病证诊疗

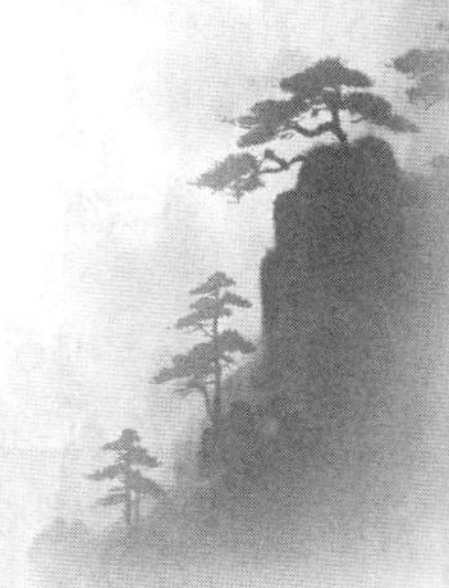

第一章

心脑血管病

第一节 脑血管病

一、脑血管病的定义

脑血管病分为缺血性脑血管病及出血性脑血管病，中医属“中风”范畴。缺血性脑血管病可分为短暂性脑缺血发作和脑梗死，后者包括脑血栓形成和脑栓塞。出血性脑血管病临床多见于脑出血。临床上将局部脑缺血症状在24小时内完全缓解者称短暂性脑缺血发作，缺血症状持续24小时不消失者，称局限性脑梗死。短暂性脑缺血发作的一半患者可有一年或更长时间停止发作，也不出现严重脑、心血管病变，但远期发生严重脑、心血管病的机会和远期死亡率高于一般人群。脑梗死多见于中年以上人群，多数有高血压、糖尿病、心脏病或高血脂病史。

二、病因病机

对于本病的认识，是一个逐渐发展的过程。古代医家对其病机的认识大概经历了两个阶段。在唐宋以前主要以“外风”学说为主，多以“内虚邪中”立论。治疗上则多采用疏风祛邪，扶助正气的方法。唐宋以后，特别是金元时期，突出以“内风”立论，其中刘河间力主“心火暴盛”，李东垣认为“正气自虚”，朱丹溪主张“湿痰生热”。王履从病因学角度归类，提出“真中”“类中”。《医经溯洄集·中风辨》指出：“因于风者，真中风也；因于火、因于气、因于湿者，类中风，而非中风也。”张景岳又倡导“非风”之说，提出“内伤积损”的论点。

中医认为本病起病急骤，证见多端，变化迅速，与风性善行而数变的特征相似，故以“中风”名之。中风之病因病机归纳起来不外风、火、痰、瘀、虚五种，并以有无神志障碍，分为中经络、中脏腑两大类。缺血中风多发生于风眩、脑络痹、消渴、心痹等患者。由于肝肾阴亏于下，久病入络，络脉挛急，脑失所养，神气阻痹而发病。或因积损正衰，气血不足，络脉空虚，风邪乘虚入中络。

中风多为中经络亦可兼中脏腑。急性期可危及生命，若急性期过后，可留下后遗症，不易完全恢复。本病急性期以中西医结合治疗为主，结合肢体功能锻炼，以降低死亡率。恢复期以汤药、针灸、推拿等治疗为主，配合肢体功能锻炼，以降低致残率、促进康复。中经络者一般无神智障碍，以肢体偏废、麻木为特征，从肝阳风火上扰、风痰瘀阻经络、气虚血瘀及阴虚风动等证论治。中脏腑者以不同程度的神志障碍为特征，多从痰热腑实、风火痰闭心窍及元气虚脱等角度进行辨证。

年老气血本虚，或劳倦过度，使气血再衰，气虚则血行不畅，脑脉瘀阻，阴血虚则阴不制阳，风阳动越，夹气血痰火上冲于脑，蒙蔽清窍而发病；五志过极，阴阳失调，气血逆乱，迫血上涌于脑而发病；过食肥甘醇酒，脾失健运，聚湿生痰，痰湿化热，引动肝风，挟痰上扰，可致病发；气血不足，脉络空虚，风邪乘虚入中经络，气血痹阻，肌肉筋脉失于濡养，或痰湿素盛，外风引动痰浊，闭阻经络，而致本病。其主要病机为阴阳失调，气血逆乱。本病的病性属于本虚标实，上盛下虚。标实为风、火、痰、气、瘀，本虚为气血阴阳不足，以阴虚、气虚较多见，而以肝肾阴虚为根本，两者可互为因果。急性期，多以标实证候为主，治疗当化痰、息风、清热、通便；恢复期及后遗症期，多虚实夹杂，或以本虚为主，治疗当以补气、滋阴、扶正，兼以活血、通络为主。

三、辨证论治

临床常见的中风证型：风痰阻络证、气虚血瘀证、瘀阻脑络证、阴虚风动证、血虚风动证、大肠湿热证。

【辨证要点】

辨中经络、中脏腑：中经络者虽有半身不遂、口眼歪斜、语言不利等症状，但意识清楚；中脏腑则昏不知人，或神志模糊、迷蒙，伴肢体不用。

中脏腑，辨闭证与脱证：闭证属实，因邪气内闭清窍所致，证见神志昏迷、牙关紧闭、口噤不开、两手握固、肢体强痉等。脱证属虚，乃为五脏真阳散脱、阴阳即将离决之候，临床可见神志昏愦无知、目合口开、四肢松懈瘫软、手撒肢冷汗多、二便自遗、鼻息低微等。

闭证当辨阳闭和阴闭：阳闭有瘀热痰火之象，如身热面赤、气粗鼻鼾、痰声如拽锯、便秘溲黄、舌苔黄腻、舌绛干、脉弦滑而数。阴闭有寒湿痰浊之象，如面白唇紫、痰涎壅盛、四肢不温、舌苔白腻、脉沉滑等。

辨病期：根据病程长短可分为三期。急性期为发病后 2 周以内，中脏腑可至 1 个月；恢复期指发病 2 周后或 1~6 个月内；后遗症期指发病 6 个月以上。

【施治大法】

调畅气机、注重补肾活血为治疗中风病的根本大法。脑，又名髓海，深藏于头部，居颅腔之中，其外为头面，其内为脑髓，是精髓和神明汇集和发出之处，又称为元神之府。《黄帝内经·素问·五脏生成》曰："诸髓者，皆属于脑。"《黄帝内经·灵枢·海论》曰："脑为髓之海。"脑由精髓汇集而成，与脊髓相通，而髓由精化，精由肾藏，故脑与肾关系密切，如《医学入门·天地人物气候相应图》曰："脑者髓之海，诸髓皆属于脑，故上至脑，下至尾骶，髓则肾主之。"《体仁汇编》也有"肾受精气故神生焉，传曰：聚精会神此也"的记载故肾精充盈则上通于脑。《读医随笔》曰："气虚不足以推血，则血必有瘀。"肾精亏虚，气血运行不畅而为瘀。《黄帝内经·灵枢·五乱》曰："乱于头，则为厥逆，头重眩仆。"《金匮要略·中风历节病脉证并治》亦曰："夫风之为病，当半身不遂，或但臂不遂者，此为痹。脉微而数，中风使然。"此中"脉微"者，正气虚使然，揭示了正虚邪中的中风病机。《诸病源候论》曰："中风半身不遂者，脾胃气弱，血气偏虚，为风邪所乘故也。"综合以上理论依据，我们认为补肾活血为治疗中风病的根本大法。

四、分证施治

【风痰阻络证】

（1）主要表现：半身不遂，口眼歪斜，舌强语謇，肢体麻木或手足拘急，伴头晕目眩，舌苔腻，脉弦滑。

（2）证候分析：肝郁化火生风，肝木克脾土水湿欠运，肝风夹痰，横窜经络，血脉瘀阻，气血不能濡养机体，则见中经络之象，如半身不遂、口眼歪斜，不伴神志障碍。

（3）治疗法则：化痰息风。

（4）方药选用：导痰汤合牵正散加减。常用组方：半夏、陈皮、枳实、茯苓、制南星、白附子、僵蚕、全蝎、橘红等。

（5）用药特点：该方药以导痰汤合牵正散汤为基础，直至病因，化痰息风以治本。经验用药：制南星燥湿化痰，祛风散结；枳实下气行痰；半夏功专燥湿祛痰；陈皮、橘红下气消痰，辅助制南星加强豁痰顺气之力；茯苓渗湿；白附子辛温燥烈，入阳明经而走头面，以祛风化痰，尤其善散头面之风，为君。全蝎、僵蚕均能祛风止痉，其中全蝎长于通络，僵蚕且能化痰，合用既助君药祛风化痰之力，又能通络止痉。两方合用，共奏化痰息风之功。

【气虚血瘀证】

（1）主要表现：半身不遂，肢体麻木或痿软，神疲乏力，气短，懒言，语言謇涩，头晕，头痛，舌淡，脉弱或双尺无力。

（2）证候分析：气为血之帅，血液正常循行于脉中，皆赖气之统摄与推动。气虚，则血瘀不行。血不利则为水，血瘀则水液代谢异常。瘀血有形之邪，痹阻经脉，阻碍气血，脑窍失养，则见昏仆失语，歪僻不遂，发为中风。

（3）治疗法则：补气益肾行瘀。

（4）方药选用：补阳还五汤合五子衍宗丸加减。常用组方：黄芪、当归、赤芍、地龙、川芎、桃仁、红花、桑枝、苏木、枸杞子、女贞子、覆盆子、菟丝子。

（5）用药特点：该方药以名方补阳还五汤为基础，直至病因，补气化瘀以治本。经验用药：本方重用黄芪，补益元气，意在气旺则血行，瘀去络通；当归活血通络而不伤血；赤芍、川芎、桃仁、红花协同当归以活血祛瘀；地龙通经活络，力专善走，周行全身，以行药力；桑枝、苏木通络活血；枸杞子、女贞子、覆盆子、菟丝子补肾，温阳化气。诸方药合用，以求补气行瘀。

【瘀阻脑络证】

（1）主要表现：舌强语謇，口眼歪斜，半身不遂，并见头晕目眩，舌暗，苔薄，舌下脉络迂曲，脉涩。

（2）证候分析：气血渐衰，肾中精气亏虚，阴液不足，脏腑功能衰竭，气血津液不能正常运行，瘀血或兼挟风、痰（浊）、郁（滞）、热（火）等病机要素阻滞脉络、脑窍而发病。

（3）治疗法则：活血化瘀通窍。

（4）方药选用：通窍活血汤加减。常用组方：赤芍、川芎、桃仁、红花、牛膝、熟地黄、当归、皂角刺、葛根、丹参、鸡血藤、杜仲、川续断。

（5）用药特点：该方药以名方通窍活血汤为基础，直至病因，化瘀通络以治本。经验用药：重用葛根、丹参，以解肌、活血通络；又以赤芍、川芎、桃仁、红花、当归、鸡血藤、皂角刺、熟地活血养血；牛膝、杜仲、川续断补肾以益肝舒筋。全方共奏活血化瘀通窍之功。

【阴虚风动证】

（1）主要表现：半身不遂，肢体麻木，舌强语謇，伴眩晕耳鸣，心烦，失眠，手足拘急或蠕动，舌红少苔或光剥，脉细弦或沉弦。

（2）证候分析：因汗、吐、下伤阴太过或温热病后期，肝血肾精不足，阴血亏虚引动肝风，气乱于头，则昏仆失语，歪僻不遂，发为中风。

（3）治疗法则：滋阴息风。

（4）方药选用：大定风珠加减。常用组方：干地黄、鸡子黄、白芍、麦冬、五味子、龟甲、生牡蛎、阿胶、鳖甲、炙甘草、知母、丝瓜络等。

（5）用药特点：该方药以大定风珠为基础，直至病因，滋阴息风以治本。经验用药：鸡子黄、阿胶滋阴养液以息内风；干地黄、麦冬、白芍、知母养阴柔肝；龟甲、鳖甲、生牡蛎育阴潜阳；丝瓜络祛风活血通络；五味子、炙甘草酸甘化阴。诸药合用，峻补真阴，潜阳息风，使阴液得复，筋脉得养，则虚风自息，病症可痊愈。

【血虚风动证】

（1）主要表现：肌肤不仁，手足麻木，突然口眼歪斜，语言不利，口角流涎，半身不遂，舌苔白，脉弦。

（2）证候分析：因失血过多或病久正虚，化源不足，使筋脉、脑窍失于濡养，出现手足震颤、肌肤麻木等虚风内动的证候。

（3）治疗法则：养血息风。

（4）方药选用：大秦艽汤加减。常用组方：秦艽、防风、羌活、独活、白芷、细辛、黄芩、石膏、生地黄、白芍、当归、川芎、茯苓、白术、甘草、熟地黄、黄精等。

（5）用药特点：该方药以大秦艽汤为基础，养血息风以治本。经验用药：重用秦艽一味，祛除一身之风；独活、羌活、防风、细辛、白芷祛风散邪；当归、川芎、白芍、熟地黄、黄精补血活血；茯苓、白术、甘草益气健脾；生地黄、黄芩、石膏清热。全方共奏养血祛风清热之功。

【大肠湿热证】

（1）主要表现：突然半身不遂，口眼歪斜，语言謇涩，形体壮实，便秘腹胀，口干口苦，溲黄，舌红，苔黄干，脉沉弦。

（2）证候分析：湿热困阻脾胃、肠道，若上蒙清窍，则可致浊邪害清，发为中风。大肠腑气通畅，则脾可升清，胃可降浊，肺能宣降，肝能疏泄，肾能固摄，五脏六腑升降出入正常，神乃自安。

（3）治疗法则：清热攻下，平肝息风。

（4）方药选用：调味承气汤、大承气汤等加减。常用组方：大黄、枳实、厚朴、黄芩、栀子、全蝎、地龙、僵蚕等。

（5）用药特点：该方药以名方调味承气汤、大承气汤为基础，直至病因，清热攻下，釜底抽薪以治本。经验用药：重用大黄，大黄苦寒以泄热通便，荡涤肠胃；枳实、厚朴行气通便；栀子、黄芩清热；全蝎、地龙、僵蚕祛风。全方共奏清热息风之效。

五、临床体会

宋某，男，79岁，以“间断头晕2年余”为主诉就诊，测血压158/100mmHg。曾因此症于当地医院住院治疗，诊断为：多发腔梗、颅内动脉狭窄、腔隙性脑梗死、锁骨下动脉盗血综合征、2型糖尿病、高血压。经治疗，症状好转。但出院后上述症状再次反复，遂来门诊就诊。刻下症见：间断头晕，每于行走时加重，卧位及休息时减轻，脚下有踩棉花感，时觉双下肢沉困乏力，无视物旋转，无恶心呕吐，饮食可，睡眠一般，二便调，舌暗红苔白，脉滑。

证属痰瘀互结。治疗法则：化痰活血，通络止眩。

方药选用：半夏白术天麻汤和四物汤加减。常用组方：清半夏 12g，钩藤 18g，粉葛 30g，当归 12g，丝瓜络 15g，炒白术 15g，益母草 15g，丹参 30g，赤芍 15g，鸡血藤 15g，天麻 15g，川牛膝 12g，生地黄 12g，川芎 12g，山楂 12g。7 剂，每日 1 剂，水煎取汁 400mL，分早晚两次温服。

二诊：患者血压 138/90mmHg，自觉头晕稍好转，双下肢沉困乏力，饮食可，睡眠可，二便调，舌暗淡苔白，脉滑。上方加杜仲 12g、黄芪 12g，14 剂。

三诊：头晕进一步好转，双下肢自觉较前有力，行走较前稳健，上方加续断 15g。此后口服活血化瘀、补肾平肝之品，半年未再复发。

按语：此患者为老年男性，79 岁，有糖尿病、高血压基础疾病数十年，既往诊断多发腔梗、颅内动脉狭窄、锁骨下动脉盗血综合征，血管状态较差，此次以间段头晕 2 年余就诊，结合患者舌脉考虑痰瘀互结证，予以半夏白术天麻汤和四物汤加减，重用葛根、丹参，活血通络，改善脑循环。患者三诊后行走已较前明显稳健。此患者的治疗特色体现在以补肾活血作为治疗中风病的根本大法。

（李少为 王 瑞）

第二节 高 血 压

一、高血压的定义

高血压即在未使用降压药物的情况下，非同日 3 次测量的血压，收缩压≥140mmHg 和 / 或舒张压≥90mmHg。若患者以往有高血压病史，目前即便正在服用降压药物，血压虽<140/90mmHg，仍应诊断为高血压。老年高血压指 65 岁及以上的老年人，血压持续或非同日 3 次以上收缩压≥140mmHg 和 / 或舒张压≥90mmHg 者。

老年高血压因受年龄、病程、性别、生活习惯、血压变异性、心脑血管合并症等因素的综合影响，因此与一般人群高血压有所区分。

老年高血压与其他人群所患高血压不同。老年高血压的特点是收缩压增高、舒张压下降，脉压增大；血压波动性大，容易出现体位性低血压及餐后低血压；血压昼夜节律异常等。大多患者可无明显症状，部分患者长时间站立或突然站起时，会出现站立不稳、视物模糊、头晕目眩等症状。或饭后出现嗜睡、头晕、心悸、心前区针刺样疼痛、走路摔倒等症状。部分患者临床主要症状为头晕、头痛、耳鸣、后颈部不适、记忆力下降、注意力不集中和失眠等。病程较长的患者会出现高血压心脏病、冠心病、高血压脑出血、脑梗死、肾功能衰竭等并发症。病情严重者可能会因并发症而导致瘫痪或死亡。

二、病因病机

高血压发病机制非常复杂，本病多属于中医“眩晕”、“头痛”等范畴。

老年高血压病因病机最突出的特点是年老引起的脏腑气血虚衰，“正虚”是老年高血压的发病基础，其最主要为肾经亏虚，而根据患者体质分为肾阴虚、肾阳虚；“邪实”是老年高血压发病的主要外在因素，临床中最常见实邪为血瘀。肾虚可使人体阴阳、脏腑功能失调，气、血、津液代谢紊乱，从而使风、火、痰、瘀互结于脉络，可致血凝不畅，瘀阻于脑络则清窍不通，发为高血压。

三、辨证论治

临床常见证型：肾精亏虚证、痰瘀阻窍证、肝火上炎证、风痰上扰证、阴虚阳亢证。

【辨证要点】

高血压的症状主要有眩晕，也可表现为头痛。首先辨虚实，以虚证为主，虚证有阴虚、阳虚；实证主要有风火痰瘀。眩晕部位虽然在清窍，但与肝、脾、肾三脏功能失常关系密切；体壮之人以实证为主，体虚之人以虚证为主。疾病早期以实证为主，久病多表现为虚证。

【施治大法】

在上述证型中重点为肾虚和血瘀。对于老年高血压，首先要认识到肾虚为其本，内生之风、火、痰、瘀、血为其标。通常通过察色按脉，即可迅速确定阴阳虚实的性质。其次要同其他疾病相鉴别，以求因审证。最后要多从年龄特点、体质方面分析，以对老年高血压的病因、性质作出正确的判断。根据辨证结果，病机治法，注重补肾活血为治疗本病的根本大法。

四、分证施治

【肾精亏虚证】

（1）主要表现：眩晕病程较久，缠绵不愈，耳鸣，听力下降，健忘，不寐或少寐，腰酸膝软，神疲乏力，舌红，苔薄，脉弦细。

（2）证候分析：精血不足，不能上充清窍，所以眩晕耳鸣。肾精亏虚，髓海不充故健忘。肾阴亏虚，虚火上浮，扰动心神，故不寐或少寐。肾亏精髓不足故腰酸膝软。舌红、苔薄、脉弦细均为肾精亏虚之象。

（3）治疗法则：补肾填精，化瘀通络。

（4）方药选用：六味地黄汤、左归丸加减。常用组方：熟地黄、山萸肉、炒山药、泽泻、茯苓、丹皮、川牛膝、枸杞子、菟丝子、龟甲胶、鹿角胶、黄精、墨旱莲、葛根、丹参。

（5）用药特点：该方以名方六味地黄汤为基础，滋补肾精、补养肝血、健脾化源以治本。熟地黄补血滋阴、益精填髓、滋肝补肾；山萸肉补益肝肾、收敛固脱；炒山药健脾益胃、补肾益精；泽泻利小便、清湿热；茯苓健脾和胃，利水消肿；丹皮清热凉血、活血化瘀。川牛膝逐瘀通经、引血下行；枸杞子滋补肝肾；菟丝子补肝肾；龟甲胶、鹿角胶具有滋阴补阳、益肾强身的功效；黄精补气养阴、益肾；墨旱莲滋补肝肾、凉血止血；葛根可用于眩晕头痛；丹参活血祛瘀、通经止痛。经验用药：治疗时可在上方中揉入五子衍宗丸，以枸杞子、菟丝子、女贞子、覆盆子、车前子、焦杜仲、怀牛膝等补肾填精，肾精充足，气化有源，则可事半功倍。

【痰瘀阻窍证】

（1）主要表现：眩晕伴有头重如裹，昏蒙不清，伴胸闷恶心，唇甲紫绀，肌肤甲错，肢体麻木或刺痛，或皮肤如蚁行状，或头痛，舌质暗，有瘀点或瘀斑，苔腻，脉滑或涩。

（2）证候分析：痰湿偏盛，瘀血内阻，两者互相错杂，上蒙清窍，故眩晕，湿性重浊故头重如裹，昏蒙不清。痰湿中阻，气机升降失司，故胸闷恶心。唇甲紫绀、肌肤甲错、肢体麻木或刺痛均为瘀血表现。舌质暗，有瘀点或瘀斑，苔腻，脉滑或涩，均为痰湿、瘀血之象。

（3）治疗法则：活血化痰，通络开窍。

（4）方药选用：半夏白术天麻汤、参芎逐瘀汤。常用组方：法半夏、炒白术、天麻、橘红、熟地黄、川芎、当归、炒桃仁、红花、赤芍、胆南星、茯苓、枳实、竹茹、石菖蒲、丹参、葛根。

（5）用药特点：该方药以名方半夏白术天麻汤为基础，加用刘氏经验方参芎逐瘀汤，直至病因，活血化痰通络以治本。经验用药：以半夏白术天麻汤化痰息风、健脾祛湿，以治痰。法半夏燥湿化痰；炒白术健脾益气、燥湿利水；天麻息风止痉、平抑肝阳、祛风通络；橘红行气化痰、散寒燥湿；用破血化瘀之品桃仁、红花为主以治瘀；以甘温之熟地黄和当归滋阴补肝、养肝舒络；赤芍凉血活血，以增补血之力；川芎性温力宏，血中之气药，专行于上，活血行气、调畅气血，以助活血化瘀之功；胆南星具有显著的降压安神效果；茯苓健脾宁心，对心神不宁有一定的改善作用；枳实破气化痰；竹茹清热化痰；石菖蒲开窍化痰；丹参活血祛瘀、通经止痛；葛根可用于眩晕头痛。全方共奏通络开窍之功。

【肝火上炎证】

（1）主要表现：头晕头痛，心烦目赤，口苦，胁肋胀痛，其势较剧，烦躁易怒，寐少多梦，小便黄，大便干，舌红，苔黄，脉弦数。

（2）证候分析：“诸风掉眩，皆属于肝”，肝失条达，肝阳偏亢，循经上扰清窍，故头晕头痛。肝火偏亢，扰乱心神，则心烦目赤，夜眠不宁。肝胆气郁化火，肝阳上亢，故胁肋胀痛。实火旺盛则小便黄，大便干。舌红，苔黄，脉弦数，均为肝火上炎之象。

（3）治疗法则：平肝潜阳，清火息风，兼以活血。

（4）方药选用：天麻钩藤饮加减。常用组方：天麻、钩藤、石决明、黄芩、栀子、杜仲、川牛膝、益母草、桑寄生、夜交藤、茯神、龙胆草、夏枯草、丹参。

（5）用药特点：该证以名方天麻钩藤饮为基础，治疗肝肾不足、肝阳偏亢和肝风上扰。天麻、钩藤、石决明平肝潜阳；黄芩、栀子清肝火；川牛膝、益母草活血通络，引血下行；杜仲、桑寄生补肝肾；夜交藤、茯神安神宁心；龙胆草镇静安神；夏枯草利尿消肿、清肝明目；丹参活血化瘀；全方重在平肝潜阳息风。经验用药：眩晕剧者，可酌加羚羊角或水牛角、龙骨、牡蛎等，以助平肝潜阳息风之力；脉弦而细者，宜加生地黄、枸杞子、制何首乌以滋补肝肾。

【风痰上扰证】

（1）主要表现：眩晕，伴旋转感或晃动感，头重如裹，伴有恶心欲吐，或恶心呕吐，或呕吐痰涎，腹胀食少，便溏，舌苔白腻，脉弦滑。

（2）证候分析：痰浊蒙蔽清阳，则眩晕，伴旋转感或晃动感，头重如裹。痰浊中阻，中焦枢机不利，清阳不降，则有恶心欲吐，或恶心呕吐，或呕吐痰涎。脾阳不振，则腹胀食少，便溏。舌苔白腻，脉弦滑，均为痰浊内蕴所致。

（3）治疗法则：祛风化痰，健脾和胃。

（4）方药选用：半夏白术天麻汤加减。常用组方：制半夏、白术、天麻、茯苓、生姜、橘红、大枣、甘草。

（5）用药特点：该方药以半夏白术天麻汤为基础，祛风化痰以治本。经验用药：半夏燥湿化痰，降逆止呕，天麻平肝息风，而止头眩，两者合用，为治风痰眩晕头痛之要药；白术、茯苓健脾祛湿，能治生痰之源；佐以橘红理气化痰，气顺则痰消；甘草和中调药；生姜、大枣调和脾胃，生姜兼制半夏之毒。

【阴虚阳亢证】

（1）主要表现：头晕面赤，眼干眼涩，耳鸣，盗汗，心烦失眠，多梦，手足心热，口干，舌红少苔，脉弦细数。

（2）证候分析：肾阴素亏，肝阳上亢，故头晕面赤，耳鸣，盗汗。肾阴不足，心肾不交，则失眠多梦。阴虚，阳相对亢盛，故口干，手足心热。脉弦主肝风，弦细而数，舌质红系肝肾阴虚而生内热。

（3）治疗法则：滋阴潜阳，息风止眩。

（4）方药选用：镇肝息风汤加减。常用组方：白芍、玄参、天冬、龙骨（先煎）、牡蛎（先煎）、代赭石（先煎）、龟甲（先煎）、川牛膝、川楝子、茵陈、麦芽、川芎、鳖甲、甘草等。

（5）用药特点：该方药以名方镇肝息风汤为基础，直至病因，滋阴潜阳，息风止眩以治本。经验用药：川牛膝性善下行，故重用以引血下行，并有补益肝肾之效；代赭石、龙骨、牡蛎、龟甲、鳖甲、白芍益阴潜阳，镇肝息风；玄参、天冬滋阴清热；茵陈、川楝子、麦芽清泄肝热，疏肝理气；川芎活血行气；小剂量甘草调和诸药，合麦芽能和胃安中，以防金石、介类药物碍胃。全方共奏滋阴潜阳、息风止眩之效。

五、临床体会

案例 1：桑某，女，80 岁，以“反复头晕伴耳鸣 4 年”为主诉就诊。4 年前无明显诱因出现头晕，当时伴视物旋转，一过性呕吐，经休息后，症状自行好转。但 1 周后，头晕再次出现，每次持续时间约数分钟，发作频率约半月 1 次。患者自认为能忍受，故未行系统诊治。近日，自觉上症加重，遂来门诊就诊。既往有高血压病史 10 余年，2 型糖尿病病史 6 年。刻下症见：眩晕，10 天 1 发，伴耳鸣，鸣声如蝉，听力下降，健忘，乏力，易出汗，睡眠差，口干，饮食一般，大便秘结，舌红，苔薄，脉弦细。

证属肾精亏虚，气血两虚。治疗法则：补肾填精。

方药选用：六味地黄汤加减。常用组方：生地黄 18g，山药 15g，山茱萸 15g，茯苓 15g，泽泻 15g，丹皮 12g，知母 12g，黄柏 15g，黄连 10g，葛根 30g，黄芪 30g，西洋参 6g，赤芍 15g，当归 15g，川芎 12g，桃仁 12g，红花 15g，墨旱莲 15g，鳖甲 15g，浮小麦 30g，麻黄根 12g，白茅根 30g，车前子 30g，枳壳 15g。7 剂，每日 1 剂，水煎取汁 400mL，分早晚两次温服。

二诊：患者服药后头晕未再出现，仍有耳鸣、健忘、乏力，易出汗较前稍好转，睡眠差，口干，饮食一般，大便仍秘结，舌红，苔薄，脉弦细。效不更方。继服 7 剂。

三诊：头晕未再出现，耳鸣较前减轻，健忘、乏力、易出汗较前好转，睡眠较前改善，口干好转，饮食可，大便仍秘结，舌红，苔薄，脉弦细。上方加火麻仁 20g，继服 7 剂。

按语：此患者为老年女性，80 岁，有糖尿病、高血压基础疾病，病史久，病程长，且患者因个人原因，未系统诊治，症状一拖再拖，终致正气亏虚。结合患者舌脉，考虑精血不足，不能上充清窍，所以眩晕耳鸣。肾精亏虚，髓海不充故健忘。肾阴亏虚，虚火上浮，扰动心神，故不寐或少寐。舌红、苔薄、脉弦细均为肾精亏虚之象。考虑其年龄较大，故给药也较谨慎，每次只开 7 剂，根据其病情变化随症加减。

案例 2：王某，女，72 岁，以“头痛 10 余年，加重 1 个月”为主诉就诊。系高血压患者，最高血压 190/110mmHg，口服氨氯地平片，5mg，每日一次，降压治疗。患者无明显诱因出现头痛，头痛如裹，偶有头晕，腰膝酸软，口唇紫暗，舌质暗，苔白腻，脉弦。

证属痰浊内阻兼有血瘀。治疗法则：活血化痰，通络开窍。

方药选用：半夏白术天麻汤合桃红四物汤加减。常用组方：半夏 15g，白术 15g，天麻 15g，钩藤 15g，葛根 30g，桃仁 15g，红花 15g，地黄 15g，当归 15g，赤芍 15g，川芎 15g，牛膝 15g，益母草 15g，车前子 15g，枸杞子 15g，夏枯草 15g，黄芩 15g。7 剂，每日 1 剂，水煎取汁 400mL，分早晚两次温服。

患者服药后症状好转，头痛头晕较前明显减轻，后间断在门诊复诊，血压正常，未再出现头痛等症状。

按语：高血压患者多为中老年人，其体虚易病，本质在于肾元不足、肾精亏虚，即所谓“天癸”衰退。而肾为先天之本，五脏六腑之根，肾虚可使人体阴阳失调，脏腑功能失职，气、血、津液代谢紊乱，从而产生瘀血、痰饮或痰浊，痰饮或痰浊阻滞气血亦可导致血瘀，各种因素共同作用从而导致头痛，发为本病。因此，肾虚血瘀为人体衰老和高血压的根本病因病机，补肾化瘀通络法为老年疾病的基本治疗大法。因此，我们在治疗本病时，多在补肾化瘀基础上加减祛痰化湿、平肝潜阳之品。

综上所述，高血压是现代中老年人最常见的慢性疾病，可损害心脑肾等重要器官，危及生命。病机主要有瘀血阻络、肝阳上亢、肝肾阴虚、痰湿中阻、肾阳虚衰等几个方面，但以肝肾阴虚、肝阳上亢为多见，故治疗以滋阴平肝为主，再结合辨证分别用药。结合老年人生理、病理特点，认为肾虚血瘀当为老年高血压的主要病机特点，补肾以滋补阴精为要，化瘀以祛瘀通络为法，故治疗当以滋阴补肾、化瘀通络法为主。临证辨证施治，获得了良好的疗效。针对肾虚阳虚、阴虚证型的不同，方中多用滋补肾阳、填补肾精之品；针对眩晕的直接致病因素，即瘀血阻络、清窍不通，注重活血通络，辅以化痰、清热、平肝之品。

（王　瑞）

第三节　冠状动脉粥样硬化性心脏病

一、冠状动脉粥样硬化性心脏病的定义

冠状动脉粥样硬化性心脏病指冠状动脉发生粥样硬化引起血管腔狭窄或闭塞，导致心肌缺血、缺氧或坏死而引发的心脏病，简称冠心病。与冠状动脉痉挛导致的心肌缺血缺氧，统称为冠状动脉性心脏病或冠状动脉疾病，属于缺血性心脏病。其归属中医学“胸痹”“心痛”范畴，主要临床表现为胸部憋闷、疼痛，甚至胸痛彻背、短气，喘息不得卧。

二、病因病机

张仲景在《金匮要略》中写道：“夫脉当取太过不及，阳微阴弦，即胸痹而痛，所以然者，责其极虚也。今阳虚知在上焦，所以胸痹、心痛者，以其阴弦故也。平人无寒热，短气不足以息者，实也。胸痹之病，喘息咳唾，胸背痛，短气，寸口脉沉而迟，关上小紧数，栝蒌薤白白酒汤主之。”“胸痹不得卧，心痛彻背者，栝蒌薤白半夏汤主之。”“胸痹心中痞，留气结在胸，胸满，胁下逆抢心，枳实薤白桂枝汤主之；人参汤亦主之。”可见张仲景对于冠心病的诊治和用药均颇有见解，以“阳微阴弦”概括胸痹心痛之病机，主张通阳泄热。组方以瓜蒌为君药，可利气散结。白酒，上行升散，行气活血，以助薤白行气通阳之功；薤白辛散苦降，可通阳散结、行气止痛；半夏辛温，燥湿化痰、降逆止呕，在寒痰、湿痰证型中应用广泛。枳实、厚朴开痞散结，下气除满；桂枝上以宣通心胸之阳，下以温化中下二焦之阴气，既通阳又降逆，降逆则阴寒之气不致上逆。瓜蒌薤白白酒汤、瓜蒌薤白半夏汤、枳实薤白桂枝汤这三方分别从行气化痰、温阳活血这几方面遣方用药，诸药共用，共奏温通化痰、活血化瘀通络之功。

从现代药理分析，瓜蒌对因缺血缺氧损伤的心肌有保护作用，且具有降血脂、抗动脉粥样硬化、扩张冠状动脉、增加血流量等作用；薤白能够保护损伤的心肌；半夏具有降低全血黏度、抑制红细胞的聚集和提高红细胞的变形能力等作用，且防呕吐效果较好；枳实使心肌收缩增加，心输出量增加；桂枝有扩张血管，强心利尿的作用。诸药合用，能够有效改善冠心病患者的冠状动脉血流动力和左心室功能，降低心肌损伤，达到治疗疾病的目的。

冠心病的典型临床表现在我国古代文献中就有记载，根据临床表现将其归于“胸痹”“心痛”范畴，在该病的病因病机、治疗方法、预后调护等方面，古人积累了丰富的经验，值得我们深入学习和挖掘。

随着年龄的增长，冠心病逐渐多发，多因年老体衰、寒邪内侵、劳逸不当、饮食不节、情志失司等原因所致。年迈体弱，脏腑气血渐弱，阳气不足，心气虚推动血液功能下降；寒邪入里，心脉收引，血行不畅；劳倦内伤，伤及脾运，痰湿内生，后天精血乏源，心脉失养；饮食不当，多食肥甘，聚湿生痰，阻遏心阳，气机不畅，心脉痹阻；情志不畅，郁怒伤肝，肝气郁滞，化火灼津成痰，痰气交阻，血行不畅，心脉痹阻，而成心痛。诸因成疾，致使脏腑之气亏损，脾失运化，水湿痰浊内阻，从而阻滞心脉，心脉痹阻，血行受阻，气血运行不畅，气滞血瘀，胸阳痹阻而成胸痹、心痛之证发病。其病位在心，主要病机为心脉痹阻；病因特点为虚、寒、痰、滞、瘀，本虚基于阳气之亏虚，痰浊、血瘀、气滞、寒凝为其标。临床一般多表现为虚实夹杂。临床发病特点为虚、寒、痰、滞、瘀。

三、辨证论治

临床常见证型：心血瘀阻证、气滞血瘀证、痰湿闭阻证、寒凝心脉证、气虚血瘀证、心阳亏虚证。

【辨证要点】

因该病常以寒、滞、瘀、痰、虚夹杂出现，因此在临床辨证用药时，应根据患者的证候，在以上分型的基础上合而用之。

【施治大法】

随着生活环境、饮食习惯等改变，冠心病的中医证候也在之前的基础上有了一些新的变化。目前冠心病中医证候多属本虚标实、虚实夹杂的复合证型，本虚以气虚阳虚为主，标实以血瘀、痰浊、寒凝、气滞为主，男性较女性更多见血瘀、痰浊，而女性则较男性多见气虚、阳虚。气候也会对本病有一定的影响，秋冬寒冷时节，冠心病易多发。中医学认为，天人相应，在秋冬时节，寒邪较盛，寒邪入侵心脉，阻滞气血运行，从而出现胸痹、心痛。且随着年龄增长虚证比例也明显增长。本虚以温补为主，气虚、阳虚证宜给予益气、温阳治疗；标实当泻，气滞、血瘀、痰浊、寒凝证宜给予理气、活血、化痰、温通治疗。

在临证施治时，应认真辨证，全面分析，对于气滞、血瘀、痰浊及寒凝单独存在时，应按分型治疗；对于气滞、血瘀、痰浊及寒凝同时存在时，按照治疗法则给予综合治疗。

四、分证论治

【心血瘀阻证】

（1）主要表现：心胸疼痛，痛处固定，面色紫暗，胸闷，肢体麻木，唇舌紫暗或暗红，舌有瘀点、瘀斑，舌下静脉紫暗，脉涩或结代。

（2）证候分析：心脉瘀阻，心阳被遏，心神失养；心主血脉，心脉瘀阻，心失所养，故心胸疼痛。血瘀气滞，心阳被遏，则胸闷。脉络瘀阻，故见唇紫暗。舌质紫暗或有瘀斑、脉涩或结代均为瘀血蓄积及心阳阻遏之象。

（3）治疗法则：活血、化瘀、通络。

（4）方药选用：瓜蒌薤白白酒汤合桃红四物汤加味。常用组方：瓜蒌、薤白、桃仁、红花、熟地黄、赤芍、川芎、丹参、鸡血藤、皂角刺、降香、米酒或黄酒。

（5）用药特点：心脉瘀阻，心阳不振，血行阻滞，方用瓜蒌薤白白酒汤以宽胸理气，通阳散结，入酒夹降香温通阳气，载药入脉，行痹止痛；更入丹参携领桃红四物入心经、通心痹，理血活血，祛瘀通脉。方中瓜蒌、薤白温经通络；桃仁、红花、丹参活血祛瘀；熟地黄补血滋阴；赤芍凉血散瘀；川芎行气活血。用鸡血藤、皂角刺活血通络，舒心脉，解挛急，以化瘀通络，缓解胀痛；降香温通阳气；米酒或黄酒行气活血，引药入经。全方共奏活血化瘀、通络止痛之功。

【气滞血瘀证】

（1）主要表现：一般为胸闷胀痛，多因情志不遂诱发，善太息，脘腹两胁胀闷，得嗳气或矢气则舒，唇舌紫暗，舌苔薄或薄腻，脉弦。

（2）证候分析：肝主疏泄、藏血，条达气机，调节情志。若情志不舒，气机阻滞，则诱发两胁胀闷，气滞则血行不畅，气滞血瘀，引起胸闷胀痛，唇舌紫暗，舌苔薄或薄腻，脉弦。

（3）治疗法则：行气活血，通络止痛。

（4）方药选用：枳实薤白桂枝汤加味。常用组方：枳实、薤白、桂枝、瓜蒌、厚朴、陈皮、半夏、柴胡、白芍、香附。

（5）用药特点："气结在胸"以致心血痹阻，以枳实薤白桂枝汤为主，枳实、厚朴行胸中之气，以利于血行；再遣薤白、桂枝、瓜蒌、陈皮、半夏宽胸涤痰、温经通络，以利于脉畅；更加柴胡、香附、白芍疏肝行气、柔肝解挛，以利行气活血；全方共奏行气、活血、祛瘀、止痛之功。

【痰湿闭阻证】

（1）主要表现：心胸闷痛，形体偏胖，痰多，头身困重，倦怠乏力，头晕多寐，大便黏腻不爽，舌苔厚腻，脉滑或数。

（2）证候分析：胸痹痰饮偏盛或肥胖痰湿，壅阻于胸，胸阳不振，痰湿不利，心络瘀阻，血行障碍，故心胸憋闷、疼痛伴痰多、头身困重、倦怠乏力；清阳被阻，不能上乘而头晕、多梦；舌苔厚腻、大便黏腻不爽，为湿浊所致；脉象乃痰湿之象。

（3）治疗法则：通阳泄浊，化痰开结。

（4）方药选用：瓜蒌薤白半夏汤加味。常用组方：瓜蒌、薤白、半夏、枳实、陈皮、石菖蒲、桔梗、浙贝母、桂枝、丹参、葛根。

（5）用药特点：痰湿瘀阻，血行不畅，痹阻于心脉。瓜蒌薤白半夏汤加味重在通阳泄浊，化痰开结，故用瓜蒌、薤白化痰通阳，行气止痛；半夏理气化痰。常加枳实、陈皮、桔梗、浙贝母行气滞，破痰结；加石菖蒲化浊开窍；加桂枝温阳化气通脉；丹参、葛根活血化瘀，通经活络。全方共奏通阳化饮、泄浊化痰、散结止痛之功。

【寒凝心脉证】

（1）主要表现：卒然心痛如绞，感寒痛，形寒，手足欠温，面色苍白，心悸气短，舌质淡，苔薄白，脉沉迟或沉紧。

（2）证候分析：素体阳虚，胸阳不振，阴寒之邪外侵，寒凝气滞，胸阳不振，血行不畅，心脉痹阻不通，心痛如绞，或刺痛剧烈，伴形寒肢冷、手足不温、面色苍白，心脉失养，心悸气短，舌脉系阴盛阳虚之象。

（3）治疗法则：温经散寒，活血通痹。

（4）方药选用：枳实薤白桂枝加味。常用组方：枳实、薤白、桂枝、厚朴、瓜蒌、当归、赤芍、甘草、干姜、丹参、降香。

（5）用药特点：素体阳虚，阴寒内盛，或外寒入侵，心经寒阻，血脉不通而成心胸痹证。以枳实薤白桂枝汤温阳散寒、通脉行痹。枳实化痰消痞；薤白通阳散结、行气导滞；桂枝温通经脉、通阳化气；厚朴化痰；瓜蒌清热化痰、宽胸散结；辅以干姜协主方散寒温经，另以当归、赤芍、丹参活血祛瘀，通脉行痹；遣降香行气化瘀止痛；以甘草调和诸药，与赤芍相伍，缓急止痛。本方共行温经散寒、行气活血、化痰祛瘀之功，以温心经、散寒凝、祛血瘀、止疼痛、疗心痹。

【气虚血瘀证】

（1）主要表现：胸闷心痛，劳则诱发，心悸，气短，乏力，精神疲倦，身倦懒言，面色淡白或晦暗，舌质淡暗，脉沉涩。

（2）证候分析：面色淡白，身倦乏力，气少懒言，为气虚之症；气虚运血无力，血行缓慢，终致瘀阻络脉，故面色晦滞；血行瘀阻，不通则痛，故胸闷心痛；气虚则舌淡，血瘀则舌紫暗，沉脉主里，涩脉主瘀，是为气虚血瘀证的常见舌脉。

（3）治疗法则：益气活血止痛。

（4）方药选用：宽胸补气活血汤。常用组方：黄芪、党参、白术、茯苓、瓜蒌、薤白、枳实、桂枝、丹参、三七、降香、赤芍、炙甘草。

（5）用药特点：宽胸补气活血汤系刘氏经验方，由黄芪四君子汤与枳实薤白桂枝汤合方另加活血祛瘀之良品组成。方中黄芪、党参善益气健脾，气盛以助推动行血，祛瘀通痹；丹参、降香活血祛瘀，行气止痛，气血并调；赤芍清热凉血、散瘀止痛；三七化瘀而不伤正，止血而不留瘀；白术、茯苓健脾以助黄芪、党参补气益心；瓜蒌、薤白、枳实行气止痛；桂枝温通心经，以通心脉，助气行则血行；炙甘草调和诸药。诸药合用，共奏益气活血、通络散结之效。

【心阳亏虚证】

（1）主要表现：胸闷痛、遇寒加重，畏寒肢冷，心悸怔忡，自汗乏力，神倦懒言，面色㿠白，便溏，肢体浮肿，舌质淡胖，苔薄白，脉沉细迟。

（2）证候分析：阳虚不能温煦肢体，故兼见畏寒肢冷；心阳不振，胸中阳气痹阻，故见胸痛；舌淡胖、苔薄白是阳虚寒盛之象；阳虚无力推动血行，脉道失充，则脉象微细。

（3）治疗法则：补肾助阳，温通心脉。

（4）方药选用：温心通痹汤。常用组方：桂枝、人参、附子、瓜蒌、薤白、炙甘草、枳实、丹参。

（5）用药特点：温心通痹汤系刘氏经验方，该方专为治疗心阳虚而心血瘀阻所设。方中桂枝入心经，温通心脉，助阳化气，辅以人参大补元气，附子温肾阳、助心阳，共助桂枝温通心脉；瓜蒌、薤白理气宽胸，振奋心阳；枳实行气宽胸，以利行血畅通；丹参善入心经，活血祛瘀以通心胸血脉痹阻；炙甘草调和诸药。全方温心赖于温肾，活血依靠宽胸，心阳振奋，祛瘀通痹。

在临床实践中，根据冠心病病理特点“寒、痰、瘀、虚、滞”以及主要证候进行辨证论治，但在具体应用过程中，通常是两种或两种以上证型同时出现，所以临证选方用药时，必须仔细、耐心地进行四诊合参，准确辨证，综合治疗。

五、临床体会

李某，女，78 岁，以“发作性心前区疼痛 5 年余，加重伴胸闷 1 个月”为主诉入院。系冠状动脉粥样硬化性心脏病、不稳定型心绞痛、3 级高血压（很高危）患者，临床见心前区疼痛，呈针刺样，持续时间约十几秒，劳累后加重，伴有胸闷、心悸，偶有头晕，曾在我院心内科就诊，行冠脉 CTA 提示左前降支轻度狭窄，后在我科门诊治疗，刻症见乏力，纳差，双下肢畏寒，口唇青紫，舌质暗、苔白，脉细。

证属气虚血瘀兼有寒凝痰阻。治疗法则：益气活血，温阳通络。

方药选用：瓜蒌薤白诸方合桃红四物汤加减。常用组方：瓜蒌 15g，薤白 12g，法半夏 15g，枳实 12g，桂枝 10g，降香 9g，丹参 30g，桃仁 12g，红花 15g，当归 15g，熟地黄 12g，川芎 12g，赤芍 15g，黄芪 30g。7 剂，每日 1 剂，水煎取汁 400mL，分早晚两次温服。

患者服用 7 剂后症状明显好转。后在门诊定期复诊，连续服用上方，症状明显减轻，胸痛好转，心电图较前改善。

按语：患者为老年女性，诊断为冠心病，中医辨证属于“胸痹”“心痛”。主要临床表现为胸痛，呈针刺样，胸闷、心悸，偶有头晕，舌质暗、苔白，脉细。经过辨证论治，所选方药为瓜蒌薤白诸方合桃红四物汤加减，具有益气活血、温阳通络等作用；在用药过程中，行气、活血、温阳共用，起到较好的疗效；在临床治疗中，患者可见间杂证候，往往虚实同间，气滞寒凝，痰瘀互结；治疗时要兼顾各种证候，而张仲景的瓜蒌薤白剂 3 方中，每一剂侧重点不同，在临床应用当中，根据患者的症状，考虑患者夹杂的各种证候，使用经典方剂进行加减应用，临床疗效甚好。

中医药在治疗冠心病时有多靶点、多通路的作用机制，并能改善血管内皮功能和心肌能量代谢。中医药治疗冠心病疗效确切、不良反应少，具有独特优势，在疾病的发生、发展和预后过程中发挥着重要作用。

综上所述，虽然中医古来并无“冠心病”“心绞痛”之说，但有丰富的关于“胸痹”“心痛”等的记载。胸痹、心痛的主要症状为胸部闷痛，甚则胸痛彻背、短气、喘息不得卧，主要由外邪侵袭、饮食不节、情志内伤和脏腑虚弱等引起，“阳微阴弦”，即本虚标实是其关键病机。本虚包括气虚、阳虚，而标实主要有气滞、血瘀、痰浊和寒凝。在治疗方面，依据中医整体观念，在辨证论治的基础上，结合中药以及历代医家传下来的经典名方，如瓜蒌薤白类方等，对冠心病的治疗既安全又有效。

（王　瑞）

第四节　房性期前收缩

一、房性期前收缩的定义

房性期前收缩，也称房性早搏，简称房早，是指起源于窦房结以外心房的任何部位的心房激动，是临床上常见的心律失常。对于普通人群，情志因素、过度饮酒、饱餐等均可诱发房早，而各种器质性心脏病如冠心病、风湿性心脏病、心肌炎等亦是房早的常见病因，其他如低血钾、酸碱中毒等也可以诱发房早。同时心理应激、遗传因素也与房早关系密切。房早主要临床表现为心悸、心脏停跳感、胸闷、头晕、疲倦乏力等。部分严重频发房早可引起患者的血流动力学不稳定，亦可引起心输出量降低，导致心、脑等脏器血液灌注不足，从而引起气短、乏力、汗出、头晕等症状，甚至引起心绞痛发作。有研究显示，频繁发生房性早搏会损害左心房的收缩功能，使左心房发生器质性病理改变，进而成为房颤的独立危险因素，严重者可引发中风、心肌梗死甚至死亡。远期可显著增加患者死亡率。因此，应积极预防和治疗房性早搏。根据目前的症状与发病特点将这两种心律失常归为中医“心悸”“怔忡”“心动悸”等范畴。“心悸”病名首见于张仲景的《金匮要略》，也称“心动悸”“心下悸”。

二、病因病机

关于心悸的病因病机多部中医古籍都有提及。《黄帝内经》中的“乳之下其动应衣，宗气泄也。”“惊则心无所倚，神无所归，虑无所定，故气乱矣。”“脉痹不已，复感于邪，内舍于心。”“心痹者，脉不通，烦则心下鼓”等条文便指出宗气外泄、心脉痹阻、复感外邪、突遭惊恐等病因。张仲景在《伤寒杂病论》中提到“心动悸”“心下悸”等相关病名，并认为其病因为虚劳、水饮及汗出后感邪等。刘完素的《素问病机气宜保命集》提到心悸病机为内热。朱震亨的《丹溪心法》曰：“心之所养者血，心血一虚，神气不守，此惊悸之所肇端也。”“时作时止者，痰因火动”。朱震亨认为惊悸之病因应当责于心血虚和痰火扰动。明清时期医家总结前人经验并创新地提出不同的病因理论。王清任、唐容川都提出心悸是因瘀而悸。张锡纯结合西医学，提出“若脉沉迟无力者，其怔忡多因胸中大气下陷”，认为大气下陷导致心悸。心悸病位在心，和肝脾相关。

病因：①饮食不节，损伤脾胃，运化失调，脾胃虚弱，气虚致悸；气化不利，水湿痰饮停聚，水饮内停，上凌于心为悸；滋生痰浊，痰浊扰心而致心悸，痰湿久蕴则易化火，痰火上扰心神致悸；②七情所伤，体内气血运行失司，上扰于心发为心悸；③外邪，邪为心悸的常见病因。风、寒、湿、热等外邪，由血脉内侵于心，心气、心阴耗伤，发为心悸。温病、疫毒亦可灼伤营阴，或邪毒内陷扰心神而见心悸；④脏腑虚损，禀赋不足或久病失养，劳欲过度，气血阴阳亏虚，五脏虚损，均可致心失所养，发为心悸。

病机有气血亏虚、阴虚火旺、心阳不振、痰浊阻滞、肝郁气滞、水饮凌心、心脉瘀阻。可见，心悸的病因病机主要是虚实夹杂，虚证以心气血阴阳虚为主，兼有气滞、血瘀、痰湿、痰火等证候。

三、辨证论治

临床常见证型：气血亏虚证、阴虚火旺证、心阳不振证、痰浊阻滞证、肝郁气滞证、水气凌心证、心脉瘀阻证。

【辨证要点】

首先辨病位，病位主要在心，但与肝、脾、肾密切相关。再辨虚实，虚证有阳虚、阴虚、气血虚；实证有气滞、痰凝、血瘀。心悸的基本表现是心、肾、脾的阳气虚弱，阴寒内盛，兼有血瘀、痰凝。

【施治大法】

首先辨虚实，虚者脏腑阴阳气血虚，心失所养；治疗上以补益气血、调和阴阳为主，并佐以养心安神药物，使脏腑功能恢复，达到气血调畅，阴阳调和。因气滞、水饮、痰凝、血瘀所致，治当行气、逐水、化痰、活血，并佐以重镇安神药物，祛邪安神。临床上表现为虚实夹杂时，辨证病变位置以及虚实多少，灵活运用上述治疗方法。

四、分证论治

【气血亏虚证】

（1）主要表现：心悸气短，头晕目眩，面色不华，神疲乏力，纳呆腹胀，舌质淡，脉细弱。

（2）证候分析：心主血脉，血充足则心君自安。心悸多为心血不足也。心血因久病失养，或劳欲过度，或各种原因引起的失血未复，或先天禀赋不足，心血乏源或亏虚，心血不足，心失所养，发为惊悸。心气不足，鼓动无力，发为心悸。

（3）治疗法则：补气养血。

（4）方药选用：归脾汤加减。常用组方：黄芪、太子参、红景天、甘松、山药、甘草、茯神、远志、酸枣仁、阿胶、当归。

（5）用药特点：太子参、黄芪、甘草补益心气；红景天有补气活血、通脉平喘的功效；山药有滋肾益精健脾的作用；远志有镇静安神的功效；茯神兼顾益气；酸枣仁、茯神养血的同时安神；当归、阿胶补血；甘松行气止痛。全方共用有益气补血、宁心安神之功效。

【阴虚火旺证】

（1）主要表现：心悸易惊，心烦失眠，口干，五心烦热，盗汗，舌红少津，脉细数。

（2）证候分析：《景岳全书》曰：“盖阴虚于下，则宗气无根，而气不归源，所以在上则浮撼于胸臆”，阴虚既可导致心失濡养，又可导致虚火上扰心神而心悸。若素体心阳不足，复感温热邪毒，日久耗阴伤气而气阴两伤，则阴虚所致心悸。

（3）治疗法则：滋阴降火。

（4）方药选用：复脉汤加减。常用组方：麦冬、玄参、北沙参、黄精、生地黄、桔梗、远志、五味子、茯苓、天冬、熟地黄、菊花、白芍。

（5）用药特点：北沙参性味甘、微寒，养阴清热；麦冬清心、养阴；玄参、生地黄清热凉血，滋阴降火；黄精补气养阴、健脾补肾；桔梗、远志补脾益气、清热安神；五味子宁心、益气生津；茯苓安神；天冬滋阴清热；熟地黄补气血、滋肾阴；菊花清热；白芍养阴补血。上述药物联合使用具有滋阴益气、清心安神的作用。

【心阳不振证】

（1）主要表现：心悸不安，动则尤甚，形寒肢冷，胸闷气短，面色㿠白，自汗，畏寒喜温，或伴心痛，或有水肿，舌质淡，苔白，脉虚弱，或沉细无力。

（2）证候分析：心阳鼓动血脉，运行全身，故亦有化气行水之功。心阳不足，心脉运行受阻，气不化水，水气上逆心肺，则胸闷气短；水湿外溢肌肤则为水肿；心阳衰微不能温煦四肢，故形寒肢冷；心阳外脱，则大汗淋漓；阴阳之气不相顺接，则脉虚弱，发为心悸。

（3）治疗法则：温通心阳。

（4）方药选用：桂枝龙骨牡蛎汤加减。常用组方：桂枝、甘草、龙骨、牡蛎、党参、天麻、山药、黄芪、桔梗、浮小麦、瓜蒌、薤白。

（5）用药特点：桂枝温通心阳；甘草通阳复脉、益气和中，可助桂枝振奋心阳之功效；牡蛎重镇安神、潜阳益阴，龙骨敛阳止汗、镇静安神，两药联用可增加镇静安神的功效；党参益气补脾；山药健脾固肾益精；黄芪助心行血；桔梗、薤白、瓜蒌行气宽胸；天麻息风通络；浮小麦固表止汗。上述诸药合用，共奏温补心阳、定悸安神等功效。

【痰浊阻滞证】

（1）主要表现：心悸气短，心胸痞闷胀满，痰多，食少腹胀，或有恶心，舌苔白腻或滑腻，脉弦滑。

（2）证候分析：由于肺失宣降，津凝成痰，或脾失健运，水液输布障碍，聚湿生痰，痰湿郁久化热扰动心神发为心悸，痰饮、水湿等有形实邪痹阻心脉以致心神失去濡养，痰浊蕴结扰心，发为心悸。

（3）治疗法则：健脾化痰。

（4）方药选用：温胆汤加减。常用组方：半夏、陈皮、茯苓、甘草、竹茹、枳实、苍术、桔梗、石菖蒲、川贝母、瓜蒌、薤白。

（5）用药特点：陈皮、茯苓健脾和胃，理气化痰；半夏燥湿化痰；甘草益气复脉；苍术燥湿健脾和胃；石菖蒲醒脾化痰；竹茹、枳实化痰理气；瓜蒌、薤白宽胸理气；桔梗化痰；川贝母清热化痰。全方共奏健脾化痰复脉之功。

【肝郁气滞证】

（1）主要表现：心悸，烦躁、焦虑、失眠，嗳气频作，饮食减少，舌质淡红，苔薄白，脉弦。

（2）证候分析：心主血、藏神，肝藏血舍魂，心肝之血互相滋生，濡养心神；肝主疏泄，调畅全身气机，助心行血，心肝功能互相影响；若肝失疏泄，气机不利，心血运行不畅而心脉瘀阻，心失所养则会加重心悸。

（3）治疗法则：疏肝理气。

（4）方药选用：柴胡疏肝散加减。常用组方：柴胡、川芎、香附、枳壳、陈皮、芍药、甘草、龙骨、牡蛎。

（5）用药特点：以柴胡、枳壳两药疏肝解郁，和解少阳，调和少阳气机；川芎行气血；香附疏肝、解郁、理气，调理郁滞之气机；陈皮健脾燥湿；芍药柔肝敛阴；龙骨、牡蛎重镇安神；甘草调和诸药。全方共奏疏肝理气安神复脉之功。

【水气凌心证】

（1）主要表现：心悸，胸脘痞满，渴不欲饮，小便短少或下肢浮肿，形寒肢冷，眩晕，恶心呕吐，泛涎，舌淡苔滑，脉弦滑或沉细而滑。

（2）证候分析：《伤寒论》中有“凡食少饮多，水停心下”的记载，指出脾气虚不能转运水谷精微，饮停心下。饮邪轻微者，气机不畅发为短气；重则水气凌心，发为悸动。患者可见心悸、痞满、形寒肢冷。

（3）治疗法则：化湿逐水。

（4）方药选用：苓桂术甘汤加减。常用组方：茯苓、桂枝、白术、甘草、黄芪、赤芍、川芎、当归。

（5）用药特点：茯苓利水渗湿消肿；桂枝温阳化气，气为血之帅，使用该药既能推动气化，又能鼓动血行；赤芍和气血化瘀；川芎活血；当归养血活血，血行气行温化水湿；白术和中气，调节升降；黄芪益气利水；甘草益气补中、调和诸药。全方配伍气化得行、饮祛瘀散。

【心脉瘀阻证】

（1）主要表现：心悸，渴不欲饮，胸闷胸痛，舌紫暗或有瘀斑，舌下络脉充盈曲张，脉涩或结代。

（2）证候分析：胸中为气之所宗，血之所聚，肝经循行之分野。血瘀胸中，气机阻滞，清阳郁遏不升，则胸痛；瘀热扰心，则心悸怔忡；至于舌、脉所见，皆为瘀血之象。

（3）治疗法则：活血化瘀。

（4）方药选用：桃红四物汤加减。常用组方：桃仁、红花、川芎、生地黄、丹皮、芍药、当归、丹参、柴胡、桔梗、枳壳、瓜蒌。

（5）用药特点：方中桃仁破血行滞而润燥；红花、芍药、川芎活血祛瘀；生地黄、当归、丹皮、丹参养血益阴，清热活血；瓜蒌宽胸行气；柴胡疏肝解郁，与桔梗、枳壳同用，理气行滞，使气行则血行。合而用之，使血活瘀化气行，则诸症可愈。

五、临床体会

郑某，女，77 岁，以“心慌半年，加重伴乏力 1 个月”为主诉就诊。查心电图提示窦性心律，心率 97 次 / 分。24 小时动态心电图示：总心搏 107 138 次，最慢心率 63 次 / 分，最快心率 105 次 / 分，平均心率 80 次 / 分，窦性心律，房性期前收缩，成对房性期前收缩，短阵房性心动过速，室性期前收缩，心率变异性减低。超声心动图检查示：左室舒缓功能降低。冠脉 CTA 未见明显异常。刻下症见：患者自觉心悸，偶有胸闷、头晕，面色㿠白，自汗，畏寒喜温，夜休差，舌质淡，苔白，脉虚弱，或沉细无力。

证属心阳不振。治疗法则：温通心阳。

方药选用：桂枝龙骨牡蛎汤。常用组方：桂枝 12g，甘草 10g，龙骨 20g，牡蛎 20g，人参 9g，干姜 6g，茯苓 12g，五味子 15g，柏子仁 12g，首乌藤 12g，瓜蒌 15g，薤白 15g。

患者服用后心悸好转。

按语：心悸（房性期前收缩）主要包括虚实两方面。虚者气、血、阴、阳亏损，使心失滋养而致心悸；实者多由痰火扰心、水饮上凌或心血瘀阻、气血运行不畅所致。病位主要在心，但与肝、脾、肾密切相关。心悸的基本病机是心、肾、脾的阳气虚弱，阴寒内盛，兼有血瘀、痰凝致使脉道不畅，鼓动无力而致脉迟缓或结代。

（王　瑞）

第五节　血管性头痛

一、血管性头痛的定义

血管性头痛是由于颅内外血管舒缩功能失调所引起的反复发作性头痛。本病包括典型偏头痛、普通偏头痛、丛集性偏头痛以及与头颅解剖结构无关的各种头痛。其发作部位以头侧部居多，呈周期性、发作性、剧烈性的搏动。病程缠绵，久治不愈，可因气候、疲劳、饮食、情绪等诱发，女性多于男性，青春期容易发病。现代医学认为该病与遗传因素、血管因素、血液流变学因素、神经递质因素及精神因素等多因素有关。随着基础研究及神经影像学技术的发展，关于其发病机制目前存在以下几种学说：皮层扩散性抑制学说、神经源性炎症学说、交感神经系统紊乱学说、线粒体功能障碍学说、病理遗传学学说。本病属于中医脑病中的“头痛”“首风”“头风”“脑风”“偏头痛”“厥头痛”“夹脑风”等范畴。

二、病因病机

“头痛”一词首见于《阴阳十一脉灸经》。在《黄帝内经》中，可见“首风”“脑风”的记载，如《黄帝内经·素问·风论》曰：“新沐中风，则为首风。”“风气循风府而上，则为脑风。”关于“偏头痛”的病名首见于《黄帝内经·灵枢·厥病》。巢元方在《诸病源候论》首次提出了“头风”的病名。

关于头痛病因病机的论述首见于《黄帝内经》，提出头痛与“风邪”相关，《黄帝内经·素问·阴阳应象大论》曰：“风胜则动”；《黄帝内经·素问·太阴阳明论》曰：“伤于风者，上先受之”。张仲景将头痛分为太阳、阳明、少阳、厥阴头痛，并首次提出分经论治。巢元方在《诸病源候论》中提出头痛与“痰饮”有关，如“风痰相结，上冲于头，可致头痛。”孙思邈在《千金要方》中提出内伤虚损、风邪乘虚而入为头痛的主要病机。朱丹溪认为头痛与痰厥、火邪、气滞密切相关，《丹溪心法·头痛》曰：“头痛者多主于痰，痛甚者火多，有可吐者，可下者。”李东垣在《东垣十书》中将头痛分为外感和内伤，并补充了太阴和少阴头痛，为分经用药奠定了基础。张景岳认为久病体虚，气血不能上荣清窍，亦可导致头痛。清代王清任提出瘀血学说，认为气血瘀滞，经脉不通，亦可见头痛。历代医家在前人的基础上不断总结经验，在外感病因的基础上认识到内伤病因，提出了痰浊、瘀血、气血亏虚等内伤病因及治疗头痛时要注重风药的使用，提出六经辨证，并加入引经药引导药物直达病所，使药专力宏，同时兼顾扶助正气以濡养清窍，与现代中医学对于头痛的认识有着一致性。

血管性头痛主要是由于外感六淫、情志不畅、饮食不节、忧思劳累等引发。病机多为邪阻脉络，不通则痛。肝肾亏虚，经脉不荣则痛。病变与肝、脾、肾三脏相关，尤与肝关系密切，病位在脑。

三、辨证论治

临床常见证型：风寒上扰证、肝火上炎证、肝阳上亢证、痰瘀阻络证、气血亏虚证、肝肾不足证。

【辨证要点】

首辨虚实，次辨表里寒热。虚证以气血阴阳为主，实证以风火痰瘀为主，其根本在于肝、脾、肾三脏功能失调，气血阴阳亏虚导致不荣则痛；风火痰瘀致脑络不通则痛。

【施治大法】

治疗上，当遵虚则补之，实则泻之，补虚不留邪，祛邪兼顾扶助正气的原则。

同时要兼顾以下几点：①注意扶正固本，可酌情加入养阴补血药，如当归、生地黄、枸杞子、麦冬；健脾药，如白术、茯苓、半夏、吴茱萸、葛根等。六味地黄汤、归脾汤、八珍汤、补中益气汤等均可应用。②根据“痛久必有瘀”“久病入络”之说，不论何种证型，均存在瘀阻脑络。因此，在治疗上，活血化瘀是不可或缺的，以血府逐瘀汤为代表，还可选用虫类药，如蜈蚣、全蝎、僵蚕、地龙等，以搜风通络、解痉止痛。③要注重风药的使用，如川芎、白芷、细辛、天麻、藁本、蔓荆子、菊花、钩藤、羌活、独活、防风、川乌、草乌、附子等。根据头痛部位选用引经药：以头两侧痛为主加柴胡、黄芩；以前额痛为主加白芷、蔓荆子；以颠顶痛为主加藁本、吴茱萸；以枕部痛为主加羌活、葛根；若兼恶心或呕吐者加法半夏、竹茹。④此外在长期临床实践中发现本病因反复发作，缠绵难愈，严重影响患者日常生活、工作，造成不同程度精神负担，因此在具体治疗过程中应更加注重以人为本，以患者为中心，通过加强心理疏导、饮食调整和健康生活指导可有效缓解症状，促进患者尽快痊愈，提高生活质量。

四、分证施治

【风寒上扰证】

（1）主要表现：头痛，呈跳痛、胀痛，恶寒发热，舌暗，苔白，脉浮细或浮紧。

（2）证候分析：风寒外袭，上扰清窍，寒凝气滞，阻于脑络，发为头痛。脑络不通，则见跳痛、胀痛；舌暗，苔白，脉浮细或浮紧，皆为风寒外袭之舌脉。

（3）治疗法则：疏风散寒，通络止痛。

（4）方药选用：川芎茶调散加减。常用组方：川芎、荆芥、防风、细辛、白芷、薄荷、羌活、蔓荆子、葛根、甘草。

（5）用药特点：头痛必用川芎，其辛温香窜，“上行头目，下行血海，中开郁结”，擅长治疗少阳经和厥阴经头痛；羌活擅长治疗太阳经头痛；白芷、蔓荆子擅长治疗阳明经头痛；细辛擅长治疗少阴经头痛；荆芥、薄荷疏散风热，清利头目；防风为风中润剂，祛风止痛；辅以葛根升阳解肌，甘草调和诸药。本方为治疗外感头痛之首选方。

【肝火上炎证】

（1）主要表现：头痛，以颠顶为主，面红目赤，耳鸣耳聋，急躁易怒，口干口苦，或两肋灼痛，舌红，苔薄黄，脉弦有力。

（2）证候分析：肝火上炎，上扰清窍，肝经布胁肋，连目系，入颠顶，故见颠顶痛，面红目赤，两肋灼痛；胆经布耳前，出耳中，故见耳鸣耳聋；急躁易怒，口干口苦，均为肝经实火表现；舌红，苔薄黄，脉弦有力，皆为肝火上炎之舌脉。

（3）治疗法则：清肝泻火，通络止痛。

（4）方药选用：龙胆泻肝汤加减。常用组方：龙胆草、黄芩、炒栀子、北柴胡、生地黄、车前子、泽泻、木通、当归、藁本、吴茱萸、细辛、川芎、生甘草。

（5）用药特点：龙胆草泻肝胆实火，利肝胆湿热；黄芩、炒栀子清热泻火燥湿；泽泻、木通、车前子清利湿热；当归、生地黄滋阴养血；北柴胡疏肝解郁，辅以藁本、吴茱萸、细辛、川芎，共奏清肝泻火除湿、活血通络止痛之功；生甘草调和诸药，健胃安中。

【肝阳上亢证】

（1）主要表现：头晕头痛，易仆倒，心烦不寐，口苦口干，大便干结，舌红，苔黄，脉弦数。

（2）证候分析：肝阳冲逆于上，肾阴亏耗于下，上盛下虚，故见头晕头痛，易仆倒；肝阳化热，热扰心神，故见心烦不寐；阳亢灼伤阴液，则口苦口干，大便干结；舌红，苔薄，脉弦数，皆为肝阳上亢之舌脉。

（3）治疗法则：平肝息风，安神止痛。

（4）方药选用：天麻钩藤饮加减。常用组方：天麻、钩藤、石决明、焦杜仲、桑寄生、川牛膝、黄芩、焦栀子、茯神、首乌藤、丹参、葛根、地龙、羌活、白芍、川芎、白芷、蝉蜕。

（5）用药特点：本方以天麻、钩藤平肝息风；石决明平肝潜阳、清肝明目；川牛膝引血下行；焦杜仲、桑寄生补益肝肾；焦栀子、黄芩清肝降火；茯神、首乌藤宁心安神；丹参活血祛瘀、通络止痛；葛根舒经活络；地龙、蝉蜕搜风通络；羌活祛风除湿；白芍柔肝止痛；川芎上行头目、下行血海、中开郁结，与白芷合用为治疗头痛要药。诸药并用协同发挥平肝息风、补益肝肾、安神止痛的功效。

【痰瘀阻络证】

（1）主要表现：头痛头昏，经久不愈，痛处固定不移，痛如锥刺，胸脘满闷、呕恶痰涎，或有头部外伤史，舌质紫，苔白腻，脉滑弦或滑涩。

（2）证候分析：饮食劳倦损伤脾胃，脾失健运，痰浊内生，阻滞脑络，血行不畅，或因外伤，瘀血阻络，故见头痛头昏，痛处固定不移，血瘀则痛如锥刺；痰湿中阻则可见胸脘满闷、呕恶痰涎；舌质紫，苔白腻，脉滑弦或滑涩皆为痰瘀阻络之舌脉。

（3）治疗法则：化痰通络止痛。

（4）方药选用：血府逐瘀汤合半夏白术天麻汤加减。常用组方：桃仁、红花、熟地黄、赤芍、酒白芍、当归、川芎、桔梗、川牛膝、法半夏、白术、天麻、茯苓、丹参、葛根、白芷、藁本、蔓荆子、蝉蜕。

（5）用药特点：该方药以血府逐瘀汤合半夏白术天麻汤为基础方。桃仁、红花活血化瘀止痛；熟地黄、赤芍、酒白芍、当归滋阴补血活血；川芎为血中之气药；桔梗载药上行；川牛膝引瘀血下行；法半夏、白术、茯苓燥湿化痰，健脾祛湿；天麻平息肝风，与法半夏配伍为治疗风痰头痛之要药；丹参活血祛瘀、通络止痛；葛根、藁本助诸药直达病所；白芷芳香通九窍，为治疗阳明头痛之要药；蔓荆子、蝉蜕疏散风热，清利头目，协同发挥化痰通络止痛的作用。

【气血亏虚证】

（1）主要表现：头痛，头晕眼花，心悸不宁，神疲乏力，少气懒言，食少便溏，舌淡苔薄白，脉细弦。

（2）证候分析：久病失治、误治，或病后失调，或大量出血，导致五脏阴阳尽虚，尤以心、肝、脾三脏受累为主；气血两虚，清阳不升，清窍失养，不荣则痛，故见头痛、头晕眼花；心血亏虚故见心悸不宁；脾虚运化无力，故见神疲乏力，少气懒言，食少便溏；舌淡苔薄白，脉细弦皆为气血亏虚之舌脉。

（3）治疗法则：益气补血，舒络止痛。

（4）方药选用：八珍汤加减。常用组方：黄芪、党参、茯苓、麸炒白术、熟地黄、酒白芍、当归、北柴胡、川芎、茯神、远志、酸枣仁、木香、龙眼肉、炙甘草。

（5）用药特点：以八珍汤为基础，党参、茯苓、麸炒白术、炙甘草健脾益气；熟地黄、酒白芍、当归滋阴补血，配伍川芎活血行气；加黄芪和当归即为当归补血汤，黄芪健脾补肺，当归补血活血，取自“有形之血不能速生，无形之气所当急固”；北柴胡与当归、白芍、茯苓、白术为逍遥散，疏肝解郁；加茯神、远志、酸枣仁、木香、龙眼肉合为归脾汤，健脾养心。共奏疏肝健脾养心、气血双补之效。

【肝肾不足证】

（1）主要表现：头晕头痛、绵绵不休，两目干涩，耳鸣耳聋，腰膝酸软，舌红少苔，脉弦细数。

（2）证候分析：脑为髓海，肾精不足，髓海失养，不荣则痛，故见头晕头痛、绵绵不休；肝开窍于目，五脏六腑之精气皆开窍于目，肝血亏虚，目失所养，故见两目干涩；肾主骨生髓，开窍于耳，肾虚故见耳鸣耳聋、腰膝酸软；舌红少苔，脉弦细数皆为肝肾不足之舌脉。

（3）治疗法则：滋补肝肾，柔络止痛。

（4）方药选用：六味地黄汤加减。常用组方：熟地黄、酒萸肉、山药、茯苓、泽泻、牡丹皮、焦杜仲、怀牛膝、枸杞子。

（5）用药特点：方中重用熟地黄滋阴补肾、填精益髓；酒萸肉补益肝肾、收涩固脱；山药健脾益气；茯苓渗湿益脾；泽泻清泄肾火；牡丹皮清泄肝火；

辅以焦杜仲、怀牛膝、枸杞子补益肝肾，使滋补而不留邪，寓泻于补，补大于泻。全方共奏滋补肝肾、柔络止痛之效。

五、临床体会

李某，女，38 岁，以“间断性头痛 5 年，加重 1 周”为主诉就诊。5 年来时有头痛，每遇气候变化、情绪激动或月经来潮时疼痛发作，以头两侧为主，跳痛感，按之则疼痛加重，时发时止。无头晕，无恶心、呕吐，无耳鸣耳聋，食纳一般，夜休欠佳，二便正常。多次就诊于当地医院，诊断为“血管性头痛”，给予营养脑神经、改善微循环等对症支持治疗后，症状改善不明显。1 周前因家中琐事大怒后上症加重，遂来我科门诊就诊。舌淡红苔白，脉沉弦。

证属肝郁脾虚。治疗法则：健脾疏肝，通络止痛。

方药选用：柴胡疏肝散合四君子汤加减。常用组方：柴胡 12g，白芍 12g，川芎 15g，枳壳 12g，陈皮 12g，香附 10g，党参 12g，麸炒白术 12g，茯苓 12g，白芷 6g，蔓荆子 10g，地龙 10g，甘草 6g。7 剂，每日 1 剂，水煎取汁 400mL，分早晚两次温服。

二诊：自诉头痛较前显著好转，仍有夜休欠佳，舌暗红苔白，脉滑。因患者症状改善明显，效不更方，加夜交藤 30g、煅龙骨 24g、煅牡蛎 24g，继续上方 14 剂。

后未复诊，电话回访，服药 2 周后，上述诸症消失。

按语：此患者既往头痛多年，未能根治，本次因暴怒引起头痛加重前来就诊。依据其舌脉辨证为肝郁脾虚，方选柴胡疏肝散合四君子汤加减，旨在疏肝健脾、祛风通络、止痛。方中重用川芎，因川芎为治疗头痛之要药，能够上行头目，下行血海，中开郁结，能散肝经之风，助清阳之气，为头痛必用之品，白芷芳香通九窍，为治疗阳明头痛之要药。此患者的治疗体现了在处理血管性头痛时，注重攻补兼施、补虚不留邪、祛邪同时兼顾扶助正气的基本原则。

（胡　珊　李少为）

第二章

常见肿瘤与放射治疗相关并发症及饮食管理

第一节 肺　癌

一、肺癌的定义

肺癌是发生于支气管黏膜或腺体的恶性肿瘤，主要症状为咳嗽、咳痰、痰中带血、胸痛、发热、气促、消瘦等，当肿瘤侵犯周围组织或转移时会出现声音嘶哑、颜面水肿、眼睑下垂、皮下结节、骨痛等症状。目前，肺癌的全球发病率位居第 2，而其病死率位居第 1。在我国，其发病率及病死率已居恶性肿瘤死因的首位。据统计，2018 年全球肺癌新发人数 209.4 万，肺癌死亡人数 176.1 万，其中 60% 及以上的新发肿瘤都在亚洲。目前认为吸烟和空气污染是肺癌发生的主要危险因素，石棉、砷、铬、微波辐射、饮食微量元素缺乏、肺结核和慢性肺病等也都是肺癌的危险因素。目前对肺癌的治疗有手术、放疗、化疗、靶向及免疫治疗等方法，而且近年来在肺癌的防治方面也有了大幅度的进展。但肺癌的 5 年生存率仍非常低。手术及放化疗、靶向等治疗后虽对病情控制有一定效果，但同时存在一定程度的不良反应，严重影响患者的生活质量。中医古籍并无肺癌这一病名，但早在《黄帝内经·素问·奇病论》就有相关的记载，如“帝曰：病胁下满，气逆，二三岁不已，是为何病？岐伯曰：病名曰息积，此不妨于食，不可灸刺，积为导引服药，药不能独治也。”《黄帝内经·素问·咳论》曰：“肺咳之状，咳而喘息有音，甚则唾血。”此文记录了与肺癌类似的咳嗽、喘息、咯血症状。《景岳全书》曰：“劳嗽，声哑，声不能出或喘息气促者，此肺脏积也，必死。”其记载了类似肺癌会出现的咳嗽、声音嘶哑、喘促等症状。《张氏医通》中记载：“阴虚咳嗽，久之喉中痛者，必有肺花疮，难治。”指出肺花疮会出现类似肺癌的久咳、咽喉痛等症状。由此可见肺癌可归属于“肺积”“息贲”等病证范畴。

二、病因病机

在《黄帝内经·素问》中有曰："正气存内，邪不可干""邪之所凑，其气必虚"。《医宗必读·积聚》中曰："积之成也，正气不足，而后邪气踞之。"由此可见，肺癌的发生是以正气亏虚为根本。实则以痰湿、血瘀、热毒为主，当肺气亏虚之时，易复感邪毒，导致肺失宣降，气机郁滞，气不布津，聚而生痰，瘀阻肺络，痰瘀互结于肺，日久成积。

病因病机：①正气不足、劳累过度、久患肺疾，或它脏患病累及肺脏，以致肺气亏虚，卫外不固，易感外邪，邪留不去，气机阻滞，致血流不运，久而成块；②先天素体虚弱加之后天饮食不节伤及脾胃，脾失健运，津液输布失常，水谷精微不能上输于肺，湿凝痰结内生蓄积于肺络，形成肿块；③平素吸烟，烟毒袭肺，热毒伤津，阴液耗伤，致肺阴亏虚，水湿郁而化热，痰湿瘀血凝结成肿物于肺脏；④肺为华盖，且贵为娇脏，外遇石棉、废气烟尘或放射性物质损伤肺脏则肺脏功能受损，肺气失宣，气不布津，化湿生痰，痰湿与外来邪物交结于肺，痰、瘀、毒胶结于肺，日久成为癌肿。

本病虽病机复杂，但总属本虚标实，本虚以肺虚为主，可兼有脾肾不足，邪实以气滞、血瘀、痰浊、邪瘀为主，总的病机可概括为正气亏虚、癌毒内侵、痰瘀互结。肺癌的病机随病程进展不断变化，因此在治疗时需要根据不同的发展阶段进行辨证论治，早期以祛邪为主，中晚期以调和补虚为主。

三、辨证论治

临床常见证型：痰浊壅肺证、气滞血瘀证、痰热内盛证、肺阴亏耗证。

【辨证要点】

结合患者发病时期及证候，辨明正邪、虚实、寒热等，在此基础上选方用药。

【施治大法】

肺癌早期，病邪聚于局部，患者正气尚存，正邪交争之势强劲，故治疗当先以"祛邪"为主，目标是控制病情进展、防止病灶扩增，其中外科手术切除及介入消融术等都可以比作祛邪手段，此时可予以化瘀止痛、祛湿化痰之法。疾病进入中晚期，此时患者多已行手术、放化疗或靶向及免疫治疗，手术多伤气血致气血亏虚；放化疗类似邪毒、火毒，此类毒邪多呈热性，易损伤肺阴易致阴虚火旺、火毒内蕴之证。此阶段"正虚"的主要病机为气血亏虚、阴虚内热，可以健脾补肺、益气养血或养阴生津为主，予以八珍汤或沙参麦冬汤加减。

四、分证施治

【痰浊壅肺证】

（1）主要表现：咳嗽咳痰，痰多质黏，胸闷气短，伴倦怠乏力，纳呆，便溏，舌质淡，苔白腻，脉滑缓。

（2）证候分析：素体虚弱，饮食不节伤及脾胃，脾失健运，津液输布失常，痰湿内生上逆于肺，宣降失常。

（3）治疗法则：补肺健脾，降气止咳。

（4）方药选用：苏子降气汤加减。常用组方：苏子、半夏、前胡、陈皮、厚朴、当归、肉桂、甘草、生姜。

（5）用药特点：该方药以苏子降气汤为基础，本方出自《太平惠民和剂局方》，治疗上实下虚之喘咳。苏子为君药，降气化痰，止咳平喘；半夏、厚朴和前胡助苏子降气化痰平喘；肉桂温补下虚；当归温补下虚又润燥养血；生姜散寒宣肺；陈皮可燥湿化痰，适用于湿痰、寒痰咳嗽；甘草和中调药，标本并治，上下兼顾。诸药合用，降气化痰，咳喘自消。若胸部满胀，喘息不得卧者，可加葶苈子、泽泻、蜜麻黄；痰黄质黏难咳者，加鱼腥草、黄芩、瓦楞子、瓜蒌；胸痛且瘀象甚者，加川芎、郁金、乳香、延胡索；食少纳呆者，加鸡内金、炒谷芽、党参、白术等。

【气滞血瘀证】

（1）主要表现：咳嗽咳痰，痰中带血，胸部刺痛，痛处固定不移，唇色发绀，舌质暗或有瘀斑、瘀点，脉弦涩。

（2）证候分析：肺气亏虚，复感毒邪，肺失宣降，气机失司，痰湿内聚，血行不畅，瘀阻脉络，痰瘀结于肺脏。

（3）治疗法则：行气止痛，化瘀散结。

（4）方药选用：血府逐瘀汤加减。常用组方：桃仁、红花、当归、生地黄、牛膝、川芎、桔梗、赤芍、枳壳、甘草、柴胡。

（5）用药特点：本方主治胸中血瘀证，此方为活血化瘀名方，以桃仁、红花、当归、赤芍、川芎为基础，均有活血化瘀作用，配以行气宽胸之枳壳、桔梗、柴胡，加之引血下行之牛膝，诸药合用，行血加活血，祛瘀加养血，并兼顾升降，使气血调和，可治胸中瘀阻之证，生地黄可清热凉血、养阴生津；甘草可调和诸药。痰中带血者可加仙鹤草、茜草、白及；瘀结较重者可加丹参、山慈菇、三棱、莪术。

【痰热内盛证】

（1）主要表现：刺激性干咳或咳嗽，咳痰，痰少色黄或痰黄夹杂血丝，发热，口渴，口燥咽干，大便干结，舌质红，苔黄，脉细数。

（2）证候分析：平素嗜酒太过，或恣食辛辣厚味，致使肺经热重，加之内邪干肺，肺气失宣，痰湿内生，久而化热，热蒸液聚为痰，痰热浊痰积于肺中则见咳嗽、咳黄痰，身热气粗，并见舌红、苔黄腻。

（3）治疗法则：清肺化痰，解毒散结。

（4）方药选用：清金泻肺汤。常用组方：瓜蒌、桑白皮、橘红、法半夏、黄芩、鱼腥草、桔梗、杏仁、蜜麻黄、紫苏子、贝母、枳实、前胡、蜜百部、生甘草。

（5）用药特点：清金泻肺汤系刘氏经验方。凡热邪或热毒阻肺之肺气不利、宣降失常而出现胸闷气短、咳嗽痰多、色黄黏稠者，均可使用。本证的表现，是由于风寒入里化热，或热毒瘀阻于肺所引起的。根据症状病机，可将本方用于肺中热盛、喘咳甚者，其中麻黄宣肺平喘；桑白皮、黄芩、鱼腥草入肺经，清肺热；兼桔梗、杏仁宣降肺气，止咳平喘；瓜蒌配以半夏加贝母清肺化痰止咳；再与枳实、紫苏子、蜜百部、前胡行气利肺止咳；橘红可燥湿化痰、止咳宽中；甘草调和诸药。方中瓜蒌一般用量稍大，既清热涤痰，又宽胸散结，更润肠通便。全方清肺热、解瘀闭，宣肺降气，以止咳化痰，清热解毒。

【肺阴亏耗证】

（1）主要表现：神疲乏力，咳嗽费力，痰少质黏或无痰，或痰中夹杂鲜红血丝，心中烦热，或午后潮热，口干咽燥，舌红苔薄，脉细数无力。

（2）证候分析：素体阴虚，或本因肺系疾病迁延不愈，久病伤及肺脏功能，肺气耗损，肺阴受损，肺失滋润，可见肺阴亏耗之候，如咳嗽费力、咽燥、痰中带血等。

（3）治疗法则：滋阴润肺，止咳化痰。

（4）方药选用：沙参麦冬汤加减。常用组方：沙参、麦冬、玉竹、桑叶、天花粉、白扁豆、甘草。

（5）用药特点：沙参麦冬汤为润燥常用方剂，本方出自《温病条辨》，具有清养肺胃的功效。其中沙参、麦冬甘寒清润，润养肺胃阴津；玉竹、天花粉生津润燥；桑叶轻宣肺热；白扁豆可健脾化湿；甘草祛痰止咳又可调和诸药。诸药合方可润肺养阴。若见咯血者，可选重用侧柏叶，加仙鹤草、白及、茜草；兼瘀血者，可加入桃仁、红花、丹参、三棱、莪术、皂角刺等；大便干结者，加全瓜蒌、火麻仁润燥通便；酌情可加川贝母、山慈姑、蜂房、瓦楞子化痰散结。

五、临床体会

李某，女，62 岁，以“咳嗽、咳痰 4 个月”为主诉就诊。患者 4 个月前出现咳嗽、咳痰，伴乏力，行胸部 CT 提示左肺下叶肿块，4.2cm × 2.5cm，考虑为肺癌，2 个月前行穿刺活检，病理确诊为肺腺癌，并行基因检查后口服靶向药吉非替尼。刻下症见：咳嗽费力，痰少质黏，乏力，消瘦，口干咽燥，纳差，夜休可，二便通畅，舌红苔薄，脉细数。

证属肺阴亏耗。治疗法则：益气养阴。

方药选用：沙参麦冬汤加减。常用组方：沙参 12g，麦冬 12g，玉竹 12g，桑叶 12g，天花粉 12g，甘草 6g，党参 9g，蜂房 15g，蒲公英 15g，黄芩 9g，黄芪 15g。7 剂，每日 1 剂，水煎取汁 400mL，分早晚两次温服。

二诊：患者诉口干症状减轻，仍略感乏力，舌脉同前，前方去蒲公英、黄芩，调整黄芪为 30g，继服 14 剂稳固疗效，煎服法同前，后再来复诊诉口干减轻，病情稳定。

按语：肺主气，司呼吸，是气的主要生成及运行场所，肺癌患者使用化疗药和靶向药性质多为热性，属火毒热邪，易耗伤阴液，使肺阴亏损，虚火上炎，易出现干咳等热象。该患者出现症状及时诊治，病程尚短，病灶局部无它脏转移，但吉非替尼此类靶向药物药性燥热，服药后易伤肺气，虚火上炎口干咽燥，治疗需清火养阴清热，补虚益气。麦冬、沙参、玉竹等滋肺阴清虚热；黄芪、党参健脾益气；黄芩、蒲公英清热解毒；蜂房化痰散结；且黄芪选生黄芪，不用炙黄芪，补气同时又能托毒、利水，温而不燥，更适合肿瘤患者。由此可见，此患者治疗过程不仅体现了兼顾标本的原则，又体现了将清法与补法灵活结合运用的原则。

（常　靖）

第二节　食　管　癌

一、食管癌的定义

食管癌是发生于食管黏膜上皮的恶性肿瘤。世界卫生组织的数据显示，2020 年我国食管癌新发病例为 32.4 万，居恶性肿瘤第 4 位；死亡病例数为 30.1 万，居恶性肿瘤第 3 位。我国是世界上食管癌发病率和死亡率均较高的国家。据统计 2020 年我国新增食管癌死亡病例占全球新增死亡病例的一半以上，食管癌严重影响着人们的生命健康。其发病年龄≥40 岁且来自食管肿瘤高发地区或有食管肿瘤家族史；吸烟、重度饮酒、头颈部或呼吸道鳞癌、喜食高温及腌制食物、口腔卫生状况不良等为该病的高危因素，食管癌发病率男性高于女性。食管癌具有隐伏性、易转移、恶性程度高的临床特点，在食管癌早期多无明显症状及体征，往往多在中晚期出现进行性吞咽困难、胸骨后疼痛、呕吐、消瘦及淋巴结肿大等相应的临床症状。CT 或经食管造影、胃镜可协助诊断。本病可归属于中医学“噎膈”的范畴。《黄帝内经》指出：“食饮不下，隔塞不通”，说明了食管癌的首要症状。病位在食管，与胃关系密切，涉及脾、肝、肾三脏。《黄帝内经·素问·通评虚实论》曰：“隔塞闭绝，上下不通，则暴忧之病也。”《黄帝内经·素问·阴阳别论》曰：“三阳结谓之隔”，认为津液不足和情志不遂是本病的病因所在。张景岳在《景岳全书·噎膈》中描述“噎膈一证，必以忧愁思虑，积劳积郁，或酒色过度，损伤而成。”认为情志、酒色过度是本病的病因病机。清代喻昌在《医门法律》中曰：“过饮滚酒，多成膈证，人皆知之。”以及《临证指南医案·噎膈反胃》曰：“酒湿厚味，酿痰阻气”，均认为噎膈的发病与饮食不节有关。隋代巢元方在《诸病源候论》将噎膈按其病因分为思、忧、喜、怒、悲五噎和忧、思、气、劳、食五膈。在治疗方面，金元时期刘河间以三承气汤治膈气，朱丹溪以脾胃之性立论，在《脉因证治·噎膈》中指出“辛香燥热之剂可作一时之用”，并提出“润养津血，降火散结”的治疗大法。至明清时期，张景岳在《景岳全书·噎膈》中认为噎膈病于结者，当为“阴阳结”，治疗当为阴阳调和，同时提出温脾滋肾的治疗思路。清代李用粹在《证治汇补·噎膈》中认为，噎有五种，总归七情之变，提出“化痰行瘀”的治法。叶天士在《临证指南医案·噎膈反胃》中又明确指出噎膈的病机为“脘管窄隘”。这些理论对指导临床实践具有重要意义。

二、病因病机

据现代流行病学研究，烟、酒、茶等与食管癌的发病呈正相关。引起食管癌的因素主要有饮食习惯、遗传、环境因素等，且饮食因素在食管癌的发生中起着至关重要的作用。我国调查在食管癌高发区的粮食和饮水中，硝酸盐、亚硝酸盐和二级胺含量显著增高，且有研究结果证明，各种霉变食物能产生化学致癌物质，多种真菌通过一系列反应促进亚硝胺的合成以侵犯食管上皮组织。

中医学中认为“噎膈”的病因极为复杂，噎膈位于下胁食管，胃气所主，与肝脾肾经活动相关。与七情内伤、酒食不节、年老体虚有关，病初以邪实为主。随病情发展最终导致气滞、痰阻、血瘀、邪热交阻，正气耗伤，食管梗阻成病。具体病因为以下五点。①痰气交阻：多因忧思恼怒而成。忧思过度致使脾气耗伤，运化失司，升降失常，气机不畅，水湿失运，痰浊内生，或恼怒伤肝，气机郁滞，致痰气交阻，闭塞胸膈，食管不利；②热结津伤：多因饮食不节，多见饮食过热，或食物粗糙伤及食管，或嗜酒无度，或过食肥甘辛香燥热之品，或使胃肠积热，热结津伤，痰热内结；③痰瘀内结：若失治或误治，气机不利，日久导致气滞血瘀，痰瘀互结，阻于食管，致食管狭窄闭阻难通，吞咽梗阻，饮食格拒不下；④阴亏血少：多为久病或年老体弱者或先天禀赋不足者，脾胃虚衰，气血化生不足，胃脘及食管枯槁或赘生，脾胃之阴津不足，气阴渐伤，津气失布，食管失养；⑤气虚阳微：病近晚期，阴津耗伤，阴损及阳，脾肾阳气衰微，饮食无以接受和运化，津液输布失常，水湿内停，浊气上逆。

噎膈多由于素体虚弱，加之常年饮酒、进食烫食、常食腌制食品、过食辛辣肥甘，日久郁而化热，炼津为痰，气血运行受阻，痰浊瘀热邪毒结聚于食管，形成噎膈。按疾病发病过程特点可分为初期、中期、晚期。初期多以标实为主，因痰气交阻于食管，故出现吞咽之时梗噎不顺；气机运行不疏，继而气滞血瘀，痰瘀互结，瘀血内结，痰、气、血三者交互搏结在食管，胃之通降阻塞，上下不通，因此吞咽格拒，饮食难下；久则气郁化火，或痰热之毒炽盛，伤阴耗液，病机由标实转为以正虚为主，病情由轻转重；晚期阴损及阳，脾肾脏腑功能严重受损而致气虚阳微，病情危重。

三、辨证论治

临床常见证型：脾胃虚弱证、痰气交阻证、痰瘀内结证、热结津伤证、气虚阳微证。

【辨证要点】

食管癌病位在食管，属胃气所主，其发病与肝、脾、肾三脏相关。结合病情进展按疾病分期进行治疗。偏邪实者，当辨气、痰、瘀；偏虚者，根据气虚、阴虚分别针对性补益。

【施治大法】

本病病性总属本虚标实，结合病情进展将食管癌分为早、中、晚三期，发病早期多因嗜酒过度、嗜食辛燥、热毒及食毒等邪毒致病，邪毒久积化热阻滞气机、耗损脾胃，脾虚痰湿内生，痰湿毒邪互结于食管而成噎膈，或由于情志失调，肝气郁滞，而致血行失常，津液不能上承，食管则失于濡润，此阶段多见痰气交阻之证、热结津伤证，临床多见进食欠畅，胸膈痞闷，嗳气，情志不舒，胸胁部或胀或闷，偶吐痰涎，舌质红，苔白或白厚，脉弦；中期食管癌主要是由“邪毒”和“瘀血”致病，此阶段多因失治误治，气滞不疏，日久导致气滞血瘀，痰瘀互结，阻于食管，致食管狭窄闭阻难通，吞咽梗阻，饮食格拒不下。瘀血内结，络脉受伤，血渗于外而为呕血、黑便。此阶段多见痰瘀内结之证；晚期食管癌主要是气虚阳微证，此阶段多由于瘀血，邪毒久居体内，加之久病气血津液耗伤，脏腑亏损，阴损及阳，而至阴亏血少证、气虚阳微证，临床多见进食困难不下，乏力困倦，肢冷畏寒，气微声低，身面浮肿，咳吐清水痰涎，舌淡胖，苔白少津，脉虚缓无力。

食管癌的治疗是一个长期且缓慢的过程，不能一味图快，妄用攻法，如若滥用三棱、莪术、桃仁等品，会使胃气日渐衰，机体失于后天之本养护，病渐危重，故治疗过程应治病求本并顾护胃气。根据疾病发病过程，在早期多以邪实为主，中期虚实夹杂，相兼互化，晚期则虚证居多。故治疗上需依据各个时期具体情况，辨明虚实，酌情采取理气活血、益气健脾、化痰散结、养阴生津，或软坚解毒抗癌等治法，以一种治疗原则为主，兼顾其他几个方面，辨证论治，攻补兼施。

四、分证施治

【脾胃虚弱证】

（1）主要表现：进食不畅，吞咽费力，进食减少，胸膈痞满，体倦乏力，少气懒言，语声低微，面色萎黄，舌质淡，苔薄白，脉弦。

（2）证候分析：忧思过度致使脾气耗伤，运化失司，升降失常，气机不畅，水湿失运，痰浊内生。

（3）治疗法则：健脾和胃，升清降浊。

（4）方药选用：补中益气汤加减。常用组方：黄芪、人参、炙甘草、白术、当归、陈皮、柴胡、升麻、生姜、大枣。

（5）用药特点：临床多用李东垣《脾胃论》中的补益名方补中益气汤，可补益脾胃，升阳举陷。本方重用黄芪以补中益气、升阳固表，人参、白术、甘草与黄芪合用增强补益之功，加之当归补血，以少量升麻、柴胡提升下陷中气，柴胡可引少阳清气上行，调补气虚，升提中气；陈皮性温、味苦辛，归脾、肺经，可理气健脾、燥湿化痰，缓解补气药带来的气滞不适，使补而不滞，增强脾胃运化功能；生姜可温胃止呕、发散风寒；加之大枣补气养血，同时滋养脾胃，缓解脾胃虚弱所致的乏力、血虚症状。此外，大枣能调和诸药，减轻个别药物的刺激性，使方剂药性更温和。胀闷者，加枳壳、木香、厚朴。现代药理研究显示本方具有增强机体免疫功能、抗肿瘤及降低化疗药物不良反应等作用。

【痰气交阻证】

（1）主要表现：吞咽不畅或有梗阻感，胸膈痞闷，情志舒畅时症状减轻，饮食可进，嗳气或呃逆，情志不舒，偶吐痰涎，舌质偏红，苔薄腻，脉弦滑。

（2）证候分析：平素易怒伤肝，气机郁滞，致痰气交阻，闭塞胸膈，食管不利。

（3）治疗法则：疏肝理气化痰祛瘀。

（4）方药选用：柴胡疏肝散加二陈汤。常用组方：陈皮、柴胡、川芎、香附、枳壳、芍药、半夏、茯苓、甘草等。

（5）用药特点：柴胡疏肝散为疏肝理脾的要方。方中柴胡可疏肝解郁，升阳举陷；枳壳具有理气宽中，行滞消胀之功效；柴胡与枳壳一升一降，调理气机升降；陈皮理气健脾，燥湿化痰；芍药养血柔肝，缓急止痛，制柴胡、陈皮等药的辛燥之性；半夏可燥湿化痰、消痞散结；茯苓可利水渗湿、健脾补中；甘草具有甘温补中，调和诸药的功能。川芎、香附为理气活血之品，可解肝经气滞并可活血止痛。柴胡疏肝散佐以燥湿化痰、理气和中之二陈汤，燥湿理气以祛痰阻，健脾渗湿以澄生痰之源，两方合用疏利食管痰气瘀阻。吞咽甚感不利者，加瓜蒌皮、煅瓦楞子、厚朴、山慈菇；口干咽燥者，加玄参、沙参、麦冬、天花粉。

【痰瘀内结证】

（1）主要表现：吞咽梗阻，或食入即吐，甚则饮水难下，胸膈部刺痛，疼痛位置固定，面色晦暗，身体消瘦，偶见吐出物如赤豆汁，肌肤甲错，舌暗或有瘀斑，苔腻，脉细涩或沉涩。

（2）证候分析：失治误治，气滞不疏，耗损脾胃，脾虚痰湿内生，日久导致气滞血瘀，痰瘀互结，阻于食管而成噎膈。

（3）治疗法则：降逆化痰，祛瘀散结。

（4）方药选用：小陷胸汤或旋覆代赭汤合血府逐瘀汤加减。常用组方：黄连、半夏、瓜蒌、旋覆花、代赭石、生姜、大枣、人参、桃仁、红花、当归、生地黄、牛膝、川芎、桔梗、赤芍、枳壳、甘草、柴胡等。

（5）用药特点：张仲景的小陷胸汤以苦寒泄热之黄连加之辛温化痰之半夏，一苦一辛，体现辛开苦降之法，是为清热化痰，散结消痞的常用组合。旋覆代赭汤出自《伤寒论》，方中旋覆花降气消痰；代赭石降浊镇逆；半夏、生姜化痰散结，辅以人参、甘草、大枣健脾和中。黄连清热泻火，可降泄胃气上逆所致痞满、呕恶等症状；瓜蒌具有清热涤痰、宽胸散结的功效。血府逐瘀汤组成为桃仁、红花、当归、生地黄、川芎、赤芍、牛膝、桔梗、柴胡、枳壳、甘草，其中桃仁破血行滞而润燥，红花活血祛瘀以止痛；当归与川芎可养血和血，温通行滞；生地黄与赤芍可清热凉血，滋阴润燥；柴胡疏肝解郁；枳壳理气行滞，消胀除痞，与柴胡一升一降，调理肝脾气机；桔梗载药上行、宽胸行气，助气血流通，加之可引血下行之牛膝，可将胸中瘀血下行，并兼补肝肾。本方集祛痰、降逆、补虚于一剂，使痰除、气降、脾健。血府逐瘀汤为理血常用剂，具有活血理气之功效。两方合用痰瘀皆化。若吞咽困难者，加玄参、山慈菇、夏枯草；痰涎壅盛甚者，加贝母、橘红、山慈菇、瓦楞子。

【热结津伤证】

（1）主要表现：胸膈干涩而疼痛，进食难下，口燥咽干，身体消瘦，肌肤枯燥，五心烦热，大便干结，舌红少津，脉细数。

（2）证候分析：素体阴虚，加之嗜食辛香或热毒之邪侵袭，邪毒久积化热阻滞气机、耗损脾胃，脾虚痰湿内生，痰湿毒邪互结于食管而成噎膈，津伤血燥，导致血行失常，津液不能上承，食管则失于濡润。

（3）治疗法则：滋阴养血，开郁散结。

（4）方药选用：沙参麦冬汤加减。常用组方：沙参、麦冬、天花粉、玉竹、生扁豆、桑叶、竹茹、生姜等。

（5）用药特点：沙参麦冬汤具有生津润燥、调养肺胃之功。本方中麦冬可益胃生津、清心除烦、养阴润肺；沙参可养阴清肺、补气化痰；玉竹也具有养阴润燥的作用，三者合用可达到协同增效的作用，缓解热结津伤所致诸证。天花粉可清热生津、消肿排脓；桑叶轻清宣透；生扁豆健脾化湿、益气和中；竹茹性味甘，微寒，归肺、胃、胆经，具有清热化痰、除烦止呕之功效。生姜可温中散寒、化痰止呕。大便干者加火麻仁、瓜蒌；胃火偏盛者加栀子、黄连。

【气虚阳微证】

（1）主要表现：进食困难不下，口吐清沫痰涎，气微声低，身面浮肿，喜温恶寒，小便清长，大便溏薄，舌质淡，苔白，脉虚缓无力。

（2）证候分析：久病机体脏腑功能衰败，气虚阳微，中阳不足，机体失于温煦，阴损及阳。

（3）治疗法则：温补脾肾，益气回阳。

（4）方药选用：贞芪八珍汤加减。常用组方：党参、女贞子、白术、茯苓、黄芪、当归、熟地黄、川芎、白芍等。

（5）用药特点：贞芪八珍汤为四君子汤和四物汤再加黄芪、女贞子组成。本方益气与养血、补血并重。方中以益气养血为主，加之健脾、活血行气之品，补气补血补而不滞。四君子汤中人参可大补元气、补脾益肺，若虚损较轻或需平和补气，可用党参替代，药力稍缓但更温和；方中白术为臣药，健脾燥湿、益气；茯苓为佐药，可健脾渗湿，助脾胃运化。四物汤中的熟地黄养血滋阴、补精益髓，为补血核心药，当归为臣药，补血活血；白芍为佐药，可养血调经、柔肝止痛、敛阴止汗；川芎可活血行气、祛风止痛，为“血中气药”，避免补血留瘀。辅以黄芪补气升阳、生津养血；女贞子滋补肝肾。全方可全方位调补气血。故有曰：“气旺则百骸资之以生，血旺则百骸资之以养。形体既充，则百邪不入，故人乐有药饵焉。”若口燥咽干者，加麦冬、沙参、天花粉；痰瘀邪实者，加半夏、白花蛇舌草等；胃虚气逆者，可加旋覆花、代赭石；阳虚明显者加附子、肉桂、干姜等。

五、临床体会

张某，男，62 岁，以“吞咽困难 3 周”为主诉就诊。2 个多月前无明显诱因出现吞咽不利，近 3 周来逐感加重，且进食难下，行钡餐造影及胃镜后诊断为“食管中段鳞状细胞癌”，长约 6cm，因拒绝放化疗、手术等西医治疗，求中医诊治。刻下症见：进食不畅，食入即吐，呕酸，胸膈部刺痛，消瘦，面色晦暗，舌暗，苔黄薄腻，脉细涩。

证属痰瘀内结。治疗法则：化痰散结。

方药选用：旋覆代赭汤合血府逐瘀汤加减。常用组方：旋覆花 12g，代赭石 6g，生姜 12g，当归 12g，生地黄 12g，牛膝 6g，川芎 12g，桔梗 12g，赤芍 12g，枳壳 12g，甘草 6g，莪术 15g，山慈菇 15g，牡蛎 15g。7 剂，每日 1 剂，水煎取汁 400mL，分早晚两次温服。

二诊：进食较前通畅，但感精神萎靡，舌暗，苔黄薄，脉细。前方加黄连 6g、半夏 12g、黄芪 15g、党参 15g，14 剂，每日 1 剂，水煎取汁 400mL，分早晚两次温服。

三诊：自觉精神略好转，已无吐酸，诸症有所减轻，能进食馒头类食物，原方继服。

按语：食管癌病因病机复杂，本病属痰瘀互结，本型多由忧思过度或进食不节，伤及脾胃，脾失运化、升降失常，气机不畅，气滞无以推动水湿运化，痰湿内生，日久导致气滞血瘀，痰瘀阻于食管，治疗应选旋覆代赭汤合血府逐瘀汤。旋覆代赭汤降逆化痰，加之血府逐瘀汤以活血化瘀，活血之品可改善食管局部血运；莪术、山慈菇、牡蛎可以软坚散结，患者症状改善后辅以健脾益气之品，可辅养正气，提高免疫功能。

（常 靖）

第三节 胃 癌

一、胃癌的定义

胃癌是指发生于胃黏膜上皮细胞的恶性肿瘤。胃癌是危害人类健康的常见恶性肿瘤之一。胃癌极大威胁着人类健康。最新的癌症统计数据报告显示，世界胃癌发病率平均为 17.6/10 万，胃癌在全球位居恶性肿瘤发病谱第 5 位、死亡谱第 3 位。胃癌的发病率存在着明显地区差别，中国、日本等东亚国家是胃癌的高发区。在我国部分地区，胃恶性肿瘤已居全部恶性肿瘤死亡原因的首位。胃癌的发病率存在着性别差异，男女发病之比约为 2∶1。任何年龄均可发病，但以 50~60 岁多见。中医将本病归属于“胃痛”“反胃”“积聚”等范畴。

二、病因病机

早在殷墟甲骨文就有“瘤”的记载，并对其临床表现、病因病机、治疗和预后等有所记载。中医对胃癌的发病机制，治疗具有确切疗效。在胃癌的临床表现上，中医也有一定的总结，如《说文解字》曰：“瘤，肿也，从病，留声。”在

《黄帝内经·素问·玉机真脏论》中有曰："大骨枯槁，大肉陷下，胸中气满，喘息不便，内痛引肩项，身热，脱肉破䐃，真脏见，十月之内死。"药王孙思邈也对肿瘤预后提出了"凡肉瘤勿治，治则杀人，慎之"，认为肿瘤预后不良。在病因病机方面，隋朝巢元方在《诸病源候论》中提到："诸脏受邪，初未能为积聚，留滞不去，乃成积聚"，强调了癌以本虚为主。胃癌的病因主要为饮食不节、情志失调、素体亏虚。本病发病一般较缓，病位在胃，与肝、脾、肾等脏关系密切。核心病机为气滞、脾虚导致湿聚成痰，血停为瘀，痰瘀互结而成癌肿。本病病性有虚实之分，初期为痰瘀互结，以标实为主，久则病邪伤正，出现本虚标实。本虚以胃阴亏虚、脾胃虚寒和脾肾阳虚为主，标实为痰瘀互结。

本病发病初期，邪盛正气未伤。应注重祛邪为主，治疗以平为主，少用大寒大热，猛攻峻泻之品，避免伤及脾胃之正气。疾病中期，正伤邪留，脾胃功能已伤，可使用培土生金、运土疏木、补益气血等方法兼顾扶正与祛邪促使脾胃恢复。疾病后期，患者存在不同程度的阴阳气血虚亏，针对正气消残，以补益为主要治疗方向。总而言之，法在灵活运用，药在随症取舍，补益脾胃是根本，只要脾胃健运，病情就有一线生机。

三、辨证论治

临床常见证型：脾虚气滞证、湿困中焦证、肝胃不和证、胃阴不足证、胃络瘀阻证、气血两虚证。

【辨证要点】

对于脾胃病的辨病论治，应根据不同病症特点，辨别寒热虚实、寒热属性等。

【施治大法】

脾胃为气血生化之源、后天之本，内伤脾胃则百病由生，古籍关于脾胃的记载较多，如"治病先治脾胃""有胃气则生，无胃气则死"。在集合各家学说之精华的基础上，论治脾胃病应重视整体观，坚持辨病、辨证相结合，充分利用现代医学检测手段及新研究结果，将宏观辨证与微观检测及中医临床结合。

在临床诊治中，对于脾胃病的辨病论治，应根据不同病症特点予以不同治疗手段，对脾胃阳虚证者以温阳益气，健脾助运；对中气下陷、脾胃不足证者以益气升阳举陷；对肝脾失调或肝胃不和证者以疏理肝气、扶脾和胃；对胃病日久和胃腑血瘀证者以活血化瘀、通络和胃；对湿困中焦证者以燥湿运脾、通降和胃；对胃病日久成郁、郁则化热，而至脾胃阴虚、气阴两伤证者，以养阴益胃、刚柔相济。与此同时在中医的理论指导下，充分利用中药药理学研究，中西结合，可对疾病诊治起到更好的治疗效果。现代临床药理研究也证实白花蛇舌草、半枝莲、浙贝母具有明显的抗癌变作用；黄芩、黄连、黄柏、土茯苓等亦有较好的抑制幽门螺杆菌的作用；苦寒类中药黄芩、大黄、黄连对大鼠损伤的胃黏膜具有一定的保护作用；丹参、莪术等可改善胃黏膜微循环。根据不同证型选用清热解毒、活血化瘀等中草药可明显提高临床疗效。

四、分证施治

【脾虚气滞证】

（1）主要表现：消瘦，倦怠，四肢无力，脘腹痞满，不思进食，舌淡苔白，脉滑或缓。

（2）证候分析：素体虚弱，加之饮食不节，伤及脾胃，脾胃功能受损，运纳不健，气机郁滞，湿浊内生。

（3）治疗法则：益气健脾，行气化痰。

（4）方药选用：香砂六君子加减。常用组方：木香、砂仁、陈皮、半夏、人参、白术、茯苓、甘草、生姜。

（5）用药特点：香砂六君子汤是在六君子汤基础上加木香、砂仁而成，具有益气和胃、行气化痰之功效。四君子汤为补气基础方，由人参、白术、茯苓、甘草组成，人参补益元气、补脾益肺；白术健脾燥湿，辅助人参加强补脾之力；茯苓健脾渗湿；甘草益气和中，兼调和诸药。加生姜可调和脾胃、防滋腻碍胃。四君子益气健脾，六君子汤是在四君子汤补气健脾的基础上，加之半夏降逆止呕，陈皮行气宽胸，以增强理气化痰的作用。六君子汤加之木香气芳香能醒脾，味辛行苦泄，善通脾胃之气滞；砂仁气味芳香、辛散温通，古人称其“醒脾调胃要药”。全方扶脾治本，理气止痛，兼化痰湿，和胃散寒，标本兼顾。胃脘胀满者，加枳壳、厚朴；疼痛明显者，入柴胡、白芍、延胡索；若泛酸甚者，加煅瓦楞、乌贼骨、煅牡蛎，或吴茱萸、黄连。

【湿困中焦证】

（1）主要表现：肢体困重无力，胃脘痞满、恶心欲呕，不思饮食，食后思睡，口苦而黏，口臭，大便黏滞，舌淡红，苔黄厚腻，脉滑缓。

（2）证候分析：痰浊中阻，邪干脾胃，导致脾胃运纳失职，脾失健运，胃失和降，清阳不升、浊阴不降，中焦气机阻滞，湿邪困阻中焦。

（3）治疗法则：燥湿运脾，通降和胃。

（4）方药选用：厚朴八味饮加减。常用组方：厚朴、苍术、炒枳壳、陈皮、半夏、莱菔子、连翘、甘草。

（5）用药特点：厚朴八味饮系刘氏经验方，以行气除湿、和胃降逆为主要治疗法则。厚朴与半夏行气消胀、燥湿化痰；苍术燥湿化痰；枳壳与陈皮行气导滞；连翘可化食积之热证；莱菔子降气化痰、消食除胀；甘草调和诸药。厚朴为君药，苍术为臣药，枳壳、莱菔子、陈皮、连翘为佐药，甘草为使药。脾恶湿，胃恶燥，湿有凝滞之性，必得燥以制约，燥又须受湿之柔润以和，燥湿相济，才能运化水谷精微，进而化生为气血。现代药理研究本方中多种药物均可对肠道菌群进行调控以达到抗肿瘤的功效。

【肝胃不和证】

（1）主要表现：胃脘胀满或胀痛，或痛窜两胁，善太息，或情志不舒后加重，口苦、不思饮食，舌淡红，苔白，脉弦。

（2）证候分析：情志不遂、肝气瘀滞，失于疏泄，横逆犯胃，脾胃升降逆乱、气机郁滞。

（3）治疗法则：疏肝解郁，理气和胃。

（4）方药选用：逍遥散加减。常用组方：柴胡、当归、白芍、白术、茯苓、甘草、生姜、薄荷。

（5）用药特点：逍遥散为疏肝健脾代表方，方中柴胡疏肝使肝气条达，当归养血和血，白芍柔肝缓急，当归、白芍与柴胡同用，补肝体。同时白术、茯苓和甘草健脾益气，使营血化生有源，诸药合用使肝郁脾虚血弱均得以恢复，气血兼顾、肝脾兼顾，可明显改善胁痛、神疲、食少等症。方中薄荷疏肝散热，解郁行滞；生姜可和胃止呕，并助柴胡、薄荷疏达气机，增强全方“透邪外出”之力。疼痛较著者，加延胡索、郁金；腹胀痞满甚者，加枳壳、厚朴、莱菔子、木香、半夏。

【胃阴不足证】

（1）主要表现：胃脘灼热隐痛或脘腹痞满，五心烦热，口燥，咽干，饥不欲食，大便干结，舌红少苔或见裂纹而乏津，脉象细数。

（2）证候分析：胃病日久，痰瘀在体内郁久化热，邪热伤阴，阴津伤则脾胃失养。

（3）治疗法则：养阴益胃。

（4）方药选用：益胃汤加味。常用组方：沙参、麦冬、石斛、玉竹、天花粉、白扁豆、生山药、元参、白芍、乌梅等。

（5）用药特点：益胃汤出自《温病条辨》，针对温病后期热邪伤及胃阴出现的不能食、口干咽燥等症。方中石斛养阴清热、益胃生津；天花粉清热生津、消肿排脓；元参清热凉血、滋阴降火、解毒散结；生山药健脾益胃、生津益肺；白扁豆健脾化湿、和中；白芍可缓急柔肝止痛；乌梅可增强生津之力。本方重用甘寒之麦冬，可养阴生津润燥，加之沙参、玉竹益胃养阴的力度。全方用药精简，药力专一。若胃脘疼痛甚，舌边有瘀斑者，可酌加延胡索、丹参、当归、桃仁、红花；若恶心欲吐者，加半夏、竹茹、陈皮、白蔻等。

【胃络瘀阻证】

（1）主要表现：乏力，消瘦，面色晦暗，胃脘部刺痛，或痛有定处，固定不移，食少，肌肤甲错，吐血或便血，或大便色黑，舌质暗或有瘀斑，脉细涩。

（2）证候分析：胃病日久，久必入络，瘀之阻滞，胃络不通。

（3）治疗法则：活血化瘀。

（4）方药选用：桃红四物汤加味。常用组方：桃仁、红花、当归、熟地黄、赤芍、川芎、延胡索、枳壳、木香等。

（5）用药特点：桃红四物汤是四物汤加味桃仁、红花，又称加味四物汤，主治血虚兼血瘀证。补血当求肝肾，方中熟地黄入肾，赤芍入肝，二药共奏补血功效，加之当归、川芎及红花、桃仁，养血又行血，全方配伍可使瘀血祛、新血生、气机畅，化瘀生新是该方的显著特点。对血虚兼血瘀之证可标本兼治。当归补血活血；赤芍清热凉血、散瘀止痛；延胡索活血、行气、止痛；枳壳理气宽中、行滞消胀；木香行气止痛、健脾消食。现代研究表明，桃红四物汤具有扩张血管、抗疲劳、调节免疫功能和降脂等作用。疼痛甚者，加莪术、三棱、乳香、没药；伴出血者加白及、三七粉。

【气血两虚证】

（1）主要表现：倦怠乏力，不思进食，面色无华，脉细。

（2）证候分析：癌症患者素体亏虚，外邪损伤人体后耗伤气血，正气逐渐亏虚，导致脾胃气虚，脾胃功能失常，机体失于气血生化之源而见乏力、不思进食。

（3）治疗法则：补益气血。

（4）方药选用：贞芪八珍汤加减。常用组方：黄芪、女贞子、熟地黄、白芍、当归、川芎、人参、白术、茯苓、炙甘草、鸡血藤、阿胶。

（5）用药特点：本方是四君子汤与四物汤相合而成，全方用药为益气与补血并实。方中人参与熟地黄相配共为君药，以益气养血，加之健脾、养血、活血之药，补而不滞。白术健脾燥湿、益气；茯苓可健脾渗湿；白芍可养血调经、柔肝止痛；当归补血活血；川芎可活血行气，避免补血留瘀；黄芪补气升阳、生津养血；女贞子滋补肝肾；鸡血藤活血补血；阿胶补血滋阴；炙甘草调和诸药，兼补益正气，可全方位调补气血。本方对放化疗后出现骨髓抑制的患者有明显的纠正作用。

五、临床体会

马某，女，72 岁，以“胃癌化疗后 1 年，纳差乏力 3 个月”为主诉就诊。患者 1 年前因胃部隐痛伴烧心、乏力、消瘦，于当地医院行胃镜检查诊断为胃窦癌。病理检查示：低分化腺癌。因患者年老体弱未行手术治疗，仅行化疗，化疗期间消化道反应明显。近 3 个月仍感乏力明显，不思进食。刻下症见：形体消瘦，面色萎黄，乏力气短，食欲不佳、进食量偏少，小便通畅，大便干结，2 天一行，夜休欠佳。舌淡苔白，脉细。血常规示：WBC 3.12×10^9/L，RBC 2.95×10^{12}/L，HB 98g/L。

证属气血两虚。治疗法则：益气养血。

方药选用：贞芪八珍汤加减。常用组方：黄芪 15g，女贞子 30g，鸡血藤 30g，党参 12g，炙甘草 6g，白术 12g，当归 12g，陈皮 12g，柴胡 12g，升麻 8g，生姜 6g，鸡内金 8g，砂仁 6g，生山楂 10g，火麻仁 12g。7 剂，每日 1 剂，水煎取汁 400mL，分早晚两次温服。

二诊：患者精神及食欲好转，偶有口干、口苦，在原方基础上加用黄连 3g、吴茱萸 6g，14 剂，水煎服，每日 1 剂。服药后患者精神好转，泛酸及呃逆等症明显减轻，后期继续中医抗肿瘤治疗，目前患者病情相对平稳。

按语：肿瘤发生的内在因素是正气不固，正虚贯穿病程始终，结合患者具体病情，在肿瘤术后、放化疗后配合扶正固本法可取得不错疗效。该患者为胃恶性肿瘤，正气本虚。由于脾胃居中焦，为上下之通道，升降之枢纽，能运化水谷精微，化生气血，为五脏六腑之源，后天之本。化疗治疗同时伤及脾土，导致胃气上逆，脾失健运，水谷精微不能化生，造成气血阴阳亏耗、机体失养，故出现厌食、呕吐等消化道反应，影响营养物质的吸收；同时造成骨髓抑制。针对化疗期间可予以补益气血或健脾和胃法，使用香砂六君子汤或补中益气汤加减以助恢复气血，促脏腑气血得以化生，使精血恢复，患者自然诸症减轻。

（常　靖）

第四节　乳　腺　癌

一、乳腺癌的定义

乳腺癌是发生于乳腺上皮的恶性肿瘤。乳腺癌的发病率和死亡率在全球女性恶性肿瘤中居于首位，目前，在我国乳腺癌发病率逐年增长并呈现年轻化趋势。乳腺癌常见类型有非浸润性癌和浸润性癌，非浸润性癌分为导管内瘤、小叶原位癌。浸润性癌包括浸润性导管癌、浸润性小叶癌、单纯癌、髓样癌、硬癌、黏液腺癌、乳头状癌等。本病预后受年龄、原发灶、分化程度、淋巴结转移情况、病理分型、激素性质等因素影响。乳腺癌易发生淋巴结转移，多见腋下转移，乳腺癌通过血管发生远处他脏转移，最常见的为肺转移，其次为骨、肝、脑、肾上腺等。西医对乳腺癌的治疗以手术、放化疗、靶向及内分泌等治疗为主，但治疗过程中的不良反应严重影响患者的生活质量。乳腺癌属于中医“乳岩”，亦属“乳核、乳痞”等范畴。

二、病因病机

根据古籍文献记载，乳腺癌的主要病因有七情所伤、气血亏虚、冲任失调、正气不足、脏腑亏虚和瘀毒蕴结，此病发病主要是由于正气不足、肝气郁滞、乳络瘀滞。

乳络瘀阻既是乳腺癌发病的主要病机，也是乳腺癌最终形成的病理结果，瘀血阻络导致肿瘤进一步发展，使血瘀日益严重，二者之间互为因果。主要病因病机有以下三点：①正气不足、冲任失调。正气不足、冲任失调是乳腺癌发病的重要内在因素。《黄帝内经》曰："正气存内，邪不可干""邪之所凑，其气必虚"。由此可见机体受邪的内在因素是正气虚弱。肾藏先天之精，为冲任之本，妇人正常生理活动均依赖肾气、肾精充养，妇科大部分疾病多与肾虚、冲任失调有关。乳腺癌的发生，正气不足、冲任失调是其内在因素，也是主要与根本原因。②肝气郁结。女子以肝为先天。《外科正宗》曾提出"忧郁伤肝，思虑伤脾，积想在心，所愿不得志者，致经络痞涩，聚结成核。"《青囊秘诀》也有曰："乳岩乃性情每多疑忌……失于调理，忿怒所酿，忧郁所积，浓味酿成，以致厥阴之气不行，阳明之血腾沸"。肝主疏泄，可调节情志、疏通气血。若情志不畅导致肝气郁结，肝失条达，疏泄紊乱，气血失常，冲任不调，易导致妇科疾病。现代医学发现情志伏邪致病，认为人体长期处于不良情绪刺激，内环境被打破，免疫功能降低，从而导致肿瘤发生。故可认为，肝气郁结在乳腺癌的发生、发展中作用突出。③瘀血阻络。《黄帝内经·素问·阴阳应象大论》曰："阴阳者，血气之男女也。"文中以男女分阴阳，则男为阳，女为阴；以血气分阴阳，则气为阳，血为阴，可见女子属阴而与血的关系尤为密切。在《妇人大全良方》中也有提到"妇人以血为基本。"本文指出妇人的生理活动均以血为本，当妇人受七情所伤，导致气机郁结时，血行不畅，血液瘀滞而为瘀血，瘀血阻滞乳络，则成乳岩。叶天士也曾提出："初病在经，久病入络"，当络脉瘀阻时脉络功能下降，此时局部微环境的气血运行阻滞，毒物瘀留体内形成肿物。

目前，西医对乳腺癌的治疗目标是清除肿瘤细胞，早期以外科手术为主，中晚期乳腺癌手术治疗效果不理想，常以放化疗、靶向及内分泌等治疗为主，但外科手术、放化疗及靶向治疗在清除病灶的同时对人体也造成不同程度的损害。在上述治疗时配合中医治疗，可提高机体免疫能力及减轻放化疗的不良反应等，根据病情不同阶段予以治疗，在术前、化疗前以疏肝理气、化瘀通络为主；化疗中以保胃气、健脾胃为主；术后、化疗后以扶正气、补肾养血为主，这样既可以增加西医治疗效果，又可以减轻不良反应，预防肿瘤转移及复发，改善预后，充分发挥中西医结合治疗的优势。

三、辨证论治

临床常见证型：肝郁气滞证、气血亏虚证、痰瘀互结证、脾虚湿困证、肝肾阴虚证。

【辨证要点】

根据患者的临床症状，并结合疾病在不同治疗阶段的特点，分别采用疏肝气、保胃气、扶正气等治疗方法进行辨证施治。

【施治大法】

在乳腺癌术前、化疗前，此时病机多为肝气郁滞、乳络瘀阻，治疗可予以疏肝理气，化瘀通络。肿瘤手术、放化疗等西医临床治疗方法类似中医所指的祛邪，但此法多伤人体气血，易见脾胃气虚、湿滞痰阻，治宜扶正为主，益气健脾，补肾养血。其中在化疗过程中，化疗药物极易出现恶心呕吐等消化道反应，在此阶段需要尤其注重“保胃气”，“保胃气”可提高化疗患者的免疫力，改善患者生活质量，减轻患者消化道症状，治疗常以行气除满、降逆止呕为法，使胃气以降为顺。在化疗后，患者机体气血耗损，常见气血两虚，治疗以补益气血为主。

四、分证施治

【肝郁气滞证】

（1）主要表现：乳腺胀痛或有结节，两胁隐痛，情绪抑郁，心烦易怒，胸闷不舒，食欲不振，口苦，舌淡红，苔薄白，脉弦。

（2）证候分析：患者情绪抑郁，导致肝失疏泄，气机郁滞。

（3）治疗法则：疏肝解郁，行气散结。

（4）方药选用：逍遥散加减。常用组方：当归、白芍、茯苓、白术、柴胡、香附、薄荷、甘草。

（5）用药特点：逍遥散是调和肝脾、疏肝解郁、养血健脾名方，针对肝郁血虚，脾失健运之证。乳岩之肝郁气滞为肝郁血虚、疏泄不利而致。方中柴胡为君药，可使肝气调达，加之当归养血、白芍敛阴柔肝，辅以茯苓、白术健脾燥湿；香附疏肝解郁、理气止痛；甘草可补益脾气、缓急止痛，外加少量薄荷透达肝经郁热。本方气血兼顾，肝脾同调。胸乳疼痛甚者加红花、桃仁；脾虚者加党参；阳虚者加菟丝子、枸杞子、女贞子。可加以青皮、姜黄、山慈菇、夏枯草、皂角刺、浙贝母和猫爪草化痰散结或白花蛇舌草清热解毒，蜂房活血散结等。

【气血亏虚证】

（1）主要表现：气短周身倦怠无力，食欲不佳，食少纳呆，健忘，夜休差，舌淡红，少苔，脉弱无力。

（2）证候分析：多见患者术后或放化疗后，损伤气血，造成患者正气严重受损，脾胃功能下降，气血生化不足。

（3）治疗法则：益气生血，健脾和胃。

（4）方药选用：贞芪八珍汤加减。常用组方：女贞子、黄芪、鸡血藤、党参、茯苓、白术、当归、熟地黄、白芍、川芎、大枣、甘草。

（5）用药特点：乳岩晚期多为气虚血弱证，加之放化疗药物损伤，多以血虚为主，病在心、脾、肝三脏。选以八珍汤加女贞子、黄芪共调气血。贞芪八珍汤为四君子汤和四物汤的复方。党参补气补脾；白术健脾燥湿；茯苓健脾渗湿，宁心安神；甘草益气和中，调和诸药；熟地黄滋阴补血；当归养血活血；白芍养血调经，柔肝止痛；川芎活血行气；大枣补益脾气；女贞子可补肝肾，强腰膝；黄芪可通过补气以助生血；鸡血藤补血活血，与女贞子相伍，补肾生髓生血。气血亏虚甚者，存在骨髓抑制者，重用黄芪、党参、女贞子、鸡血藤；胃肠道反应重者加用竹茹、旋覆花、姜半夏、莱菔子行气和胃止呕。

【痰瘀互结证】

（1）主要表现：乳房肿块，疼痛拒按，质地坚硬，面色晦暗，月经延期，舌紫暗，苔白厚，脉弦或弦涩。

（2）证候分析：患者平素多情绪不畅，肝气郁结，肝失疏泄致使气血运行不畅，导致气滞血凝，聚痰为毒，瘀血毒邪瘀滞于乳中。

（3）治疗法则：活血化瘀，化痰散结。

（4）方药选用：桃红四物汤合二陈汤加减。常用组方：桃仁、红花、熟地黄、川芎、当归、赤芍、陈皮、半夏、茯苓、甘草。

（5）用药特点：桃红四物汤为活血化瘀常用方，现代临床应用广泛。熟地黄滋阴补血，填精益髓；当归养血活血，调经止痛；赤芍养血调经，柔肝止痛；川芎活血行气，祛风止痛；桃仁活血化瘀；红花活血通经，散瘀止痛。本方以祛瘀为主，辅以养血行气，可祛瘀血、生新血、畅气机。二陈汤为祛痰之剂，可针对痰湿证以燥湿化痰，理气和中，方中半夏为君，陈皮为臣，体现治痰先理气，佐以茯苓健脾渗湿；甘草调和诸药。全方共奏燥湿化痰，理气和中之功。疼痛甚者加延胡索、莪术、青皮、丹参、皂角刺、夏枯草；脘腹痞满者加厚朴、枳壳、大腹皮等。热毒较重，见红肿疼痛、溃烂、渗血恶臭者，属热毒内结，加五味消毒饮。

【脾虚湿困证】

（1）主要表现：情绪抑郁，嗳气或恶心呕吐，或吞酸嘈杂，呃逆，腹胀，不思饮食，舌淡红苔腻，脉滑。

（2）证候分析：在乳腺手术或化疗治疗后，手术耗伤气血，脾胃失养或化疗药物损伤脾胃，脾胃失于运化、升降失常，水湿内停，湿困中焦便见恶心呕吐、不思饮食。

（3）治疗法则：燥湿运脾，通降和胃。

（4）方药选用：厚朴八味饮加减。常用组方：厚朴、苍术、炒枳壳、陈皮、半夏、莱菔子、连翘、甘草。

（5）用药特点：厚朴八味饮系刘氏经验方，针对消化系统脾虚湿困之证可达到行气除湿、和胃降逆之功效，方中厚朴为君药，苍术为臣药，性均苦温，共奏燥湿消痰的功效。厚朴与半夏行气消胀、燥湿化痰；苍术燥湿化痰；枳壳与陈皮行气导滞；连翘可化食积之热证；莱菔子可消食除胀、降气化痰、润肠通便；甘草调和诸药。气虚重者加党参、黄芪；阴虚者加天冬、麦冬；血虚加熟地黄、当归、阿胶；湿热甚者加白花蛇舌草、黄芩；痞满较著者加火麻仁、槟榔。

【肝肾阴虚证】

（1）主要表现：心烦易怒，五心烦热，头晕耳鸣，胁痛，腰膝酸软，手足心热，失眠多梦，舌淡少苔，脉细数。

（2）证候分析：乳腺癌术后及化疗、放疗或靶向治疗后伤及阴液，久则病及肝肾，肝肾阴虚，阴不制阳，虚热内扰。

（3）治疗法则：滋补肝肾，调和冲任。

（4）方药选用：知柏六味地黄汤加减。常用组方：知母、黄柏、熟地黄、山药、山茱萸、丹皮、泽泻、茯苓。

（5）用药特点：知柏六味地黄汤主治肝肾阴虚，虚火内盛，方中重用熟地黄，其为君药。山茱萸、山药共为臣药。泽泻、茯苓、丹皮三药为佐药。熟地黄滋肾阴，填精髓；山茱萸补肝肾，涩精气；山药健脾固肾，益胃养阴；知母清热泻火，滋阴润燥；黄柏清热燥湿，泻火解毒；泽泻利湿泄浊；茯苓健脾渗湿；丹皮清热凉血，活血散瘀；六味合用，三补三泻，其中熟地黄用量是山萸肉与山药用量之和，补药用量重于泻药，是以补阴为主，配以知母、黄柏可滋阴清火，诸药合用，使滋补而不留邪，降泄而不伤正。血虚者，加四物辈；肾阳虚者加熟附子、肉桂。

五、临床体会

董某，女，39 岁，以“左乳癌术后 3 周”为主诉就诊。3 个月前体检时查乳腺超声提示左乳不规则结节状影，分型Ⅳb 类。左乳肿物穿刺病理检查示：浸润性癌。2 个月前行手术治疗，术后配合化疗，治疗顺利，但患者自觉近期周身乏困无力，情绪低落。刻症见：乏力，面色萎黄，少言寡语，不思饮食，进食量偏少，夜休欠佳，二便通畅，舌淡苔白，脉细。

证属气血亏虚。治疗法则：益气养血。

方药选用：贞芪八珍汤加减。常用组方：黄芪 15g，女贞子 15g，熟地黄 12g，白芍 15g，当归 15g，川芎 12g，人参 6g，白术 15g，茯苓 15g，合欢皮 30g，夜交藤 15g。7 剂，每日 1 剂，水煎取汁 400mL，分早晚两次温服。

二诊：患者自觉精神和夜休好转，但食欲欠佳，在原方基础上加鸡内金 12g、莱菔子 12g、砂仁 6g，14 剂，水煎服，患者后期继续配合中药治疗，病情相对稳定。

按语：本例患者为乳腺癌手术后又行化疗，手术可清除病灶，但耗伤气血，致使患者气血虚弱，术后又行化疗伤及脾胃致使患者脾胃运化功能减退，出现不思饮食，故予以贞芪八珍汤以益气补血。化疗导致消化道反应明显，胃气不降，反而上逆，治以行气和胃、降逆止呕为主，患者症状缓解。再次化疗时患者症状较前次明显减轻。化疗后出现骨髓抑制，继以健脾和胃、温肾养血为主，使患者正气充盛，白细胞计数升高，后患者状态好转，能很好完成化疗。乳腺癌治疗应西医联合中药以提高治疗效果，结合具体情况配合疏肝理气、益气养血及和胃降气，可取得很好疗效。

（常 靖）

第五节 肝 癌

一、肝癌的定义

原发性肝癌是指源于肝细胞或肝内胆管上皮细胞的恶性肿瘤，包括肝细胞癌、肝内胆管癌以及肝细胞癌 - 肝内胆管癌混合型 3 种，其中以肝细胞癌最为常见，通常所说的“肝癌”即指肝细胞癌。肝癌是全球最常见的癌症之一，具有起病隐匿、进展快、发病率及病死率高的特点。据 2020 年相关数据统计，在全球恶性肿瘤中，肝癌发病率位列第 6 位，病死率为第 3 位。在我国，肝癌发病率及病死率则高居第 4 位和第 2 位，2020 年国内肝癌新发病例约 41 万，死亡病例约 39.1 万，约占全球肝癌一半的死亡病例数。在我国，肝癌的发病率具有一定的地区性，其发病率在沿海地区较高。我国实施了多种不同的干预措施，如抗肝炎病毒治疗的预防，并随着早期筛查、早期诊疗水平的提高，我国肝癌的预后较过去有了显著的提高，但是我国人口多，基数大，每年我国新增的肝癌病死数仍高居世界首位，因此，我国在人群层面的肝癌防治上仍存在沉重的负担。肝癌临床常表现为腹部肿块、胁痛、黄疸、腹水、消瘦等症状，其中以肝区疼痛症状最为常见，疼痛呈持续性胀痛或钝痛。当肝细胞受到损害，或因癌块侵及胆管或癌栓致胆道梗阻时可见黄疸；肿瘤侵犯肝包膜、腹膜，或腹膜转移癌会产生血性腹水。《黄帝内经·灵枢·邪气脏腑病形》中提及“肝脉……微急为肥气，在胁下，若覆杯。”《难经·五十六难》曰：“肝之积，名曰肥气，在左胁下如覆杯”。《诸病源候论》曰：“诊得肝积，脉弦而细，两胁下痛”，该描述类似于肝癌之症状。本病可归于“肝积”“积聚”“胁痛”“鼓胀”及“黄疸”等病症范畴。

二、病因病机

西医对肝癌的病因及发病机制尚未完全清楚，考虑可能与病毒性肝炎、肝硬化、黄曲霉毒素污染、水污染及长期抽烟饮酒等多因素有关。中医认为本病的形成考虑主要与以下四个因素有关：①正气亏虚，《黄帝内经·素问》中的“正气存内，邪不可干”强调正气充足的重要性，指出发病与否的关键在于正气是否充足。若人体正气素足，邪气刚起随即被驱逐在外，五脏元气通达，人即安和，病何从起。若人体正气不足，邪气内传脏腑，外干经络，气血瘀滞则发病。后在《景岳全书》中也见“壮人无积，虚人则有之”的论述，李中梓在《医宗必读》提出“安积成也，正气不足，而后邪气踞之”，可见二人均认为正气是发病的关键因素。②外感六淫，《黄帝内经·灵枢·百病始生》曰：“积之始生，得寒乃生”，《诸病源候论》曰：“积聚者，由寒气在内所生也……寒多则气涩，气涩则生积聚也”，以上阐明了积聚是由于外感寒邪所致，当人体感受寒邪，如寒邪凝滞不去，气机壅遏，脉络不畅，则阴血凝聚成积就会形成积聚病。③内伤饮食，《黄帝内经》中有“人之善病肠中积聚者……脾胃之间，寒温不次……蓄积留止，大聚乃起”的论述。《景岳全书》也提到“饮食之滞，留蓄于中……不化不行，有所阻隔者，乃为之积。”脾胃为后天之本，运化布散精微。若嗜酒过度、嗜食生冷肥厚之品或过饱过饥，致使脾胃功能受损，运化失司，则水谷精微不可布散反聚而成湿，湿邪久留，郁而化热，炼液成痰，痰浊中阻，或湿浊阻遏气机致脉络瘀阻则为积为聚。可见饮食不节易损伤脾胃，从而导致食滞痰饮瘀血相互搏结于体内，日久发为此病。④情志失调，肝为将军之官，主疏泄、喜条达。《黄帝内经·灵枢·百病始生》曰：“若内伤于忧怒，则气上逆……著而不去，而积皆成矣。”《外科正宗》曰：“又忧郁伤肝……致经络痞涩，聚结成核。”若受情志所伤或暴怒忧思之情使肝失条达，气机疏泄不利，气阻则络瘀，血行不畅，气滞血瘀久则发为本病。本病的发生考虑多与情志关系密切。但其根本的病机是本虚标实，脏腑气血亏虚为本，气滞、血瘀、毒邪、痰湿互结为标。该病早期以实证为主，邪气为主，此时正气也较为充盛，肝气郁结犯脾，多表现为肝郁脾虚。中期多因实致虚、虚实夹杂。晚期则邪气内盛、正气极虚。

肝癌虽病因病机复杂，但本病的发生与否可用“虚”与“瘀”二字来高度概括，“虚”为本病的发病前提和基础，其中以脾肾亏虚为主。病久导致脏腑功能失调，体内痰湿、瘀毒等邪气瘀积不去，影响人体气机正常周流，因“虚”致“瘀”，日久成癌。

三、辨证论治

临床常见证型：肝郁气滞证、气滞血瘀证、肝胆湿热证、瘀毒内结证、肝肾阴虚证。

【辨证要点】

以扶正为主，祛邪化瘀为辅，分阶段进行辨证论治。

【施治大法】

本病初起多由情志不畅，郁怒不遂，致肝气不疏。继而肝郁气滞，气机失于宣发，阻于脉络，久则血滞成瘀，痰瘀互结，如果未及时发现治疗，或疾病失治误治，病情迁延，日久伤阴耗气，肝脾肾互损，气血水互结，导致经络滞涩不行，痰、瘀等病理产物在经络和脏腑内互相搏结，长此以往，癌毒酿生，发为肝癌，出现鼓胀、黄疸等危症。本病早期多以邪实正虚为主，但由于肝癌发病隐匿，出现症状时多为中晚期肝癌，对于治疗中、晚期肝癌病因病机复杂，虽病位在肝，但其本在肾，其标在瘀。《黄帝内经·灵枢》曰：“人始生，先成精，精成而脑髓生”，《黄帝内经·素问》曾提到“肾生骨髓，髓生肝”，肝藏血，肾藏精，肾精化生肝血，肾中精气也需要肝血滋养。肾为肝之母、肝肾同源、精血同生，由此可见、肝肾之间通过“精血”这一中心互相滋养。这种“精血同源”的关系，决定了肝与肾在生理上相互为用，在病理上相互影响。如果先天肾精不足，或肾精长期耗损，则“水不涵木”，会出现肝阴不足、肝阳上亢，或肝火过盛，肝脏疏泄功能失常，使气机运行紊乱无法推动气血运行，水液敷布失司，饮食失于运化，则成血瘀、水湿、痰浊等病理产物交合郁结积于胁下。瘀结不通，越积越大，故发展迅速、剧痛难忍；瘀久化热，因而可出现目赤、心烦、黄疸；迫血妄行，则出现吐血、齿衄等各种出血症候，真阴耗竭；横克脾胃，脾胃气虚，肢体消瘦，肾不化水，形成腹水。水湿不去，反困脾阳，最后湿蒙清窍，神志不清，时昏时浊，乃至昏迷死亡。以上充分说明肝癌的病变部位虽在肝，但其病本在肾虚，其标为瘀，由食、气、血、痰、湿、火六郁症长期郁结所致，久而成瘀。初期邪盛正虚不明显，以攻消为主，所谓“消”意在化其瘀滞，通其气血，消其积聚，和其脏腑，以平为期；对于治疗中、晚期肝癌，此阶段虽病位在肝，但其本在肾，其标在瘀。中期邪正势均，攻补兼施；晚期正气大伤，不耐攻伐，当以扶正培本为主，辅以祛邪。总之，本病病位在肝，与脾、肾关系密切。如果把握这一关键病因病机，便可精准辨证施治，有效指导临床。

四、分证施治

【肝郁气滞证】

（1）主要表现：胁肋胀痛，疼痛受情志影响，胸闷，嗳气，腹胀，善太息，纳差，口苦，舌苔薄白，脉弦。

（2）证候分析：由情志不畅，致肝气不疏，继而肝郁气滞。

（3）治疗法则：疏肝理气，柔肝止痛。

（4）方药选用：逍遥散或柴胡疏肝散加减。常用组方：柴胡、当归、白芍、炒白术、茯苓、薄荷、生姜、炙甘草。

（5）用药特点：逍遥散可疏肝解郁，健脾和营。方中柴胡疏肝解郁，升举阳气；当归补血活血，调经止痛；白芍养血调经，敛阴柔肝，平抑肝阳。白术健脾益气，燥湿利水；茯苓利水渗湿，健脾宁心；薄荷疏肝行气；生姜温中健脾；甘草补虚并调和诸药。肝区疼痛明显者，加青皮、延胡索、郁金；手足烦热，低热尤甚者，加青蒿、鳖甲、地骨皮。

【气滞血瘀证】

（1）主要表现：两胁胀痛，腹部结块，推之不移，乏力，纳差，嗳气泛酸，大便不实或大便稀溏，舌质红或暗红，有瘀斑，苔薄白或薄黄，脉弦或涩。

（2）证候分析：气机失于宣发，阻于脉络，血滞成瘀，痰瘀互结，久则成积成形。

（3）治疗法则：疏肝理气，活血化瘀。

（4）方药选用：逍遥散合桃红四物汤加减。常用组方：柴胡、当归、白芍、炒白术、茯苓、薄荷、生姜、炙甘草、桃仁、红花、熟地黄、川芎、赤芍。

（5）用药特点：针对气滞血瘀证，选以逍遥散疏肝理气加之桃红四物汤活血化瘀。逍遥散中柴胡疏肝理气；当归养血和血；白芍柔肝缓急；白术、茯苓和炙甘草健脾益气；薄荷疏肝散热，解郁行滞；生姜可和胃止呕。桃红四物汤始见于《医宗金鉴》，该方由四物汤为基础加味桃仁、红花而成，可养血活血，全方用药均衡，具有温而不燥，滋而不腻的特点，可补血而不滞血，行血而不伤血。方中熟地黄滋阴补血，填精益髓；当归养血活血，调经止痛；白芍养血调经，柔肝止痛；川芎活血行气，祛风止痛；桃仁活血化瘀；红花活血通经，散瘀止痛；赤芍清热凉血，散瘀止痛。伴体倦乏力、属脾气不足者，加黄芪、党参；纳呆明显者，加山楂、麦芽、鸡内金。

【肝胆湿热证】

（1）主要表现：胁肋胀痛，口苦口黏，头痛目赤，恶心呕吐，小便黄，舌红苔黄腻，脉弦滑数。

（2）证候分析：肝气不舒，横犯脾胃，脾胃气虚，水湿不去，反困脾阳，湿邪留滞，日久化热，熏蒸肝胆。

（3）治疗法则：疏肝利胆，清热利湿。

（4）方药选用：龙胆泻肝汤加减。常用组方：黄芩、栀子、龙胆草、泽泻、木通、当归、生地黄、柴胡、甘草、车前子等。

（5）用药特点：龙胆泻肝汤主治由于肝胆经实火或湿热下注证，方中龙胆草为君药，性苦寒，上清肝胆实火，下泻肝胆湿热；臣又以苦寒黄芩、栀子二药助君药清热除湿之功；佐泽泻、木通、车前子清利之品使湿热下行水道；辅以生地黄、当归养阴补血，加之柴胡引诸药归于肝胆，甘草调和诸药，全方泻中有补，降升兼具。肝癌病程中肝胆存在湿热之象可选用本方以疏肝利胆、清利湿热，考虑肝癌患者多体虚，本方性偏苦寒，易伤脾胃，故中病即止。热偏重者，加连翘、黄连；湿偏重者，加苍术、厚朴、蔻仁。

【瘀毒内结证】

（1）主要表现：胁下结块坚实，痛如锥刺，脘腹胀满不适，目肤黄染，肌肤甲错，或高热烦渴，口苦咽干，小便黄赤，大便干黑，舌质红有瘀斑，苔黄腻，脉弦数或涩。

（2）证候分析：成积成形，或疾病失治误治肝脾肾互损，气血水互结，导致经络滞涩不行及痰、瘀等病理产物。

（3）治疗法则：疏肝行气，活血化瘀，散结消癥。

（4）方药选用：疏肝消癥散加味。常用组方：柴胡、姜黄、莪术、丹参、鳖甲、桃仁、红花、当归、生地黄、赤芍、川芎。

（5）用药特点：疏肝消癥散加味系刘氏经验方，以疏肝行气，活血化瘀，散结消癥为法，以入肝之品，疏肝圣药柴胡行肝气，引入经；加之姜黄、莪术、鳖甲活血行气，软坚散结、化瘀消癥；继之特遣活血祛瘀之丹参率桃红四物汤活血养血，散瘀消癥。桃红四物汤出自《医宗金鉴》，也称加味四物汤，本方由四物汤加味桃仁、红花而成，具有养血活血的功效。方以桃仁、红花为主，活血化瘀力强功专；辅以生地黄、当归滋阴补肝；赤药养血和营；川芎活血行气，全方具有使瘀血祛、新血生、调畅气机之功。肝区痛剧者，加乌药、乳香、没药、延胡索、郁金、青皮、川楝子等，其中，重用延胡索、川楝子、乌药；腹水明显者，加白茅根、车前子、茯苓、猪苓、大腹皮、小茴香，重用猪苓等。

【肝肾阴虚证】

（1）主要表现：腹大胀满，积块膨隆，形体羸瘦，潮热盗汗，头晕耳鸣，腰膝酸软，两胁隐痛，小便短赤，大便干结，舌红少苔或光剥有裂纹，脉弦细或细数。

（2）证候分析：成积或失治误治，病情迁延，日久伤阴耗气，肝脾肾互损。

（3）治疗法则：养阴柔肝，软坚散结。

（4）方药选用：养阴柔肝煎。常用组方：鳖甲、龟甲、熟地黄、山药、山萸肉、当归、白芍、川芎、阿胶。

（5）用药特点：养阴柔肝煎系刘氏经验方，以滋补肾阴，养血柔肝为法，专治肾阴不足，肝阴失养之证。该方以血肉有情之品鳖甲、龟甲、阿胶滋养肾阴、滋补肝血以柔肝疏肝；再以熟地黄、山药、山萸肉滋补阴精，养血而达柔肝之效；当归滋阴补肝；白芍养血柔肝，缓急止痛；川芎活血行气肾阳虚者，加肉苁蓉、巴戟天；肾阴虚者，加枸杞子、女贞子；兼气虚者，加黄芪、党参、西洋参；低热者，加青蒿、银柴胡、胡黄连、地骨皮等。

五、临床体会

沈某，男，56 岁，以“腹痛纳差 3 个月”为主诉就诊。患者 3 个月前因腹痛、纳差行相关检查后确诊肝癌，遂行射频消融术，术后仍时感腹部隐痛，胁肋胀满不适，易心烦，善太息，不思进食，偶感口苦，舌苔薄白，脉弦。

证属肝郁气滞。治疗法则：疏肝理气，柔肝止痛。

方药选用：逍遥散加减。常用组方：柴胡 12g，白术 12g，当归 15g，白芍 12g，茯苓 15g，薄荷 9g，干姜 6g，甘草 6g，川芎 12g，延胡索 12g，郁金 12g，莱菔子 12g，半枝莲 12g，鳖甲 12g。7 剂，每日 1 剂，水煎取汁 400mL，分早晚两次温服。

二诊：服药后情绪好转，腹痛减轻，仍食欲欠佳，易感劳累，前方加黄芪 15g、鸡内金 12g、麦芽 12g，再服 14 剂，每日 1 剂，水煎取汁 400mL，分早晚两次温服。

三诊：腹痛减轻，食欲增加。后继续间断中西医协同治疗。

按语：患者素体虚弱，加之情志失司，致肝气不疏，肝郁气滞，气机失于宣发，血流滞行、阻于脉络，血滞成瘀，痰瘀互结，久则成积。肝气郁结，肝体失和，疏泄不畅，则血液不能滋养肝体，故见腹痛、胸胁胀满、易太息，肝病及脾，气血生化乏源，故见神疲乏力，面色萎黄。根据舌脉，可见脾虚肝郁之象。在治疗本病上强调健脾和胃，疏肝理气，方用逍遥散加减，辅以化瘀散结、健脾益气之品。在治疗本病过程中，同调肝、脾、胃，取得良好疗效。近年来随着诸多学者对中成药成分的研究，发现部分草药抗肿瘤效果显著，如王不留行、白花蛇舌草、皂角刺、半枝莲、陈皮、半夏、鳖甲等在改善肝功能的同时可以抑制肿瘤细胞，增强抵抗力，在结合辨证论治的基础上辅以此类药物可取得良好效果。

（常　靖）

第六节　甲状腺肿瘤

一、甲状腺肿瘤的定义

甲状腺肿瘤指甲状腺部位发生的良性或恶性肿瘤，良性主要为甲状腺腺瘤、结节性甲状腺肿、甲状腺囊肿、甲状腺炎等，恶性为甲状腺癌。甲状腺肿瘤发病率占内分泌系统的首位，是临床的常见病、多发病。有报道称自然人群中三分之一人口的甲状腺有各类疾病，而其中10%为甲状腺肿瘤，在低碘饮食的地区，其发病率更高。甲状腺肿瘤的症状取决于肿瘤的大小、病理类型以及是否分泌甲状腺激素。大多数患者在早期常无任何症状，多由体检发现甲状腺肿瘤。部分肿瘤较大的患者可压迫周围组织引起压迫症状，如果肿瘤能够分泌甲状腺激素，则会引起甲状腺功能亢进（以下简称“甲亢”）的症状，如心悸、多汗、消瘦等症状。

甲状腺良性肿瘤和甲状腺癌的进展速度不同，引起的典型症状也不完全相同。甲状腺良性肿瘤生长缓慢，大部分患者早期无明显症状，体检时发现结节，质地韧，表面光滑，无压痛，不会侵及周围组织；如果肿瘤较大会出现吞咽困难、呼吸困难等压迫症状。少数甲状腺腺瘤可分泌甲状腺激素，引起甲亢症状。甲状腺癌早期一般无明显症状，体检发现结节，但结节质地较硬，不光滑，活动度差，不随吞咽上下移动。进展速度较快，可以发生颈部淋巴结转移，侵犯邻近组织，表现为颈部可触及多发结节、呼吸困难、吞咽困难、声音嘶哑等。进展至晚期，可转移到肺部，出现咯血、呼吸困难；转移到骨骼，可出现骨痛、病理性骨折。甲状腺癌中的髓样癌能产生降钙素、前列腺素，会出现腹泻、面部潮红、多汗等类癌综合征和内分泌失调的表现。良性甲状腺肿瘤以保守治疗为主，一些引起严重甲亢或有病变风险的情况，可考虑手术治疗。恶性甲状腺肿瘤的治疗以手术治疗为主，部分患者术后需要长期的药物辅助治疗，因此中医药可以在甲状腺肿瘤的治疗中发挥优势。

二、病因病机

甲状腺肿瘤属中医“瘿病”范畴，有良、恶性之分，其临床表现为颈前喉结两旁出现大小不等的坚硬结节，不随吞咽上下移动；当肿瘤增大压迫、侵犯气管时可出现呼吸困难；压迫食管时可出现吞咽困难；侵犯喉返神经时可出现声音嘶哑等症状。根据患者病程及肿瘤质地分为气瘿、肉瘿、石瘿等，《三因极一病证方论·瘿瘤证治》曰：“坚硬不可移者，名曰石瘿；皮色不变，即名肉瘿；筋脉露结者，名筋瘿；赤脉交络者，名血瘿；随忧愁消长者，名气瘿。”

瘿病的病因主要是情志内伤、饮食及水土失宜，导致肝气郁滞，痰湿内蕴而成有形之积，日久肝郁化火，气血瘀滞，痰热、瘀血内蕴而成，但也与体质因素有密切关系。气血、痰凝、血瘀壅结颈前是形成瘿病的基本病理，初起多实，病久则由实致虚，尤以阴虚、气虚为主，成为虚实夹杂之证。

（1）情志内伤是由于长期抑郁恼怒，使气机郁滞、肝气失于条达。而津液的正常运行及输布有赖气的推动作用，气机郁滞，则津液易于凝聚成痰。气滞痰凝，壅结颈前，形成肿瘤。痰凝气滞日久，则气血运行受阻而致瘀血内生，导致肿瘤较硬。

（2）饮食不节及水土失宜，一则影响脾胃的功能，使脾失健运，不能运化水湿，聚而生痰；二则影响气血的正常运行，痰凝、气滞、血瘀，结于颈前则发为瘿病。

（3）体质因素妇女的经、孕、产、乳等生理特点与肝经气血有密切关系，遇有情志、饮食等致病因素，常引起气郁痰结、气滞血瘀及肝郁化火等病理变化，故女性易患瘿病。另外，素体阴虚之人，痰气郁结之后易于化火，更加伤阴，易使病情缠绵。

甲状腺肿瘤的病因主要为情志内伤、饮食不节、水土失宜、体质因素，基本病机为气滞、痰凝、血瘀壅结颈前，治当健脾理气，化痰消瘿，祛瘀散结。

三、辨证论治

临床常见证型：气滞痰凝证、痰凝血瘀证、肝火亢盛证、肝阴不足证。

【辨证要点】

甲状腺肿瘤一旦形成，集气滞、痰浊、血瘀同时存于体内，相兼为病，治疗需疏肝理气，化痰利湿，祛瘀散结，立足病因，全面治疗，同时根据辨证，各有侧重，方能获得良效。

辨疾病虚实：甲状腺肿瘤以气、痰、瘀壅结颈前为主要病机，所以一般属于实证，但应重点辨明有无血瘀。病程日久，可由实致虚，常出现阴虚、气虚或气阴两虚的病变及相应临床症状，其中以心、肝阴虚多见，成为虚实夹杂之证。

辨有无热象：瘿病日久易郁而化火，应综合临床症状和舌脉辨别其有无火热之象，且需辨别火热的程度。

【施治大法】

气滞、痰凝、血瘀是甲状腺肿瘤的基本病机，因此在治疗此病时需以健脾理气、化痰消瘿、祛瘀散结为基本治疗法则。瘿肿质地较硬或有结节者，应重用活血化瘀之法。肝火亢盛及火热伤阴者，当注重清肝泻火及滋阴降火。

四、分证施治

【气滞痰凝证】

（1）主要表现：颈前肿大，质软不痛，颈部觉胀，胸闷，善太息，或兼胸胁窜痛，病情的波动常与情志因素有关，舌淡苔薄白，脉弦。

（2）证候分析：情志不畅，导致气机郁滞，气血运行不畅，出现疼痛或肿块等症状；气机不畅，亦影响脾胃运化功能，水湿内生，聚而成痰，湿浊之气和痰涎凝聚；这两者结合在一起，导致甲状腺肿瘤。

（3）治疗法则：疏肝理气，化痰消瘿。

（4）方药选用：理气化痰清甲方。常用组方：当归、白芍、柴胡、茯苓、白术、薄荷、郁金、夏枯草、猫爪草、牡蛎、浙贝母、皂角刺、莪术等。

（5）用药特点：理气化痰清甲方系刘氏中医经验方。该方理气祛痰、祛瘀散结，是治疗瘿病包括甲状腺结节、良恶性肿瘤的临床常用方剂。全方以逍遥散疏肝理气为主，另伍行气化痰、散结消瘿之品。逍遥散方中柴胡疏肝解郁，调达气机；当归性味甘辛苦温，可养血活血；白芍养阴柔肝。当归、白芍与柴胡同用，补肝体而助肝用，使血和则肝和，血充则肝柔。白术、茯苓健脾益气；薄荷清肝郁之热；郁金行气解郁；加入夏枯草、猫爪草、牡蛎、浙贝母、莪术化痰消肿、软坚散结；皂角刺活血消肿。共同发挥理气解郁、化痰散结之效。

【痰凝血瘀证】

（1）主要表现：颈前肿块，按之较硬或有结节，肿块经久未消，胸闷，纳差，舌淡胖苔薄白或白腻，脉弦滑。

（2）证候分析：情志不畅、饮食不节、水土失宜等因素导致体内气血运行不畅，气滞则痰凝，气滞则血瘀，气滞、痰凝、血瘀壅结颈前，形成甲状腺肿瘤。

（3）治疗法则：理气活血，化痰消瘿。

（4）方药选用：祛瘀消结方。常用组方：桃仁、红花、白芍、川芎、熟地黄、当归、夏枯草、猫爪草、牡蛎、浙贝母、莪术、皂角刺等。

（5）用药特点：祛瘀消结方系刘氏经验方。该方主要行气消肿、化痰散结、祛瘀缩瘿，是治疗瘿病包括甲状腺结节、良恶性肿瘤的临床常用方剂。全方以桃红四物汤祛瘀为主，另伍行气化痰、散结消瘿之品，治疗瘿肿。桃红四物汤的显著特点为化瘀生新，方中桃仁、红花活血化瘀；熟地黄、当归滋阴补肝养血；白芍养血和营；川芎活血行气、调畅气血；加入夏枯草、猫爪草、牡蛎、浙贝母、莪术、皂角刺等解毒消肿、祛痰化瘀、软坚散结。共奏理气活血，化痰消瘿之功。特别提示，若患者自觉怕冷畏寒，疲乏无力，当以应用补肾温阳之品菟丝子、枸杞子、女贞子、覆盆子、淫羊藿、巴戟天等。

【肝火亢盛证】

（1）主要表现：颈前肿大或结肿，触其柔软、光滑，急躁易怒，眼球突出，手指颤抖，多汗，面部烘热，口苦，失眠，舌质红，苔薄黄，脉弦数。

（2）证候分析：长期的情绪波动、精神紧张或压力过大等因素可以导致肝脏功能亢进、肝火上升，从而引起情绪激动、易怒、失眠等症状。肝火亢盛致肝的疏泄功能失常，肝火就会横逆犯脾，从而导致脾的运化功能失调，使脾气不能升清降浊，进而影响气血的正常运行，痰气郁结于颈前形成瘿肿。

（3）治疗法则：清肝泻火，化痰软坚。

（4）方药选用：栀子清肝汤加减。常用组方：栀子、柴胡、丹皮、白芍、茯苓、当归、川芎、龙胆草、夏枯草、猫爪草、牡蛎、浙贝母等。

（5）用药特点：栀子清肝汤方中柴胡和栀子疏肝解郁、泻火除烦；白芍平抑肝阳；当归、川芎养血和营；丹皮清热凉血；茯苓健脾宁心；龙胆草清泻肝火；夏枯草、猫爪草、牡蛎、浙贝母清热解毒与软坚散结。上述诸药联合，共奏清肝泻火、化痰软坚之功。

【肝阴不足证】

（1）主要表现：颈部肿大，质软，病起缓慢，心悸不宁，手指颤动，眼干，目眩，口干，盗汗，五心烦热，倦怠乏力，舌质红，舌体颤动，脉弦细数。

（2）证候分析：病程日久，可由实致虚，导致肝阴不足，阴虚则火旺。由于阴液不足，肝脏失去了滋润和养护的功能，从而出现心悸不宁、手颤、眼干目眩等症状，另外，阳气上升，导致内热，出现口干、盗汗、五心烦热等症状。

（3）治疗法则：滋阴柔肝，软坚散结。

（4）方药选用：天王补心丹加减。常用组方：生地黄、玄参、麦冬、党参、茯苓、五味子、当归、丹参、酸枣仁、柏子仁、远志、夏枯草、猫爪草、牡蛎、浙贝母等。

（5）用药特点：天王补心丹方中生地黄、玄参、麦冬滋养阴血；酸枣仁补养心血；五味子补养肝血、敛心气；柏子仁、远志养心安神；当归补血活血；丹参活血化瘀、补养心血；党参、茯苓健脾益气渗湿。诸药合用共奏滋阴养血、补心安神之效。夏枯草、猫爪草、牡蛎、浙贝母清热解毒、软坚散结。诸药同用，共起滋阴柔肝，软坚散结之功。

五、临床体会

张某，女，45岁，以“体检发现甲状腺结节2个月”为主诉就诊。2个月前于我院查甲状腺彩超示：甲状腺肿大伴弥漫性病变，符合桥本氏甲状腺炎，甲状腺右叶等回声结节（大小为25mm×24mm×19mm），TI-RADS 3类，结节性甲状腺肿囊性变，双侧颈部Ⅵ区淋巴结肿大。甲功九项示：甲状腺过氧化物酶抗体120IU/mL，其余无异常。并行超声引导下甲状腺右叶中上部结节细针穿刺活检，病理报告示：“甲状腺右叶中上部结节穿刺涂片”镜下见中等量滤泡上皮细胞，细胞异型不显著，片内形态倾向良性病变（BethesdaⅡ），请结合临床考虑。*BRAF* 基因V600E检测示：未检测到突变。患者诉平素情绪波动较大、急躁易怒、时有胸胁胀痛、纳食不香、眠差、大便时干时稀、小便调、舌红苔薄黄、脉弦滑。

证属痰凝血瘀。治疗法则：疏肝健脾，理气活血，化痰软坚。

方药选用：逍遥散加减。常用组方：当归 12g，酒白芍 15g，柴胡 12g，茯苓 15g，白术 12g，薄荷 9g，川芎 9g，郁金 12g，夏枯草 15g，猫爪草 15g，牡蛎 20g，浙贝母 15g，炒麦芽 15g，鸡内金 15g，夜交藤 15g，合欢花 12g。7 剂，每日 1 剂，水煎取汁 400mL，分早晚两次温服。

二诊：患者诉与治疗前相比胸胁胀痛不适感明显得到改善，情绪改善，纳可，睡眠质量明显提高，二便调，舌质略暗红苔薄白，脉弦。因患者纳食改善，去炒麦芽、鸡内金；情绪较前改善，舌质暗红，去薄荷、郁金，加入莪术 9g、红花 9g，继服 14 剂。

三诊：胸胁胀痛不适基本缓解，情绪明显改善，纳可，睡眠质量明显改善，二便调，舌质淡红苔薄白，脉弦。复查甲功正常，甲状腺彩超示：甲状腺肿大伴弥漫性病变，甲状腺右叶等回声结节（大小为 20mm × 21mm × 16mm），TI-RADS 3 类，结节性甲状腺肿囊性变，双侧颈部Ⅵ区肿大淋巴结较前缩小。嘱患者可继续服药 14 剂。

按语：该患者为中年女性，因长期情志不畅致使肝气失于条达，肝气郁滞则气机不畅，故出现胸胁满闷的症状；脾胃为中焦土脏，木郁则土壅，出现情志不畅、急躁易怒、夜卧不安的情况，肝气横逆犯脾而出现纳差，加上其脾脏受困后不能升清降浊而使气血不行，导致湿聚痰凝，瘀血内生，结于颈前而引发瘿瘤。结合对该患者舌脉象辨证的结果，辨证为肝郁脾虚、痰瘀互结所致的瘿瘤，故使用逍遥散疏肝健脾，并加行气活血、化痰软坚药物以散结消瘿，并且注意药随症变的原则，方能获得较好的疗效。

（常　靖　曹丽君）

第七节　放射性肺炎

一、放射性肺炎的定义

放射性肺炎是肺癌、乳腺癌、食管癌、恶性淋巴瘤或胸部其他恶性肿瘤在放射性治疗后，暴露于放射野中的正常肺组织由于受到放射线损伤而引发的炎症反应，其主要症状为刺激性干咳，可伴气急、高热、胸闷胸痛等症状，它的病理机制主要是血管壁增厚、内皮细胞肿胀、肺泡间隔水肿等所致的急性放射性肺炎和肺纤维化。放射性肺炎的发病率为 5%~50%，严重放射性肺炎的发病率为 10%~20%，其中病死率高达 50%，放射性肺炎严重影响患者的生活质量。对于放射性肺炎，西医目前并无特效治疗方法，主要以激素治疗为主，配合抗生素、抗凝血及抗组胺药物治疗。但由于仅能暂时缓解反应性炎症的相关症状，长期使用会引发较多并发症，直接影响恶性肿瘤疾病的治疗效果，给患者增加痛苦，同时加大了抗肿瘤的治疗难度。中医认为放射线为火热毒邪，该邪易耗伤肺阴，且使肺失宣发肃降之功，津血不行，浊痰瘀血内生，火热毒邪直入营血伤及血络而致病。由此可见放射性肺炎的主要病机是热毒犯肺、阴虚肺燥，在疾病早期多以刺激性干咳、鼻咽干燥等肺热阴伤之症为主；继而会出现身热夜甚、心神躁动不安，甚则可见咯血、皮肤黏膜出血、发绀等症状。中医古代书籍中没有放射性相关的记载，现代医家根据疾病中所提及的症状将其归属于“咳嗽”“喘症”“肺痿”等。

二、病因病机

放射线因其热源性、穿透性和高能性的特征，且放射性肺炎多具有伤津动血之证，因此认为放射线是一种火热毒邪，其穿透性较强，可侵及人体，直中脏腑伤及营分、血分。肺为娇脏，不耐寒热，当患者正气不足，热毒乘虚而入，损伤肺阴，肺气并损，宣降失常，阴津耗伤，故见发热、干咳、胸闷；久则虚热内盛，热邪痰浊搏结，肺络损伤，血滞成瘀，毒瘀内阻，脉络失养故致胸痛。故本病属本虚标实之证。

恶性肿瘤放疗后造成放射性肺炎，放射线成火热毒邪致肺部损伤是本病的直接病因。恶性肿瘤患者自身正气亏虚，疾病发展过程耗伤气血，加之放疗射线火热毒邪使肺气宣发肃降失常，热毒痰瘀聚积于体内。本病总病机属本虚标实。热毒津伤、痰瘀内阻为基本病机，治疗时需要将辨病与辨证结合。依据发病的病因病机，发病早期在放射治疗开始时，以肺实热证为主，治疗应清热解毒、养阴生津、化痰止咳；常选用刘氏宣肺下气汤加味。若兼肺阴亏虚证时，当在清热解毒的同时辅以滋阴润肺之法，可加沙参麦冬汤加减。放射性肺炎急性期应标本兼治，肺脾同调，益肺健脾，清肺化痰；痰热壅肺证可选清金化痰汤和二陈汤加减以清肺化痰；若患者出现胃脘痞满，纳差呕恶等脾气虚的症状时可选四君子汤合二陈汤，以益肺健脾、祛湿化瘀。当病程渐长，出现气虚、血瘀、痰阻时，当以清肺化痰、益气活血、化瘀通络；放疗日久，累及肾而出现肾不纳气，则当配合补益肾气之剂五子衍宗丸。

三、辨证论治

临床常见证型：热毒伤阴证、痰热壅盛证、痰瘀内阻证、脾肾两虚证。

【辨证要点】

放射性肺炎病机复杂，此病发病不同时期存在不同证型，治疗应按分期辨证论治。

【施治大法】

本病早期射线治疗刚开始，因“肺为娇脏，不耐寒热”，而射线本身具有高速、热源性及穿透性强等特点，易致热毒内盛之肺实热之证，患者主要有干咳少痰或无痰，口渴，咽痛，喜冷饮，舌质红、苔黄，脉数等证。此时治疗当以治标为主，以清热解毒为法，若患者出现干咳，或少痰，或伴低热，大便干结等肺阴亏时，可同时辅以滋阴润肺之法。放疗后前 3 个月多为放射性肺炎急性期，此时以痰热壅盛证为主，多见咳嗽咳痰、痰黄质黏、咳甚胸痛，伴口干欲饮，舌红、苔薄黄或黄腻，脉滑数，治疗应标本兼治，重在治肺，治以清肺化痰为主。放疗后 4~6 个月，肺脏炎症趋于消散，肺纤维化形成，中医认为此时因病程长，久病入络，浊痰瘀血瘀阻肺络，此时多见干咳、少痰，胸部刺痛，疼痛部位固定不移，伴面色晦暗、口唇发绀，舌暗或有瘀点、瘀斑，脉涩。治疗以祛痰止咳为主，痰瘀互结甚者，当化痰逐。放射性治疗后半年，病程进入肺纤维化期，此阶段炎症逐渐吸收、消散，肺脏形成纤维病变。此阶段虽病位在肺，但伤肺及肾，多见肺肾两虚，主要表现为咳嗽无力，咳痰不爽，气短气喘，动则尤甚，舌淡苔白，脉沉细。治疗上肺肾同治，扶正固本，才能达到治疗目的。

发病早期给予养阴润肺、解毒化痰，中晚期放射性肺纤维化形成，进入痰瘀毒内结，在此阶段以宽胸祛痰、解毒化瘀，其中当以并用活血化瘀药物，以促进肺内局部血流，改善微循环，同时加强放疗增敏解毒作用。另从脏腑连属关系考虑，脾、肺、肾为母子关系，肺脏受损，久病后母病及子，故疾病晚期尚需“保中气”“益元气”，以补土生金，而脾气旺则肺气充足；肾为肺之子，以防肺脏虚致肾不纳气。本病治疗应谨守病机加精准辨证治疗，适当选择清热宣肺、益气养阴、活血化瘀治法。

四、分证施治

【热毒伤阴证】

（1）主要表现：干咳少痰或无痰，口渴，咽痛，喜冷饮，舌质红，苔黄，脉数。

（2）证候分析：肺为娇脏，易被邪侵，放射线属火热毒邪，“温邪上受，首先犯肺”，肺为娇脏，易被邪侵；放射性肺炎患者初期发病多为外来火热毒邪留滞于肺，侵袭肺脏，导致肺失宣肃而作咳，放射线作为火邪又会耗损阴津，则津液不上承于口，出现口渴、咽痛等症状。

（3）治疗法则：养阴生津，解毒清肺。

（4）方药选用：养阴清金饮加味。常用组方：沙参、麦冬、生地黄、石斛、葛根、五味子、黄芩、鱼腥草、蒲公英、紫花地丁、生甘草。

（5）用药特点：养阴清金饮加味系刘氏经验方。热毒阴伤多见于放射性肺炎早期，患者体质尚可。放射线为热毒，损伤肺脏，侵及肺阴，阴津不足，故当清热解毒、标本兼顾，可获良效。本方沙参、麦冬、生地黄、石斛联用，滋补肺阴；更以葛根生津润燥；五味子、生甘草敛肺气而酸甘生津；遣黄芩、鱼腥草达病位以清肺热、疗肺门；再派蒲公英、紫花地丁解毒清肺、消肿疗疮；生甘草祛痰止咳、调和全方。

【痰热壅盛证】

（1）主要表现：咳嗽咳痰，痰黄量多质黏，咳甚胸痛，伴气喘气短，口干口渴，面赤，舌红，苔薄黄或黄腻，脉滑数。

（2）证候分析：患者素体脾虚，外加放射线之热毒损伤，咳嗽反复致肺气虚弱，伤及脾胃，脾为生痰之源，肺为储痰之器，水湿、气滞、痰湿相互胶结，进一步影响肺之气机升降，痰湿郁滞，郁久化热，导致痰火郁于肺中，导致痰热壅盛之证。

（3）治疗法则：清热化痰、止咳平喘。

（4）方药选用：瓜蒌宣肺下气汤。常用组方：瓜蒌、桑白皮、橘红、法半夏、桔梗、杏仁、贝母、茯苓、紫苏子、甘草、黄芩、鱼腥草、火麻仁。

（5）用药特点：瓜蒌宣肺下气汤系刘氏经验方，针对肺热痰阻，宣降失司之证候，具有清热化痰、止咳平喘之功。本方黄芩、桑白皮、鱼腥草清肺解毒；橘红、法半夏理气化痰；伍以茯苓燥湿化痰，理气宣肺；瓜蒌、贝母、杏仁清热祛痰；紫苏子降气化痰，止咳平喘；火麻仁润肠下气；桔梗宣肺利咽、祛痰排脓；甘草清热解毒又祛痰和中，调和诸药。痰热壅盛并腹实便秘者加葶苈子、大黄；热盛伤津者加沙参、麦冬、五味子、天花粉；咽喉肿痛者，加玄参、马勃、牛蒡子；痰黄黏稠，不易咳出者，加瓦楞子；咳嗽剧烈者，加前胡、蜜百部。

【痰瘀内阻证】

（1）主要表现：干咳，少痰或黄黏痰，胸部刺痛，疼痛部位固定不移，伴面色晦暗、口唇发绀，舌暗或有瘀点、瘀斑，脉涩。

（2）证候分析：放射线之毒邪留恋不去，血瘀与痰湿痹阻，肺脏失于荣养，肺主气司呼吸之功能减退，久病入络，进一步影响肺脏的气机升降，从而出现气短胸闷、呼吸困难等症状。

（3）治疗法则：清肺祛痰止咳兼活血祛瘀。

（4）方药选用：瓜蒌宣肺下气汤加桃红四物汤。常用组方：瓜蒌、桑白皮、橘红、法半夏、桔梗、杏仁、浙贝母、茯苓、紫苏子、甘草、黄芩、鱼腥草、火麻仁、桃仁、红花、当归、生地黄、川芎、赤芍。

（5）用药特点：瓜蒌宣肺下气汤以清金化痰验方为基础，方中黄芩可清泻肺热，降低痰液黏稠度；浙贝母、瓜蒌、桑白皮可润肺化痰，缓解痰阻气道的症状；橘红、茯苓可健脾化痰，宣肺利咽；半夏燥湿化痰、降逆止呕、消痞散结；桔梗宣肺利咽、祛痰排脓；杏仁止咳平喘；紫苏子降气化痰、止咳平喘；鱼腥草消痈排脓；火麻仁生津润肠；桃仁、红花可活血祛瘀；当归补血活血；生地黄清热凉血、养阴生津；川芎活血行气；赤芍清热凉血、散瘀止痛；甘草调和诸药。桃红四物汤活血祛瘀，使痰毒清、瘀血散，以助肺气宣降有度，功能恢复。

【脾肾两虚证】

（1）主要表现：咳嗽无力，咳痰不爽，气短气喘，动则尤甚，舌淡苔白，脉沉细。

（2）证候分析：本病在反复迁延过程中，痰瘀郁阻于肺，脉络日久不利，肺失气血滋养，日渐萎弱不用，金水同源，母病及子，由肺及肾，肺肾两虚。综其特点，虽病位在肺，但日久肺病及肾，肺肾同病。

（3）治疗法则：补益肺肾，扶正固本。

（4）方药选用：补肺汤合五子补肾汤。常用组方：人参、黄芪、熟地黄、五味子、紫菀、桑白皮、山药、山萸肉、枸杞子、覆盆子、菟丝子、女贞子。

（5）用药特点：肺属金，肾属水，金水相生，故二者在生理、病理上具有密切联系，也称为“肺肾同源”。补肺汤中黄芪、人参补气固表；熟地黄滋阴养血，与补气药相配，肺肾同补；五味子收敛肺气，止咳平喘，防肺气耗散；紫菀、桑白皮化痰止咳，肃降肺气；山药健脾益气；山萸肉补益肝肾、生津止渴。五子补肾汤中枸杞子滋补肝肾，益精养血；菟丝子补肾固精；覆盆子益肾固精缩尿，女贞子益肾生津。在治疗上，因其肺病久及肾，治当肺肾同治，方选补肺之剂另加五子补肾汤，使肺气充足、肾气旺盛、肺肾相生、功能复健。

五、临床体会

薛某，女，62 岁，以“肺癌放化疗后 4 个月，伴干咳、声音嘶哑 2 周”为主诉就诊。患者 4 个月前因咳嗽咳痰，行相关检查后，病理诊断为小细胞肺癌，确诊后遂行化疗，1 个月前在我院行放疗，治疗 1 周后出现刺激性干咳，声音嘶哑，气短，查胸部 CT 诊断为：放射性肺炎。予以抗感染及对症治疗后症状未见改善，近 2 周仍咳嗽，无痰，且较前加重，口咽干燥，伴声音嘶哑，易口渴，食纳尚可，大便干，小便黄，舌质红，苔黄，脉数。

证属热毒伤阴。治疗法则：养阴生津，解毒清肺。

方药选用：养阴清金饮加减。常用组方：沙参 15g，麦冬 15g，生地黄 15g，石斛 12g，葛根 15g，五味子 12g，黄芩 15g，鱼腥草 15g，蒲公英 15g，紫花地丁 15g，蜜百部 15g，前胡 15g，瓜蒌 15g，紫苏子 12g，桔梗 15g，杏仁 10g，生甘草

9g。7剂，每日1剂，水煎取汁400mL，分早晚两次温服。

二诊：患者大便通畅、口干症状减轻，仍时有咳嗽气短，偶咳少量黏痰，精神尚可。前方减石斛、五味子，加浙贝母12g、厚朴12g，连服10剂，咳嗽及自觉症状全部消失，胸部CT示：除双肺除纹理稍粗外其他一切正常，随访1个月未见复发。

按语：放疗是治疗肿瘤的一种有效方法，但因放射线具有热毒特性，极易损伤放射部位。放射治疗肺癌，灼肺伤阴，热毒伤津，阴津耗损，故出现刺激性干咳、口干、声音嘶哑，甚或气短等症状，属热毒内蕴，阴津耗伤，予以益气养阴清热解毒之剂，故用养阴清金饮加味，方能取得良好的效果。病程短配合及时治疗可有效控制放射性肺炎进展，提高患者的生活质量，充分体现了中医“未病先防，既病防变”的原则，也是中医辨证治疗的特色所在。

（常　靖）

第八节　放射性肠炎

一、放射性肠炎的定义

放射性肠炎是发生于腹腔、盆腔或腹膜后等的恶性肿瘤经放射治疗后诱发的肠道黏膜受损的一类疾病，好发于小肠、结肠及直肠等部位，大多数患者会出现反复腹痛腹泻、肛门坠胀、里急后重、排便次数增多、黏液血便或便血等症状。近年来，随着放疗技术在抗肿瘤治疗中的普遍应用，放射性肠炎发病率也逐年升高。放射线因其辐射特异性低，在消灭快速增殖的癌细胞时，也损伤了邻近的正常组织和器官。放射性肠炎可分为急性期和慢性期，急性期50%患者的症状可在数周内缓解，慢性期症状多可持续数年到数十年，严重影响患者的日常生活。放射线可引起肠道上皮细胞凋亡，破坏肠道免疫屏障并诱发肠道炎症，使肠道通透性增加、菌群失调，增加了细菌感染的风险，会导致肠道穿孔、脓毒血症等严重并发症，甚至造成全身多器官功能受损，危及生命。西医目前尚无统一的治疗方案，多采用药物干预、干细胞移植、营养支持、内镜下止血、外科手术等治疗方法，可获得一定疗效，但易复发且常伴随多种不良反应及并发症，导致病情迁延难愈。在《黄帝内经》中“热气留于小肠，肠中痛”“暴注下迫，皆属于热”的记载，由此可见腹痛、泄泻多由热邪致病，与本病之放射线热毒损伤肠络极其相近。陈无择的《三因极一病证方论·泄泻叙论》也有提出：“脏气隔绝，精神夺散，以致溏泄”，《丹溪心法·痢》曰：“痢，赤属血，血属气”，由此可得出本病得之缘于脏气损伤，气病及血。放射性肠炎是因为放射性治疗引起的肠黏膜受损，中医古籍无此病相关记载，根据放射性肠炎的典型临床表现，可将其归属于“腹痛”“泄泻”“便血”“虚劳”“痢疾”“肠毒”“肠风”等范畴。

二、病因病机

放射性肠炎与恶性肿瘤有因果关系，并存在发病先后的关系。本病的病机多为癌病患者在正虚癌毒内盛的基础上加之热毒之热邪入侵，邪热入血分，损伤肠道血络，迫血妄行，而致便血、肛门灼热等不适；热毒伤及脾胃，脾失健运，水湿内停，郁而化热，湿热蕴蒸肠道，气血不通，不通则痛，则出现腹痛、腹泻、里急后重等症；如若泄泻或便血日久，会阴损及阳，出现脾肾阳衰之证。

放射性肠炎是因癌病患者接受放射线治疗后导致肠道黏膜受损，放射线具有高能、穿透力强的特性，在传统医学中被认为是“热、毒”之邪，火热毒邪多易使机体出现火热上炎、伤津耗气、生风动血等相关症状。基本病理性质为本虚标实。在确定治法前需辨明虚实主次，结合患者年龄、体质、手术史及放化疗具体方案等对患者虚实状况综合判定，对其治疗当有所侧重。仅进行放疗未配合手术和化疗，且病程短者，多正气足，以清热解毒为主；有手术、化疗史，病程长，年老体弱者用药多以性缓扶正为主。神疲乏力、纳差少食、面色萎黄者，多病及脾胃；久泻不止、完谷不化或排便多发生在黎明前者，多病及于肾；腹痛固定不移，疼痛为刺痛，伴血便者病多在血；腹胀明显，伴里急后重者，病多在气。根据病情进展，本病初期以实热为主，后期以虚实夹杂为主，故在治疗上初期宜泻火解毒、清热化湿；继之以清热解毒、凉血止血，辅以化瘀活血；后期以益气养阴、补益脾肾为主。

三、辨证论治

临床常见证型：热毒湿盛证、脾虚湿盛证、气血两虚证。

【辨证要点】

放射性肠炎病位在肠，热毒之邪损伤肠腹是发病关键，本病与脾肾之虚损关系密切，本病病机总属虚实夹杂，治疗本病应将辨证与辨病相结合。根据症状、体征、病程、疾病轻重程度与辨证分型，根据具体情况使用相应的治疗法则。

【施治大法】

本病初期临床多见热毒湿盛之证，其中热毒是病因，脾虚湿盛是主要病理基础；迁延不愈则当健脾利湿；后期康复则应补肾益精、益气补血。当脾胃之气渐复则中焦气机升降正常，纳运无阻，气血充足，正气得补，体内癌毒之邪得以控制或祛除。

四、分证施治

【热毒湿盛证】

（1）主要表现：腹痛，便血，里急后重，肛门灼热，尿黄，舌红，苔黄燥或黄腻，脉数或滑数。

（2）证候分析：少腹部位癌肿，热毒放射线照射治疗，损伤肠道，初期热毒与肠道湿浊搏于大肠，湿热毒蕴结；热毒湿聚经久不去，湿热毒邪久病入络，直达气分、深陷血分，气血阻滞，大肠传导失司，络脉受损以致本病。

（3）治疗法则：清热利湿，凉血解毒。

（4）方药选用：白葛清肠方。常用组方：白头翁、黄连、黄柏、秦皮、葛根、仙鹤草、蒲公英、紫花地丁、香附、二色补血草等。

（5）用药特点：白葛清肠方系刘氏经验方，主治放射性肠炎。该方为白头翁汤与葛根芩连汤合方，再结合临床经验用药而设。白头翁汤与葛根芩连汤均出自《伤寒论》，白头翁汤清热解毒，凉血止痢，主治热毒痢疾；葛根芩连汤表里双解。方中重用白头翁为君药入大肠经，善清胃肠热毒；黄连、黄柏共助君药清热解毒燥湿；秦皮既清热解毒又涩肠；蒲公英、紫花地丁解毒消肿，以疗灼伤；佐以香附，行气止痛；配以二色补血草益气血，行瘀血，止出血，愈肠道；葛根生津；仙鹤草补虚解毒。全方相伍，既解毒清肠，又利湿止痢。本方性偏苦寒，体质虚弱者，当以少佐干姜或生姜缓和诸药；胃腹胀满而痛者，配以厚朴、枳壳；腹痛明显者，加白芍、甘草酸甘缓急止痛；放射性肠炎症状缓解后，即可给予补益脾胃之剂。

【脾虚湿盛证】

（1）主要表现：大便溏薄时泻，腹胀或痞满不适，恶心欲吐，纳少乏力，食后思睡，舌苔厚腻，脉滑缓。

（2）证候分析：恶性肿瘤患者正气亏虚，加之放疗外邪侵犯人体，损伤脾胃及大肠功能，脾失健运，水湿内停，酿生湿邪，下迫大肠，故大便溏薄时泻，腹胀或痞满不适；脾胃化生气血，伤及脾胃，谷精化生气血不足，故神疲乏力；脾主运，胃主纳，脾胃虚无以纳运水谷精微，进而导致纳少。

（3）治疗法则：健脾益气，利湿运脾。

（4）方药选用：参苓白术散加味。常用组方：人参、白术、茯苓、甘草、白扁豆、炒薏苡仁、山药、莲子、砂仁、桔梗。

（5）用药特点：该方以四君子汤中人参大补元气；白术与茯苓健脾益气，祛湿助运，益肠止泻；伍山药、莲子协助健脾，涩肠止泻；又以白扁豆和薏苡仁渗湿、化湿助脾运化水湿；另遣砂仁醒脾行气以除湿；妙用桔梗，宣肺以通调水道；甘草和中、调和诸药。全方紧扣健脾气，运水湿而止泻。脾气虚弱较甚者，可加黄芪、党参；湿重困脾而脘腹胀满、不思饮食者，加陈皮、厚朴、苍术；便溏日久者，加补骨脂、煨诃子、煨肉豆蔻、石榴皮。

【气血两虚证】

（1）主要表现：形体消瘦，倦怠乏力，纳差不食，面色萎黄，舌质淡或伴齿痕，苔薄白，脉细或沉细。

（2）证候分析：癌病患者素体亏虚，复受热毒损耗脾胃气阴，正气亏虚更甚，导致运化失司，胃肠功能失常，清阳不升，浊阴不降，清浊不分，气血乏源。

（3）治疗法则：补肾益精，补气养血。

（4）方药选用：贞芪八珍汤加减。常用组方：黄芪、女贞子、熟地黄、白芍、当归、川芎、人参、白术、茯苓、炙甘草、鸡血藤、阿胶。

（5）用药特点：贞芪八珍汤系刘氏经验方，为治疗肿瘤患者术后、放化疗后出现各种气血亏虚证的常用方剂。该方以传统名方八珍汤为主，加黄芪、女贞子、鸡血藤、阿胶组成。《黄帝内经·素问·调经论》曰："血气不和，百病乃变化而生"，气血乃脏腑功能的标志，气血旺盛，脏腑正常；气血不足，脏腑功能失调，易发诸病。放射性肠炎患者体内正气亏虚，热毒有损，伤及脾胃，运化失司，化生乏源，气血亏虚。选以八珍汤加女贞子、黄芪共调气血。人参补气补脾；白术健脾燥湿；茯苓健脾渗湿；炙甘草益气和中；熟地黄滋阴补血；当归养血活血；白芍养血调经；川芎活血行气。八珍汤补益气血，重用黄芪补气扶正，更与当归益气生血；阿胶补血生血；更用女贞子、鸡血藤两药相伍，甘补温通，女贞子益精填髓，鸡血藤补血活血，使之补中有行，补而不滞，益精养血而扶正。全方共奏补脾气、益精血之效。

五、临床体会

刘某，女，61 岁，以"宫颈癌放疗后 1 年余，腹痛、便血 2 个月"为主诉就诊。患者 1 年前无明显诱因出现阴道不规则出血，行相关检查，病理诊断为子宫颈鳞癌，在我院行放疗 28 次，后装治疗 4 次，阴道出血未再复发，一般情况尚好。定期复查无异常发现。2 个月前出现腹部疼痛、便血，颜色暗红，伴里急后重，在我院妇瘤科行相关检查后发现系放射性肠炎，给予止血、抗生素、益生菌等对症治疗，腹痛稍减，但便血逐渐加重，每日 2~3 次，仍伴里急后重。为求中医结合治疗遂来中医门诊就医。刻下症见：腹痛腹泻，便血，血量较多，粪便均有血液，色暗红，每日 3 次，伴里急后重，口苦咽干，小便黄赤，舌黄厚腻，脉滑数。

证属热毒湿盛。治疗法则：清热利湿，行气止痛，凉血止血。

方药选用：白葛清肠方。常用组方：白头翁 30g，黄连 12g，黄芩 15g，秦皮 15g，葛根 15g，仙鹤草 30g，蒲公英 15g，紫花地丁 15g，丹皮 15g，香附 15g，枳实 9g，地榆炭 15g，火麻仁 15g，莱菔子 15g，三七粉 3g（冲服）。7 剂，每日 1

剂，水煎取汁400mL，分早晚两次温服。

二诊：自诉腹痛明显减轻，排便通畅，每日3次，但仍便血，色暗红，血量无明显减少，口苦减轻，食欲欠佳，面色苍白，舌苔薄黄，脉滑。上方三七粉调整为5g，加白芍、当归各9g，桔梗12g。继服7剂，服法同前。

三诊：便血减少，粪便间断带血，色浅红，每日1~2次，轻微里急后重，稍感腹痛，口苦消失，自觉乏力，面色苍白，稍感心悸，舌质淡白边伴齿痕，苔薄白，脉沉细。上方减丹皮、香附；减量：白头翁15g、黄连9g、黄芩12g、秦皮12g；加阿胶9g、黄芪30g。继服7剂，服法同前。

四诊：便血减少，粪便中带少量血团或血丝，每日1~2次，腹痛基本消失，偶有里急后重，乏力、心慌明显好转，面色稍好转，舌质淡伴齿痕，舌苔薄，脉象沉细。上方减蒲公英、紫花地丁、三七粉，当归调量为15g，加党参15g、女贞子30g、鸡血藤30g。继服7剂，服法同前。

五诊：大便成形，已无血丝，每日1次，偶有2次，无腹痛及里急后重，心慌、乏力轻微，食纳量不多，面色好转，舌质淡，齿痕减轻，脉象沉。

此当健脾益气，补肾活血。给予贞芪八珍汤加减：黄芪30g，女贞子30g，熟地黄15g，白芍12g，当归15g，川芎9g，党参15g，白术15g，茯苓15g，炙甘草6g，鸡血藤30g，阿胶5g，地榆炭9g。继服14剂，服法同前。

六诊：2周后就诊，大便成形，每日1次，无血液，精神基本正常，饮食明显增加，面色红润，舌质淡红，舌苔薄白，脉象沉。上方减阿胶、地榆炭；加莱菔子15g、炒麦芽15g、山楂12g、砂仁6g、木香9g。继服14剂，服法同前。

3个月后复查，各项指标基本正常，病情稳定，精神、饮食、睡眠基本恢复正常，放射性肠炎临床痊愈。

按语：结合患者病史、检查及症状体征，系子宫颈癌放疗后的放射性肠炎，归属热毒湿盛证。恶性肿瘤本为正气不足，加之放射热毒邪气攻伐人体，抗肿瘤以治本，同时热毒加湿搏于肠道，损伤肠道，进而入气分、陷血分，致肠道传导失司，气血紊乱，形成本病证。该案病初，紧扣热、毒、湿搏灼于肠道病机，针对病因，当以解毒、清热、利湿，果断启用以白头翁汤合葛根芩连汤为主加用经验用药组成的验方白葛清肠汤，方中重用白头翁，清热解毒、凉血止泻，各味清热、解毒、凉血、燥湿、行气之品清气分，凉血分，燥湿浊，降肠气，以清利肠道，行气传导，治疗腹痛、里急后重；特别应用泻火解毒，善治疗疮痈肿的蒲公英和紫花地丁以治被热毒损伤的肠道，澄出血之源；更用善治肠疾的塞流之品地榆炭，另加仙鹤草，治疗便血。随着腹痛、便血的变化，综合身体状况，反复调整加减用药，腹痛、便血减轻至消失，最后以补肾养阴、益气养血之贞芪八珍汤验方收官。

（常 靖）

第九节 肿瘤患者饮食调养

《黄帝内经》对食疗有非常卓越的理论，如“大毒治病，十去其六；常毒治病，十去其七；小毒治病，十去其八；无毒治病，十去其九；谷肉果菜，食养尽之，无使过之，伤其正也。”很多食物既可以当作食物，同时又可以当作药物，在选择食用时应根据中医的寒热温凉原则合理搭配，切勿盲目选用。

《金匮要略》曰：“所食之味，有与病相宜，有与身为害，若得宜则益体，害则成疾。”其中“与身为害”就是饮食不当将对身体不利。因此，对于肿瘤患者尤其应把饮食禁忌贯穿于疾病治疗和康复的全过程。因此在临床中，应注意科学饮食，在遵循中医对食物寒热温凉性质的认知基础上，确保蛋白质、维生素、脂肪、碳水化合物与矿物质等营养物质摄入均衡，以提高肿瘤患者在诊疗及康复过程中的生活质量。

根据中医辨证，综合判定身体的中医体质属性来选择食物。

中医的体质分为平和质、气虚质、阳虚质、阴虚质、痰湿质、湿热质、血瘀质、气郁质、特禀质等9种类型。不同体质的人群要根据具体情况，给予个体化的治疗及养生保健，这样才能达到较好的疗效。一般情况下，根据中医药理论，选择如下：

平和质是阴阳平衡的正常人群，根据自己饮食喜好选择，无须特别选择。

气虚质与阳虚质人群应选择热性温阳的食物：牛肉、鸡肉、猪肉、鲫鱼、黄鳝、生姜、桂圆、苹果、香蕉、芒果、大枣、杏、葡萄、橘子、桃、樱桃、石榴、胡萝卜、白菜、油菜、扁豆、黄豆、大麦、小麦、稻米。

阴虚质人群应选择寒性散寒的食物：甲鱼、猪肉、鸭肉、草鱼、橙子、梨、山药、百合、柚子、西瓜、甜瓜、黄瓜、冬瓜、茄子、芹菜、菠菜。

痰湿质与湿热质人群应选择温性化痰的食物：牛肉、鸡肉、橘子、杏、杏仁、山药、梨、苹果、生姜、萝卜、花生。

血瘀质人群在选择食物时无特殊情况，以温性为主。

气郁质人群在选择食物时以温性为主，搭配行气之品：黄大豆、黑豆、大茴香、小茴香。

特禀质人群多为过敏体质，体质可兼杂存在，调理需结合个体情况，在选择食物时应避免接触过敏原，可食用灵芝、蜂蜜等增强免疫力。

综合中医观点与临床经验，肿瘤患者均应忌食辛辣刺激性食物及“发物”，如生葱、生蒜、芥末、荞麦面、香椿、香菜、韭菜、南瓜、紫菜、虾皮、海鱼、羊肉等。

（常　靖）

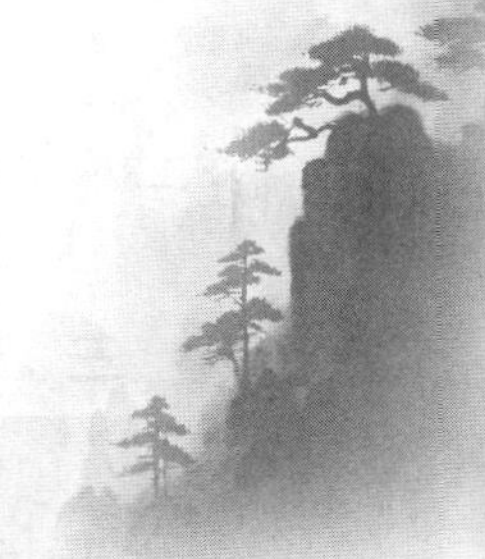

第三章

杂　　病

第一节　发　　热

一、发热的定义

发热是临床常见的症状之一，常分为外感发热和内伤发热。外感发热是指感受六淫之邪或温热疫毒之气，导致营卫失和，脏腑阴阳失调，出现病理性体温升高，伴有恶寒、面赤、烦躁、脉数等为主要临床表现的一类外感病证。内伤发热是以内伤为病因，脏腑功能失调，气血阴阳失和为病机的一类病证。内伤发热以低热为主，或自觉发热而体温并不升高。

二、病因病机

外感发热，古代常命名为“发热”“壮热”“寒热”等。外感六淫和疫毒是其主要发病原因，外邪入侵，人体正气与之相搏，正邪交争于体内，则引起脏腑气机紊乱，阴阳失调，阳气亢奋，正邪相争；或热毒充斥于人体，发生阳气偏盛的病理性改变，即所谓“阳胜则热”的病机。外感发热的病理性质为阳气亢奋，即属热属实。

内伤发热病因多为久病体虚、饮食劳倦、情志失调、外伤出血等。由于久病失养或素体亏虚，所致气、血、阴、阳亏虚，脏腑功能失调。如素体脾虚，或劳倦伤脾，中气不足，阴火内生，可引起气虚发热；心肝血虚，或脾虚不能生血，或慢性失血，血虚阴伤，无以敛阳，导致血虚发热；素体阴虚，或热病日久，或过用温燥，导致阴精亏虚，阴衰则阳盛，阳不制阴，水不制火，而导致阴虚发热；素体脾肾阳虚，或阴病伤阳，或气虚日久损阳，虚阳外浮，导致阳虚发热。此类病性多属虚，病位多责之心、肝、脾、肺、肾。如脾虚运化失职，痰湿内生，郁而化热，导致湿郁发热。情志不疏，肝郁化火，或郁怒伤肝，肝火内盛，导致气郁发热。而气郁日久，血行瘀滞，或外伤及出血导致血运不畅，瘀血阻滞，导致血瘀发热。此类病性属实，病位多在肺、脾、肝。内伤发热病程多长，在发生发展的过程中，多种因素多交错病性，导致病机复杂。

三、辨证论治

外感发热临床常见证型：卫表证、肺热证、胃热证、腑实证、胆热证、脾胃湿热证、大肠湿热证、膀胱湿热证等。内伤发热临床常见证型：阴虚发热证、血虚发热证、气虚发热证、阳虚发热证、气郁发热证、痰湿郁热证、血瘀发热证等。

【辨证要点】

外感发热：要辨识热型。①发热恶寒：发热与恶寒同时存在，体温多在 38℃以上，提示病证在卫表。②壮热：热而不寒，且热势很盛，体温在 39~40℃之间，甚至更高，一日之内波动很小，高热不退，持续时间达数天或更长时间，多见于气分发热、肺系邪热及暑热病邪所致发热。③寒热往来：恶寒与发热交替出现，寒时不热，热时不寒，一日数次发作，提示病位在少阳、肝胆，或由疟邪所致的病证。④潮热：热势盛衰起伏有时，如潮汛一般，外感之潮热，多属实证。

内伤发热：应首辨阴阳，病因不外乎气、血、阴、阳、郁、湿、瘀等，与气血阴阳失衡、脏腑功能失调有关。

【施治大法】

外感发热，当以解表祛邪为主，对于卫表证，当解表退热；对于肺热证，当清热解毒，宣肺化痰；胃热证，当清胃解热；腑实证，当通腑泻热；胆热证，当清热利胆；脾胃湿热证，当清热利湿，运脾和胃；大肠湿热证，当清利湿热；膀胱湿热证，当清利膀胱湿热。内伤发热，当调理阴阳气血，补虚祛实。根据气血阴阳的亏虚情况，给予益气补血，滋阴温阳，同时根据气郁、痰湿、血瘀病理因素的不同，给予理气祛除邪气等。

四、分证施治

（一）外感发热

【卫表证】

（1）主要表现：发热恶寒，鼻塞流涕，头身疼痛，咳嗽，或恶寒甚而无汗，或口干咽痛，或身重脘闷，舌苔薄白或薄黄，脉浮。

（2）证候分析：风邪侵犯人体肺卫，邪正相争，表现为恶寒、发热；侵袭人体头部经络，表现为头痛；侵袭人体鼻窍，表现为鼻塞、流清涕；风邪侵犯肺卫，肺气宣发肃降功能失常，表现为咳嗽；风邪侵袭咽喉，表现为咽痛，风邪侵犯肺卫，邪气尚未深入，故见舌苔薄白或薄黄、脉浮。

（3）治疗法则：解表退热。

（4）方药选用：荆防败毒散合银翘散。常用组方：羌活、独活、防风、川芎、前胡、柴胡、枳壳、桔梗、竹茹、大青叶、板蓝根、元参、生地黄、金银花、连翘、荆芥、淡豆豉、薄荷、甘草、桔梗、淡竹叶、牛蒡子、芦根、茯苓。

（5）用药特点：对于寒邪偏盛者，以荆防败毒散为基础方，方以荆芥、防风及羌活为主药，以辛温解表，发散风寒；辅以柴胡加强解表之功；佐以独活祛风除湿；川芎活血祛风止痛；前胡、桔梗宣畅肺气以祛痰；枳壳理气宽中；茯苓利湿；竹茹可清热化痰；大青叶、板蓝根清热解毒；元参可养阴清热、泻火解毒；生地黄具有清热凉血、养阴生津的功效；甘草调和诸药，缓急止痛。诸药协同，具有疏风解表、败毒消肿、祛痰止咳的作用。对于表热之邪偏盛者，以银翘散为基础方，重用金银花、连翘，既有辛凉解表、清热解毒的作用，又具有芳香避秽的功效。薄荷、牛蒡子可以疏散风热，清利头目，且可解毒利咽；荆芥、淡豆豉有发散解表之功，透热外出，此二者虽为辛温之品，但辛而不烈，温而不燥，可增辛散透表之力。淡竹叶除烦清上焦之热，且可生津；芦根功在清热生津；桔梗可宣肺止咳。

如果表邪未解，邪气入里，形成表里同病，则可表里同治，方用解卫清气方。

【肺热证】

（1）主要表现：壮热胸痛，咳嗽喘促，痰黄稠或痰中带血，口干，舌红苔黄，脉数。

（2）证候分析：肺经气热内盛，则见壮热胸痛，咳嗽喘促，痰黄稠；热邪损伤肺络，则见痰中带血，热邪耗损津液则见口干，舌红苔黄，脉数。

（3）治疗法则：清热解毒，宣肺化痰。

（4）方药选用：麻杏石甘汤合瓜蒌宣肺下气汤加减。常用组方：麻黄、杏仁、石膏、甘草、瓜蒌、桑白皮、橘红、法半夏、桔梗、瓦楞子、黄芩、鱼腥草、贝母、枳实、紫苏子。

（5）用药特点：本证是由风热袭肺，或风寒郁而化热，壅遏于肺所致。方用麻黄为君，取其能宣肺而泄邪热，是“火郁发之”之义。但其性温，故配伍辛甘大寒之石膏为臣药，而且用量倍于麻黄，使宣肺而不助热，清肺而不留邪，肺气肃降有权，喘急可平，是相制为用。杏仁降肺气，用为佐药，助麻黄、石膏清肺平喘。甘草既能益气和中，又与石膏合而生津止渴，更能调和于寒温宣降之间，为佐使药。瓜蒌宣肺下气汤主要治疗肺经痰热瘀阻、宣降失司之证。方中瓜蒌、橘红理气化痰，使肺气宣畅，气顺则痰降；法半夏可燥湿化痰；更以贝母、桔梗、瓦楞子清热涤痰，宽胸开结；黄芩、鱼腥草、桑白皮清泻热；枳实、紫苏子行气与降气助肺气肃降。故全方共奏宽胸化痰、清肺止咳之功。

【胃热证】

（1）主要表现：壮热，口渴引饮，面赤心烦，口苦口臭，舌红苔黄，脉洪大有力。

（2）证候分析：胃经内热，则见壮热，口渴引饮，面赤心烦，口苦口臭，舌红苔黄，脉洪大有力。

（3）治疗法则：清胃解热。

（4）方药选用：白虎汤。常用组方：石膏、知母、甘草、粳米。

（5）用药特点：本方原为阳明经证的主方，后为治疗气分热盛的代表方。方中石膏辛甘大寒，入肺胃二经，功善清解，透热出表，以除阳明气分之热，故为君药；知母苦寒质润，一方面助石膏清肺胃热，另一方面可滋阴润燥。佐以粳米、甘草益胃生津。

【腑实证】

（1）主要表现：壮热，日晡热甚，腹胀满，大便秘结或热结旁流，烦躁谵语，舌苔焦燥有芒刺，脉沉实有力。

（2）证候分析：热结内腑，正邪交争，则见壮热，日晡热甚，热邪耗损津液，则见腹胀满，大便秘结或热结旁流，热扰心神，则见烦躁谵语，舌苔焦燥有芒刺，脉沉实有力。

（3）治疗法则：通腑泻热。

（4）方药选用：大承气汤。常用组方：大黄、芒硝、厚朴、枳实。

（5）用药特点：本证是由伤寒之邪内传阳明之腑，入里化热，或温病邪入胃肠，热盛灼津所致。方中大黄泻热通便，荡涤肠胃，为君药；芒硝助大黄泻热通便，并能软坚润燥，为臣药，二药相须为用，峻下热结之力甚强；积滞内阻，则腑气不通，故以厚朴、枳实行气散结，消痞除满，并助芒硝、大黄积滞以加速热结之排泄，共为佐使。

若病情甚重，再合用厚朴八味饮加味，厚朴八味饮系刘氏经验方，常用组成：陈皮、半夏、枳壳、厚朴、苍术、莱菔子、连翘、炙甘草、黄芩、香附。

【胆热证】

（1）主要表现：寒热往来，胸胁苦满，或胁肋肩背疼痛，口苦咽干，或恶心呕吐，或身目发黄，舌红苔黄腻，脉弦数。

（2）证候分析：热结少阳肝胆，则见寒热往来，少阳经脉循于胸胁，热邪侵犯少阳，则胸胁苦满，或胁肋肩背疼痛，口苦咽干，或恶心呕吐，肝胆开窍于目，热邪攻于肝胆，则见身目发黄，舌红苔黄腻，脉弦数。

（3）治疗法则：清热利胆。

（4）方药选用：大柴胡汤。常用组方：柴胡、黄芩、大黄、枳实、芍药、半夏、生姜、大枣。

（5）用药特点：方中重用柴胡为君药，配臣药黄芩和解清热，以除少阳之邪；轻用大黄配枳实以内泻阳明热结，行气消痞，亦为臣药；芍药柔肝缓急止痛，与大黄相配可治腹中实痛，与枳实相伍可以理气和血，以除心下满痛；半夏和胃降逆，配伍大量生姜，以治呕逆不止，共为佐药。大枣与生姜相配，能和营卫而行津液，并调和脾胃，功兼佐使。

【脾胃湿热证】

（1）主要表现：身热不扬，汗出热不解，胸腹胀满，纳呆呕恶，口渴不欲饮，或目身发黄，舌苔白腻或黄腻，脉濡数。

（2）证候分析：湿热之邪侵犯脾胃，则见身热不扬，汗出热不解，胸腹胀满，纳呆呕恶，口渴不欲饮，或目身发黄，舌苔白腻或黄腻，脉濡数。

（3）治疗法则：清热利湿，运脾和胃。

（4）方药选用：王氏连朴饮。常用组方：厚朴、川连、石菖蒲、制半夏、香豉、焦栀、芦根。

（5）用药特点：方中黄连（川连）清热燥湿，厚朴行气化湿，共为君药。石菖蒲芳香化湿而悦脾，半夏燥湿降逆而和胃，增强君药化湿和胃止呕之力，为臣药。山栀（焦栀）、香豉清宣胸脘之郁热；芦根性甘寒质轻，清热和胃，除烦止呕，生津行水，皆为佐药。

【大肠湿热证】

（1）主要表现：发热，腹痛，泄泻或痢下赤白脓血，里急后重，肛门灼热，口干口苦，小便短赤，舌红苔黄腻，脉滑数。

（2）证候分析：湿热之邪困于大肠，则见发热，湿热之邪困于大肠，损伤肠络，则见腹痛，泄泻或痢下赤白脓血，里急后重，肛门灼热，口干口苦，小便短赤，舌红苔黄腻，脉滑数。

（3）治疗法则：清利湿热。

（4）方药选用：白葛清肠方。常用组方：白头翁、黄连、黄柏、秦皮、葛根、仙鹤草、蒲公英、紫花地丁、香附、二色补血草等。

（5）用药特点：白葛清肠方系刘氏经验方，主治大肠湿热证或大肠热性疾病。该方为白头翁汤与葛根芩连汤合方，再结合临床经验用药而设。白头翁汤清热解毒，凉血止痢，主治热毒痢疾；葛根芩连汤表里双解。方中重用白头翁为君药入大肠经，善清胃肠热毒；黄连、黄柏共助君药清热解毒燥湿；秦皮既清热解毒又涩肠；葛根具有解肌退热、升阳止泻之功；仙鹤草具有止痢、解毒之功，为佐药；蒲公英、紫花地丁解毒消肿，以疗灼伤；佐以香附，行气止痛；配以二色补血草益气血，行瘀血，止出血，愈肠道。全方相伍，药效专功，既解毒清肠，又利湿止痢。本方性偏苦寒，体质虚弱者，当以少佐干姜或生姜缓和诸药；胃腹胀满而痛者，配以厚朴、枳壳；腹痛明显者，加白芍、甘草酸甘缓急止痛。

【膀胱湿热证】

（1）主要表现：寒热起伏，午后热甚，尿频尿急尿痛，小便灼热黄赤，或腰腹作痛，舌红苔黄，脉滑数。

（2）证候分析：湿热之邪侵犯小肠，则见寒热起伏，午后热甚，尿频尿急尿痛，小便灼热黄赤，或腰腹作痛，舌红苔黄，脉滑数。

（3）治疗法则：清利膀胱湿热。

（4）方药选用：八正散。常用组方：车前子、瞿麦、萹蓄、木通、滑石、栀子、甘草、大黄。

（5）用药特点：方中以滑石、木通为君药。滑石善滑利窍道，清热渗湿，利水通淋，《药品化义》谓之："体滑主利窍，味淡主渗热"；木通上清心火，下利湿热，使湿热之邪从小便而去。萹蓄、瞿麦、车前子为臣药，三者均为清热利水通淋之常用品。佐以栀子清泄三焦，通利水道，以增强君、臣药清热利水通淋之功；大黄荡涤邪热，并能使湿热从大便而去。甘草调和诸药，兼能清热、缓急止痛，是为佐使之用。小便短少者，可入茅车合剂（白茅根、车前子）。

（二）内伤发热

【阴虚发热证】

（1）主要表现：午后潮热，或夜间发热，不欲近衣，手足心热，烦躁，少寐多梦，盗汗，口干咽燥，舌质红，或有裂纹，苔少甚至无苔，脉细数。

（2）证候分析：阴液亏虚，阴火内生，则见午后潮热，或夜间发热，不欲近衣，手足心热，烦躁，少寐多梦，盗汗，口干咽燥，舌质红，或有裂纹，苔少甚至无苔，脉细数。

（3）治疗法则：滋阴清热。

（4）方药选用：清骨散。常用组方：银柴胡、知母、胡黄连、地骨皮、青蒿、秦艽、鳖甲、甘草。

（5）用药特点：方中银柴胡清虚热、退骨蒸；地骨皮、胡黄连、知母内清阴分之热；青蒿、秦艽除肝胆之热；鳖甲滋阴清热、退骨蒸；甘草调和诸药。

【血虚发热证】

（1）主要表现：发热，热势多为低热，头晕眼花，身倦乏力，心悸不宁，面白少华，唇甲色淡，舌质淡，脉细弱。

（2）证候分析：阴血不足，不能敛阳，阳气亢旺，则见发热，头晕眼花，身倦乏力，面白少华，唇甲色淡，舌质淡，脉细弱等。

（3）治疗法则：益气养血。

（4）方药选用：归脾汤。常用组方：黄芪、人参、白术、甘草、当归、龙眼肉、酸枣仁、茯神、远志、木香、生姜、大枣。

（5）用药特点：方中黄芪甘温，补脾益气，龙眼肉甘平，既补脾气，又养心血，共为君药。人参、白术皆为补脾益气之要药，与黄芪相伍，补脾益气之功益著；当归补血养心，酸枣仁宁心安神，二药与龙眼肉相伍，补心血、安神志之力更强，均为臣药。佐以茯神养心安神，远志宁神益智；更佐理气醒脾之木香，与诸补气养血药相伍，可使其补而不滞。甘草补益心脾之气，并调和诸药。引用生姜、大枣调和脾胃，以资化源。诸药配伍，心脾得补，气血得养，诸症自除。

【气虚发热证】

（1）主要表现：发热，热势或低或高，常在劳累后发作或加剧，倦怠乏力，气短懒言，自汗，易于感冒，食少便溏，舌质淡，苔薄白，脉细弱。

（2）证候分析：脾胃虚弱，中气不足，则见发热，热势或低或高，常在劳累后发作或加剧，倦怠乏力，气短懒言，自汗，易于感冒，食少便溏，舌质淡，苔薄白，脉细弱。

（3）治疗法则：益气健脾，甘温除热。

（4）方药选用：补中益气汤。常用组方：黄芪、人参、白术、炙甘草、陈皮、当归、升麻、柴胡。

（5）用药特点：方中黄芪味甘微温，入脾肺经，补中益气，升阳固表，故为君药。配伍人参、炙甘草、白术，补气健脾为臣药。当归养血和营，协人参、黄芪补气养血；陈皮理气和胃，使诸药补而不滞，共为佐药。少量升麻、柴胡升阳举陷，协助君药以升提下陷之中气，共为佐使。炙甘草调和诸药为使药。

【阳虚发热证】

（1）主要表现：发热而欲近衣，形寒怯冷，四肢不温，少气懒言，头晕嗜卧，腰膝酸软，纳少便溏，面色白，舌质淡胖，或有齿痕，苔白润，脉沉细无力。

（2）证候分析：平素阳气不足，或者患寒证日久，伤及阳气，或过用、误用寒凉药物，损伤脾肾之阳，阴寒内盛，格阳于外，则见发热而欲近衣，形寒怯冷，四肢不温，少气懒言，头晕嗜卧，腰膝酸软，纳少便溏，面色白，舌质淡胖，或有齿痕，苔白润，脉沉细无力。

（3）治疗法则：温补阳气，引火归原。

（4）方药选用：金匮肾气丸。常用组方：附子、桂枝、熟地黄、山药、山茱萸、茯苓、牡丹皮、泽泻。

（5）用药特点：方中附子大辛大热，温阳补火；桂枝辛甘而温，温通阳气，二药相合，补肾阳，助气化，共为君药。肾为水火之脏，内舍真阴真阳，阳气无阴则不化，“善补阳者，必于阴中求阳，则阳得阴助，而生化无穷”，故重用熟地黄滋阴补肾生精，配伍山茱萸、山药补肝养脾益精，阴生则阳长，同为臣药。方中补阳药少而滋阴药多，该方在于微微生火，鼓舞肾气，即取“少火生气”之义。泽泻、茯苓利水渗湿，配桂枝又善温化痰饮；牡丹皮活血散瘀，伍桂枝则可调血分之滞。茯苓、泽泻、牡丹皮寓泻于补，俾邪去而补药得力，并制诸滋阴药碍湿之虞，俱为佐药。诸药合用，助阳之弱以化水，滋阴之虚以生气，使肾阳振奋，气化复常，则诸症自除。

【气郁发热证】

（1）主要表现：发热多为低热或潮热，热势常随情绪波动而起伏，精神抑郁，胁肋胀满，烦躁易怒，口干而苦，纳食减少，舌红，苔黄，脉弦数。

（2）证候分析：肝经郁热情志抑郁，肝失条达，气郁化火而发热，发热多为低热或潮热，热势常随情绪波动而起伏，精神抑郁，胁肋胀满，烦躁易怒，口干而苦，纳食减少，舌红，苔黄，脉弦数。

（3）治疗法则：疏肝理气，解郁泄热。

（4）方药选用：丹栀逍遥散加减。常用组方：柴胡、当归、白芍、薄荷、白术、茯苓、牡丹皮、栀子、生姜、甘草。

（5）用药特点：本方柴胡疏肝解郁，使肝气得以调达，为君药；当归甘辛苦温，养血和血；白芍酸苦微寒，养血敛阴，柔肝缓急，为臣药；白术、茯苓健脾去湿，使运化有权，气血有源，甘草益气补中，缓肝之急，均为佐药；牡丹皮清热凉血；栀子泻火除烦、清热利湿；用法中加入薄荷少许，疏散郁遏之气，透泄肝经郁热；生姜温胃和中，为使药。

【痰湿郁热证】

（1）主要表现：发热，午后热甚，心内烦热，胸闷脘痞，不思饮食，渴不欲饮，呕恶，大便稀薄或黏滞不爽，舌苔白腻或黄腻，脉濡数。

（2）证候分析：痰湿久郁内热，则见发热，午后热甚；湿热烦扰心神，则见心内烦热；湿热内困脾胃，则见胸闷脘痞，不思饮食，渴不欲饮，呕恶，大便稀薄或黏滞不爽，舌苔白腻或黄腻，脉濡数。

（3）治疗法则：燥湿化痰，清热和中。

（4）方药选用：黄连温胆汤。常用组方：黄连、半夏、陈皮、茯苓、甘草、竹茹、枳实、生姜、大枣。

（5）用药特点：方中黄连清热燥湿，泻火解毒；半夏降逆和胃，燥湿化痰；枳实行气消痰；竹茹清热化痰，止呕除烦；陈皮理气燥湿化痰；茯苓健脾渗湿消痰；大枣补中益气，联合甘草、生姜益脾和胃，以断生痰之源。故全方化痰消积以达清热之功。

【血瘀发热证】

（1）主要表现：午后或夜晚发热，或自觉身体某些部位发热，口燥咽干，但不多饮，肢体或躯干有固定痛处或肿块，面色萎黄或晦暗，舌质青紫或有瘀点、瘀斑，脉弦或涩。

（2）证候分析：瘀血久郁体内，郁而化热，则见午后或夜晚发热，或自觉身体某些部位发热，口燥咽干，但不多饮，肢体或躯干有固定痛处或肿块，面色萎黄或晦暗，舌质青紫或有瘀点、瘀斑，脉弦或涩。

（3）治疗法则：活血化瘀。

（4）方药选用：血府逐瘀汤。常用组方：当归、川芎、赤芍、生地黄、桃仁、红花、牛膝、柴胡、枳壳、桔梗、甘草。

（5）用药特点：瘀血阻滞，而致内伤发热，方中当归、桃仁、红花、川芎、赤芍活血祛瘀；生地黄配当归养血和血，祛瘀而不伤阴血；牛膝祛瘀而通血脉，并引瘀血下行；柴胡、枳壳、桔梗疏畅气滞，使气行则血行；甘草协调诸药。全方活血化瘀，祛除瘀阻，血活瘀散，因瘀致热自当而解。

五、临床体会

刘某，女，68 岁，以“反复手心、足心发热，口干 1 个月”为主诉就诊。1 个月前无明显诱因自觉手心、足心发热，测体温不高，口干，未予重视及治疗，现为进一步治疗，遂就诊于我科，刻下症见：手心、足心发热，烦躁，口干，关节痛，乏力，神怠，口苦，腿痛，舌暗红少苔，脉沉数。

证属内伤发热，阴虚发热。治疗法则：养阴清热。

方药选用：清骨散合当归六黄汤加减。常用组方：生地黄、熟地黄、地骨皮各 15g，生黄芪 30g，青蒿 20g，当归、黄芩、银柴胡各 10g，14 剂，每日 1 剂，水煎服。

二诊：药后手心、足心烦热稍减，关节痛、口苦减，脉细数，舌红苔薄黄。上方加桑白皮 15g、知母 10g。14 剂，每日 1 剂，水煎服。

三诊：手心、足心烦热好转，畏风，游走性肌肉痛，腹胀，嗳气，脉细，舌红苔白。上方加防风 10g。14 剂，每日 1 剂，水煎服。

四诊：不再手心、足心烦热，关节游走性疼痛减轻。

按语：该患者为老年女性，自觉发热但体温不高，辨病为内伤发热。一诊伴有乏力、倦怠，考虑脾气虚；口干、口苦，考虑阴津亏虚。治疗上给予清骨散合当归六黄汤加减以滋阴清热。其中，当归养血，生、熟地黄滋阴，三味药养血补阴，从本而治；再用黄芩清上焦火，使虚火安宁，又倍用黄芪，固已虚之表，安未定之阴。全方以补阴为主，佐以泻火之药，阴血安定。青蒿芳香清热透毒，引邪外出，功用以透热为主，为养阴透热。二诊手心、足心烦热较前减轻，口苦、关节痛均好转，故可守方继进；舌红、苔薄黄考虑有热，加用桑白皮、知母，清热生津。三诊时，患者手心、足心烦热好转，畏风、游走性肌肉痛，故加用防风祛风解表。

（王倩倩）

第二节　支气管炎

一、支气管炎的定义

支气管炎是指气管、支气管黏膜及其周围组织因病毒和细菌的反复感染形成了支气管的慢性非特异性炎症。气温下降、呼吸道小血管痉挛缺血及防御功能下降等均可导致本病；支气管炎以咳嗽、咳痰为主要症状，属中医“咳嗽”“痰饮”范畴。本病一年四季均可发生，但以冬春季节多见。若反复发作，迁延不愈，可以转成慢性，中医称为“久咳”或“痰饮”。急性支气管炎发病初期常表现为上呼吸道感染症状，患者通常有鼻塞、流清涕、咽痛和声音嘶哑等临床表现，中医称“外感咳嗽”。慢性支气管炎是一种气流受限性肺疾病，表现为气管、支气管黏膜及其周围组织的慢性非特异性炎症，以咳嗽、咳痰为主症，或兼有喘息，发病时间连续或超过2年，每年发病连续或超过3个月。

二、病因病机

《黄帝内经》对咳嗽的成因、症状、证候分类、证候转归及治疗等问题作了系统的论述，阐述了气候变化、六气影响及肺可以导致咳嗽，如《黄帝内经·素问·宣明五气》曰：“五气所病……肺为咳”。《黄帝内经·素问·咳论》是一篇论述咳嗽的专篇，指出“五脏六腑皆令人咳，非独肺也。”强调了肺脏受邪以及脏腑功能失调均能导致咳嗽的发生。对咳嗽的症状按脏腑进行分类，分为肺咳、心咳、胃咳和膀胱咳等，并指出了证候转归和治疗原则。张仲景所著《伤寒杂病论》中记载了对咳嗽进行辨证论治的治疗方药。《诸病源候论》在《黄帝内经》脏腑咳的基础上，又详细论述了风咳、寒咳等不同咳嗽的临床证候。唐宋时期，《备急千金要方》《外台秘要》《太平惠民和剂局方》等收集了许多治疗咳嗽的方剂。明代《景岳全书》将咳嗽分为外感、内伤两类。《明医杂著》指出咳嗽“治法须分新久虚实”，至此咳嗽的理论渐趋完善，切合临床实际。

本病原因复杂，有外感病因与内伤病因，二者常交错发病。咳嗽病变部位重点在肺，与脾、肾二脏关系密切。肺为贮痰之器，在肺则咳嗽；脾为生痰之源，在脾则痰多；肾为气之根，在肾则气喘，故治疗上以化痰止咳、健脾益肺为基本治疗方法。

三、辨证论治

急性支气管炎临床常见实证：风寒袭肺证、风热犯肺证、燥邪犯肺证、痰热壅肺证、痰湿阻肺证；慢性支气管炎临床常见虚证：肺气虚证、肺肾两虚证。各证可单独存在也常兼见，虽然有虚实之别，但可相互夹杂。

【辨证要点】

本病以咳嗽为主，痰是导致咳嗽和喘息的重要因素和病理结果。慢性支气管炎和咳嗽变异性哮喘的临床主要特征为痰、咳、喘，因此止咳、化痰、平喘是治疗的关键，以保持肺宣降通畅。

咳嗽：咳声高亢洪亮者多属实证，咳声低弱无力者多属虚证。病程短多为实证，病程长多为虚证。咳嗽白天明显，伴鼻塞声重者，多为外感咳嗽；咳声重浊，呈阵发性加剧，痰出咳减者，多为痰湿咳嗽或痰热咳嗽；咳嗽无痰或少痰，咳声轻微时伴短促者，多属肺燥咳嗽；咳嗽较剧，连续不断，伴有气喘，夜间为著，为久咳致喘的虚寒证。

痰液：痰色稀白、量多无味为寒；痰色黄稠、量多味腥为热；痰色淡白，量多味甘为湿；痰色微黄、量少无味为燥。

【施治大法】

支气管炎的治疗应当重点注意以下几点：①重在化痰。痰为致病因素，又为病理结果，痰阻则肺气不得宣降，进而导致咳喘，故治疗期间，针对辨证虚实、寒热温凉结果，化痰是重要治法，通过化痰可以最大限度地保持肺气通畅。②标本兼治。本病临床常表现为虚实夹杂，故治疗应标本兼治。其中温补脾肺肾以治本，清热或燥湿化痰以治标。③多用温药。慢性咳嗽多发于冬季，遇寒加重，“病痰饮者，当以温药和之”，所以多用温药而治之。寒遇温则散，痰遇温则消，肺遇温则宣，脾遇温则健，肾遇温则纳。④巩固疗效。由于慢性支气管炎病程较长，有反复咳嗽的特点，因此病情缓解后，当以宣肺降气，健脾燥湿，补肾纳气，巩固疗效。⑤遣药忌腻。注意用药不可过于滋腻，困阻脾运，以助生痰。

四、分证施治

（一）急性支气管炎（实证）

【风寒袭肺证】

（1）主要表现：咳嗽，痰白，痰清稀，恶寒，鼻塞，流清涕，咽痒，或发热，无汗，肢体酸痛，舌苔薄白，脉浮或浮紧。

（2）证候分析：肺司呼吸，外合皮毛，风寒外感，最易袭表犯肺，肺气被束，失于宣降而上逆，则为咳嗽。肺津不布，聚成痰饮，随肺气逆于上，故痰色白质稀；鼻为肺窍，肺气失宣，鼻咽不利，则鼻塞、流清涕、咽痒。寒性收引，腠理闭塞，故见无汗，舌苔薄白，脉浮紧，为感受风寒之象。

（3）治疗法则：疏风散寒，宣肺止咳。

（4）方药选用：三拗汤合止嗽散加减。常用组方：炙麻黄、苦杏仁、白前、荆芥、防风、紫苏叶、陈皮、桔梗、炙百部、款冬花、甘草。

（5）用药特点：风寒之邪郁闭皮毛内达于肺，肺失宣降，而致咳嗽。治疗的关键在于散寒、止咳。麻黄性味辛温，发汗散寒，宣肺平喘，直至病因；用桔梗、杏仁宣降肺气，止咳化痰，善治鼻塞咽痛、痰盛喘促；甘草不炙，乃取其清热解毒，协同麻黄、苦杏仁利气祛痰止咳；荆芥、防风辛苦而温，芳香而散，散风湿，清头目，利咽喉，善治伤风头痛咳嗽；款冬花辛温润肺，苦温下气，消痰止咳，治寒热结气，咳逆上气；炙百部甘苦微温，能润肺，治“肺咳”；紫苏叶、白前辛开苦降，微温不燥，长于降气化痰；陈皮导滞消痰。痰多、舌苔白厚腻者，加厚朴、法半夏、茯苓；风寒入里化热者或风寒束表而内有蕴热者，加生石膏（先煎）、黄芩、桑白皮；咳嗽阵发、气急、喘鸣、胸闷者，加僵蚕、枳壳、紫苏子；头痛明显者，加白芷、藁本；周身酸楚甚至酸痛者，加羌活、独活；气虚者，气短、乏力，加党参、黄芪。

【风热犯肺证】

（1）主要表现：咳嗽，痰黄，咽干甚则咽痛，发热，恶风，伴咳痰黏稠，咳痰不爽，鼻塞，流浊涕，鼻窍干热，咽痒，口渴，伴有舌尖红，舌苔黄，脉浮或浮数。

（2）证候分析：风热袭肺，肺失清肃则咳嗽。热邪煎灼津液，故痰稠色黄。肺气失宣，鼻窍津液为风热所熏，故鼻塞不通，流黄浊涕。肺卫受邪，卫气抗邪则发热，卫气郁遏故恶风寒，风热上扰，津液被耗则口干咽痛。肺为风热侵袭上焦则舌尖发红；苔黄，脉浮数皆为风热之象。

（3）治疗法则：疏风清热，宣肺化痰。

（4）方药选用：桑菊饮加减。常用组方：桑叶、菊花、杏仁、连翘、牛蒡子、前胡、黄芩、薄荷（后下）、桔梗、芦根、甘草。

（5）用药特点：方中桑叶、菊花甘凉轻清，疏散上焦风热，且桑叶善走肺络、清泻肺热，为主药。辅以薄荷助桑叶、菊花疏散上焦之风热；牛蒡子外散风热（治风热感冒），又能内清肺热；杏仁、桔梗一宣一降，以复肺脏宣降功能而止咳，是宣降肺气之常用组合；前胡降气化痰止咳；黄芩清上焦肺热；连翘苦寒清热解毒，芦根甘寒清热，生津止渴，共为佐药；甘草调和诸药，且有疏风清热、宣肺止咳作用，为使药。头痛、目赤者，加夏枯草、栀子；咳甚者，加蜜百部、枇杷叶、浙贝母；喘促、汗出、口渴者，加炙麻黄、生石膏（先煎）；全身酸楚、无汗者，加荆芥、防风；咽喉肿痛者，加山豆根、玄参、马勃；口渴者，加天花粉、玄参；咳嗽阵作者，加白蒺藜、僵蚕、蝉蜕；气急、喘鸣、胸闷者，加僵蚕、苏子；夏令兼夹暑湿，心烦、口渴、舌红者，减牛蒡子，加六一散调服；阴虚者，手足心热、口干、盗汗，加麦冬、北沙参、地骨皮。

【燥邪犯肺证】

（1）主要表现：咳嗽无痰，唇鼻干燥，口干，咽干甚则咽痛，舌苔薄或少苔，脉浮。

（2）证候分析：肺喜润恶燥，职司清肃，燥邪犯肺，易伤肺津，肺失滋润，清肃失职，故干咳无痰，或痰少而黏，难以咳出，咽干咽痛，燥与热合，腠理开泄，则见脉浮数。苔薄而干燥少津，为燥邪袭表犯肺之象。

（3）治疗法则：清肺润燥，疏风清热。

（4）方药选用：桑杏汤加减。常用组方：桑叶、杏仁、北沙参、麦冬、浙贝母、淡豆豉、栀子皮、瓜蒌皮、梨皮。

（5）用药特点：方中桑叶清宣燥热，透邪外出，杏仁宣利肺气，润燥止咳，共为君药。豆豉辛凉透散，助桑叶轻宣透热；贝母清化热痰，助杏仁止咳化痰；北沙参养阴生津，润肺止咳，共为臣药。栀子皮质轻而入上焦，清泄肺热；麦冬润肺滋阴，瓜蒌皮清热化痰，合用治燥热伤肺；梨皮清热润燥，止咳化痰，均为佐药。燥热明显者，加知母、生石膏（先煎）；头痛、发热明显者，加薄荷（后下）、连翘；咽痛明显者，加玄参、山豆根；鼻衄或痰有血丝者，加白茅根、生地黄、藕节；口鼻干燥甚者，减淡豆豉，加玄参；咳甚胸痛者，加枳壳、延胡索、白芍；咳嗽阵作者，加玄参、地龙、蝉蜕、白芍；恶寒、无汗为凉燥者，方用杏苏散加减。

【痰热壅肺证】

（1）主要表现：咳嗽，痰黄，痰多、黏稠，咳痰不爽，口渴，胸闷，发热，大便秘结，舌质红，舌苔黄腻，脉滑或滑数。

（2）证候分析：由外感热邪或外感风寒，郁而化热，热灼肺津，炼液成痰，痰与热结，壅阻肺络所致。肺失宣降，故咳嗽、胸闷，伴发热、口干。舌红，苔黄或黄腻，脉滑数为痰热郁肺之象。

（3）治疗法则：宽胸化痰，清肺止咳。

（4）方药选用：瓜蒌宣肺下气汤加减。常用组方：瓜蒌、桑白皮、橘红、法半夏、桔梗、杏仁、瓦楞子、黄芩、鱼腥草、贝母、枳实、紫苏子、生甘草。

（5）用药特点：该方系刘氏经验方，主要治疗肺经痰热瘀阻，宣降失司之证。方中瓜蒌、橘红理气化痰，使肺气宣畅，气顺则痰降；法半夏燥湿健脾化痰力强；更以贝母、桔梗、瓦楞子清热涤痰，宽胸开结；黄芩、鱼腥草、桑白皮清泻热；枳实、紫苏子、杏仁行气降气，助肺气肃降；甘草补土而和中。故全方共奏宽胸化痰、清肺止咳之功。热甚者，可加生石膏、知母；气急、喘鸣、胸闷者，减桔梗，加葶苈子、射干、地龙；胸痛明显者，加延胡索、赤芍、郁金；大便秘结者，加大黄。

【痰湿阻肺证】

（1）主要表现：咳嗽，痰多，痰白黏或有泡沫，痰易咳出，口黏腻，胸闷，纳呆，食少，胃脘痞满，舌苔白或白腻，脉滑。

（2）证候分析：外邪袭肺，肺宣降失常，肺不布津，久之水液停聚而为痰湿；脾气虚输布失司，水湿凝聚为痰，上贮于肺；或久咳伤肺，肺输布水液功能减弱，聚湿成疾；肺气上逆，故咳嗽痰多，痰质黏色白易于咳出。痰湿阻滞气道，肺气不利，故胸闷，甚则气喘痰鸣。舌苔白腻，脉滑。

（3）治疗法则：燥湿化痰止咳。

（4）方药选用：二陈汤合三子养亲汤加减。常用组方：法半夏、茯苓、陈皮、白术、厚朴、白芥子、莱菔子、紫苏子、炙甘草。

（5）用药特点：外邪侵肺，失其调达，水聚成痰，故遣二陈汤以半夏、茯苓燥湿化痰；陈皮与甘草化痰、理气、和中；又以三子养亲汤温肺利气、利膈消痰；白芥子善祛寒痰、顽痰；紫苏子降气行痰，使气降则痰不逆；莱菔子消食导滞，使气行则痰行。两方合用，则燥湿化痰，理气止咳。再加白术健脾、厚朴行气燥湿化痰。寒痰较重，痰黏白如沫、畏寒者，加干姜、细辛；脾虚湿盛，口淡乏味、大便稀溏或黏滞不爽者，加党参、苍术、薏苡仁；胃脘痞满者，加白蔻仁、枳壳；外有风寒，咽痒、恶寒者，加荆芥、紫苏梗。

（二）慢性支气管炎（虚证）

【肺气虚证】

（1）主要表现：咳嗽，咳痰色白清稀，气短，乏力，自汗，动则加重，神疲，畏风寒，易感冒，舌质淡，舌苔薄白，脉弱或沉，或细缓。

（2）证候分析：肺主气而司呼吸，肺气虚，易减低生成宗气，宗气不足，一身气少出现咳嗽、气短乏力；肺合皮毛，具有卫外固密肌肤、辅助呼吸的作用，肺气虚，即可出现呼吸功能减弱；而腠理不固，则出现自汗，畏风寒，易感冒。

（3）治疗法则：补肺益气，宣肺止咳。

（4）方药选用：培土益肺汤合玉屏风散加减。常用组方：人参（党参）、黄芪、白术、茯苓、防风、杏仁、陈皮、法半夏、前胡、五味子、炙甘草。

（5）用药特点：培土益肺汤系刘氏经验方，常用于补益肺气，治疗肺气不足。人参补元气、益脾肺，黄芪入脾肺、益气固表，五味子收敛肺气，佐二陈之辈陈皮、半夏，加杏仁、甘草化痰止咳，顺气降气；前胡降气化痰止咳；再入白术、茯苓益脾健运、祛湿化痰，防风祛风解表与黄芪相伍，益气固表，合用共奏健脾益肺、密腠止汗之功。全方通过四君子、六君子补土来补肺以治本；二陈燥湿化痰、理气止咳以治标；玉屏风散益气固表以卫外。寒热不定、恶风寒明显者，加桂枝、白芍；咳痰稀薄、时觉形寒者，为肺虚有寒，可加干姜、紫苏子、紫菀、款冬花；自汗频出者，加浮小麦、煅牡蛎；纳少不欲饮食者，加炒神曲、炒麦芽、莱菔子。

【肺肾两虚证】

（1）主要表现：咳嗽少痰或干咳，神疲，乏力，动则加重，易感冒，自汗，盗汗，声音嘶哑，或耳鸣，腰困腰痛，舌质红，舌苔少，脉沉细、双尺无力。

（2）证候分析：肺司呼吸，肾主纳气。肺气肃降，吸入清气，下纳于肾；肾纳清气，以维持呼吸深度。故称肺为气之主，肾为气之根。肺气久虚、肃降失司与肾气不足、摄纳无权，常互为影响，以致出现咳嗽少痰或干咳等肾不纳气的症状。肺与肾母子相生，阴液互资，称为“金水相生”。金能生水，肺金为肾水之母，肺阴充下输于肾，使肾阴充盈；水能润金，肾阴为一身阴液的根本，肺阴依赖肾阴滋养而充盛。肾阴不足，不能上资肺阴；或肺阴亏虚，久虚及肾，可出现声音嘶哑、盗汗、腰酸耳鸣等肺肾阴虚的症状。

（3）治疗法则：补肾养阴，润肺止咳。

（4）方药选用：参芪地黄方加减。常用组方：沙参、黄芪、生地黄、山药、山茱萸、茯苓、泽泻、牡丹皮、麦冬、五味子、桑叶、浙贝母、款冬花、前胡、甘草。

（5）用药特点：参芪地黄方系刘氏经验方，用于治疗肺肾气阴不足的慢性咳喘之证。该方善治阴虚肺燥的咳嗽少痰或干咳无痰以及阴虚内热。沙参养阴清肺，并用黄芪，补益肺气，二药相伍，滋补肺之气阴，以利肺气清肃下行；更以滋补肾阴名剂六味地黄（生地黄、山药、山茱萸、茯苓、泽泻、牡丹皮）补肾纳气，共同促进肺气宣降，肾固纳气，呼吸舒畅。麦冬协沙参养阴润燥，五味子酸温，敛肺止汗，生津止渴，与黄芪同功，一补一润一敛，益气养阴，生津止渴，敛阴止汗，使气复津生，汗止阴存；辅以桑叶、款冬花清肺润燥，浙贝母润燥化痰止咳，前胡降气化痰；甘草能生津止渴，配以桑叶，轻宣燥热，合而成方，有清养肺胃、生津润燥之功。全方补肾阴、益肺气、养肺阴、燥痰浊、畅宣降、止咳喘。兼有痰热而咳黄痰者，加黄芩、全瓜蒌；口渴甚者，加天花粉、玄参；低热不退者，可加银柴胡、胡黄连；纳差、食少者，加炒麦芽；腹胀者，加枳壳、厚朴；盗汗者，加浮小麦、乌梅。

五、临床体会

陈某，男，66 岁，以“咳嗽 1 周”为主诉就诊，1 周前因天气变化后开始出现咳嗽咳痰，无发热，无恶心呕吐，以晨起和夜间睡觉时咳嗽最为显著，咳痰以白色泡沫痰为主。近日咳嗽逐渐加重，咳痰，痰液黏稠，色黄，不易咳出伴胸闷，活动后更甚，偶感发热，体温 37.6℃，大便不行，口服头孢克肟 100mg，每日2次，服用6日，体温正常，胸闷好转，但仍然咳嗽、咳痰，痰黏加重，故请中医诊治。

一诊：咳嗽，咳痰，痰黄黏稠、不易咳出，稍感胸闷气短，咽部疼痛，无发热，大便干燥，约3日1次，小便色黄，舌质红，苔薄黄，脉数。既往吸烟史40余年。

证属痰热壅肺。治疗法则：宽胸化痰，清肺止咳。

方药选用：瓜蒌宣肺下气汤加减。常用组方：瓜蒌15g，桑白皮12g，橘红15g，法半夏15g，桔梗15g，杏仁10g，煅瓦楞子30g，黄芩15g，鱼腥草15g，蒲公英15g，紫花地丁15g，浙贝母15g，枳实10g，紫苏子12g，前胡15g，火麻仁30g，生甘草9g。7剂，每日1剂，水煎取汁400mL，分早晚两次温服。

二诊：患者咳嗽好转，痰色稍淡，咳痰较利，量多，咽痛减轻，干痒不适，大便每日1次，干燥，胸闷气短消失，舌质淡红，苔薄白，脉象细。上方减紫苏子，加茯苓15g，继服7剂。

三诊：间断性咳嗽明显减轻，咳痰色清，无胸闷气短，咽痛消失，大便每日1行，舌质淡，苔薄白，脉细。病情基本痊愈，给予健脾益气、宣肺化痰之剂以养肺：党参15g，炒白术15g，法半夏10g，陈皮10g，茯苓15g，莱菔子15g，杏仁10g，桔梗15g，炙甘草6g。7剂，每日1剂，水煎取汁400mL，分早晚两次温服。

按语：此案系以痰热壅滞于肺的咳嗽，由外邪侵入，经肺之外门，直接入肺，气失宣降；外邪壅肺，灼津成痰，肺气不降，呼吸不利；“肺与大肠相表里”，肺热及肠。应用瓜蒌宣肺下气汤，直至病位，宽胸清肺、化痰止咳。以宽胸涤痰、清热散结之瓜蒌为主，一辅黄芩、桑白皮、鱼腥草清热肃肺，蒲公英、紫花地丁助黄芩解毒清肺，协瓜蒌清解病因；二辅二陈之剂橘红、半夏、甘草燥湿化痰，配以贝母化痰止咳，更以瓦楞子清涤顽痰，清理病理结果，以利宣降；三辅桔梗、杏仁协调宣发肃降，再伍紫苏子、前胡、火麻仁降肺气，通肠气以止咳嗽；还有甘草止咳、调和诸药。全方配伍精当，根据辨证，多方位组合治疗。7剂即感咳嗽减半，特别是黄痰明显减少，诸症好转，初治获效。再诊遵“效不更方”的基本原则，少事加减，方专力宏，诸症锐减，以培土生金收效。

（王丽莎）

第三节 肺　炎

一、肺炎的定义

肺炎起病多急，以发热、咳嗽，或伴气急、胸痛等为主症，是肺部的急性炎症性疾病。按其解剖分类，分为大叶性、支气管性、间质性等；按其病原体分类，分为细菌性、支原体性、病毒性等。以上分类均可根据辨证施治原则治疗。肺炎在祖国医学中没有明确记载，根据其临床发病迅速、热势较高、极易传变、症状凶险等诸多特点，将其归属于外感热病范畴，多属中医学“风温”病的范围，亦可见于其他温热病等。

二、病因病机

“风温”病首见于《伤寒论》：“太阳病，发热而渴，不恶寒者为温病。若发汗已，身灼热者，名风温。”《伤寒总病论》曰：“病人素伤于风，因复伤于热，风热相搏，则发风温。四肢不收，头痛身热，常自汗出不解”。这里指出了风温的病因病机及症状。明代汪石山首先确立风温病为 4 种温病中的独立病种。“有不因冬月伤寒而病温者”即指风温病，其在理论上突破了以往春季温病皆由于“冬伤于寒”的传统观念。清代为风温病成熟时期，创立了卫气营血辨证。叶天士在《温热论》中指出：“温邪上受，首先犯肺，逆传心包。”为风温的传变及辨治规律提供了理论依据。清代吴瑭依据叶天士的温热病学说，明确温病分三焦传变，阐述风温、温毒、暑温、湿温等证候的治疗方法，他在《温病条辨》中有这样的记载：“风温者，初春阳气始开，厥阴行令，风夹温也。温热者，春末夏初，阳气弛张，温盛为热也。温疫者，厉气流行，多兼秽浊，家家如是，若役使然也。温毒者，诸温夹毒，秽浊太甚也。暑温者，正夏之时，暑病之偏于热者也。湿温者，长夏初秋，湿中生热，即暑病之偏于湿者也。秋燥者，秋金燥烈之气也。冬温者，冬应寒而反温，阳不潜藏，民病温也。温疟者，阴气先伤，又因于暑，阳气独发也。”病毒性肺炎在中医里属于“瘟疫”范畴。吴又可强调温疫与伤寒完全不同，他明确指出：“夫温疫之为病，非风、非寒、非暑、非湿，乃天地间别有一种异气所感。”他将这种异气命名为“戾气”。戾气侵入人体的途径是自口鼻而入。吴氏认为：“物者气之化也，气者物之变也”，开辟了中医治疗空气传播的呼吸系统疾病的理论先河。

经过临床实践总结，肺炎病因一是外感风寒之邪入里化热；二是外感风热（温）之邪化热入里。该病的病理变化，肺为病变中心，病邪侵袭人体，是初起多见表证；继则表证解而入里化热或化热入里，出现邪热炽盛，肺失宣降。本病的病位主要在肺，病机主要以痰热壅肺，肺失宣降为主。但不管是风寒还是风热之邪侵袭人体，初起均会先见表证，因为太阳主皮肤、统领卫气，太阴肺合皮毛、开窍于鼻，主气属卫，故都主表。而寒温外邪入侵人体，首当其冲的就是它们。均会有发热，微恶风寒，无汗或者少汗，头痛，咳嗽，脉浮等病症，治疗上均用解表之法，都可以用“汗之”，只不过感受风寒之邪是用辛温发汗的药物让其发汗，达到辛温解表、驱散风寒的目的；而温病是感受风热之邪，用辛凉解表的药物解其表，自身汗出，进而来宣畅气机。疾病的发展过程中，不管是风寒还是风热都会出现里热证，伤寒是由于感受寒邪入里化热，而温病是由于感受风热之邪，化热入里，治疗上均可用清热之法来治疗。但在时疫的特殊情况下，要根据发病的季节因素考虑，不可单一遵循固有框架，要因时、因地、因人综合辨证。

三、辨证论治

临床常见证型：邪犯肺卫证、热壅肺气证、痰热郁肺证、寒湿闭肺证。

【辨证要点】

外感邪气，由口鼻而入或由表入里袭肺，邪热郁肺，肺气郁闭，灼伤肺津，痰热瘀阻，宣发肃降失司，其辨证要点为发热、恶寒，咳嗽、黄痰、黏稠、量多，胸部疼痛，舌红苔黄或黄燥，脉象数或滑数。在辨治过程中，还应注意：①本病多在气分阶段即告邪解，进入恢复期。如因邪热渐退，津液耗伤，而见低热不退，咳呛痰少，口干，舌质红少津，当予甘寒清养。②注意传变中的兼夹情况。卫气同病，气营两燔，热入营血的夹杂情况，必须分清主次，注意转化趋势，适当结合上述症状，选方用药。邪从卫表，逆传心包，直趋营分，须辛凉清解与清营开窍同时并进。③病毒性肺炎引起的时疫传播速度快，应结合季节与地域抓住病机随症加减，且因传变较快，须2~3日复诊，根据症状调整用药。

【施治大法】

肺炎一般当属外感风热或风温邪气或寒邪入里化热，并非尽属风温，必须审证求因，辨证施治。部分病例系感染寒湿疫毒。外感风热或风温邪气或寒邪入里化热者，必当疏散温热、清肺化痰、宣肺降气。感染寒湿疫毒者，当温肺祛寒、化痰止咳。

四、分证施治

【邪犯肺卫证】

（1）主要表现：恶寒或者寒颤，发热骤起，少汗或无汗，咳嗽不畅，咳痰量少、质黏、色白，胸闷或有隐痛，头痛，全身不适，口微渴，舌苔薄白或薄黄，舌边尖红，脉浮数。

（2）证候分析：风热袭肺，肺失清肃则咳嗽。热邪煎灼津液，咳嗽不畅，咳痰量少。肺气失宣，肺卫受邪，卫气抗邪则发热，卫气郁遏故恶风寒，风热上扰，津液被耗则口干微渴。舌尖候上焦病变，肺为风热侵袭，所以舌尖发红；苔薄黄，脉浮数皆为风进之象。

（3）治疗法则：辛凉解表，轻宣肺气。

（4）方药选用：银翘散加减。常用组方：金银花、连翘、牛蒡子、前胡、桔梗、杏仁、浙贝母、薄荷、淡豆豉。

（5）用药特点：金银花、连翘合为君药，清热解毒，善解上焦热毒；桔梗、杏仁上宣下降，均能祛痰；前胡、浙贝母止咳化痰；牛蒡子散结利咽；薄荷、豆豉解表宣郁。表寒重，恶寒无汗者加荆芥、防风。风热上扰，头痛剧烈者加桑叶、菊花。里热渐显，烦热者加栀子、黄芩。

【热壅肺气证】

（1）主要表现：高热不退，有汗或少汗，咳嗽频作，气粗外煽，咳痰稠黄、铁锈色或带血丝，量中等，胸痛，呼吸加重，烦渴多饮，面赤，或口唇微紫，唇周或见疱疹，舌苔黄而干，舌质红，脉滑数或洪大。

（2）证候分析：热邪壅肺，肺失清肃；肺热炽盛，炼液为痰故咳嗽，痰稠色黄，肺失清肃，气壅不降故气喘息粗。里热蒸腾则壮热，内灼津液故口渴；热扰心神，故心烦不安。如果痰热交阻于肺，气道不利，肺气郁闭，热伤肺络，导致气滞血壅，气血失畅，则出现胸痛，咳铁锈色或带血丝痰。舌红苔黄，脉滑数皆为里热之象。

（3）治疗法则：清热宣肺化痰。

（4）方药选用：解卫清气方加味。常用组方：荆芥、防风、金银花、连翘、桑叶、菊花、柴胡、黄芩、生石膏、知母、鱼腥草、牛蒡子、芦根、前胡、桔梗、杏仁、生甘草。

（5）用药特点：解卫清气方系刘氏经验方，临床用于治疗感受外邪、热邪由表入里、进入气分之发热疾病。全方以荆芥、防风解肌透表；金银花、连翘辛凉解表；桑叶、菊花宣肺止咳；柴胡、黄芩和解半表半里之热；生石膏、知母清肺胃，生津液，针对热邪顺传入里的规律用药，多维度为一体；另遣牛蒡子与鱼腥草清肺热、利咽喉；芦根清热除烦；桔梗、杏仁宣肺气、助肃降；前胡降气化痰、宣散风热；甘草解毒、调和全方。共奏辛散解表、清里散热、止咳化痰之效。腑实热结，便秘、腹胀满、潮热者，加大黄；肠热下利者，减生石膏，加葛根、黄连；热盛伤津，口干渴、舌质红者，加沙参、麦冬。

【痰热郁肺证】

（1）主要表现：咳嗽，痰色黄稠而难排出，甚或痰中带血，面赤，鼻出热气，胸闷，口干，口苦，咽痛，舌红，苔黄腻或黄白相兼，脉滑数。

（2）证候分析：由外感热邪或外感风寒，郁而化热，热灼肺津，炼液成痰，痰热互结，壅阻肺络所致。肺失宣降，故咳嗽、胸闷，伴面赤、鼻出热气、口干。舌红，苔黄腻或黄白相兼，脉滑数为痰热郁肺之象。

（3）治疗法则：清热豁痰，肃肺止咳。

（4）方药选用：瓜蒌宣肺下气汤加减。常用组方：瓜蒌、桑白皮、橘红、法半夏、桔梗、杏仁、瓦楞子、黄芩、鱼腥草、贝母、枳实、紫苏子、生甘草。

（5）用药特点：该方系刘氏经验方，主要用于痰热阻肺、宣降失司之证。方中瓜蒌、橘红、法半夏理气化痰，使肺气宣畅，气顺则痰降；更以贝母、桔梗、瓦楞子清热涤痰，宽胸开结；黄芩、鱼腥草、桑白皮清泻热；枳实、紫苏子、杏仁行气降气，助肺气肃降；甘草补土而和中。故全方共奏宽胸化痰、清肺止咳之功。热甚者，可加生石膏、知母；气急、喘鸣、胸闷者，减桔梗，加葶苈子、射干、地龙；胸痛明显者，加延胡索、赤芍、郁金；大便秘结者，加火麻仁、槟榔、大黄。

【寒湿闭肺证】

（1）主要表现：恶寒高热，咳嗽，喘憋气促，全身疼痛，乏力倦怠，或有恶心不食，嗅觉、味觉减退，腹泻，舌质淡红，苔白腻，脉弦滑。

（2）证候分析：戾邪深入太阴，继生痰湿瘀热，终至疫毒闭肺，见发热咳嗽、喘憋气促、乏力倦怠等症。肺气闭阻，胃肠亦多不通，见恶心不食、腹泻等症。

（3）治疗法则：开达膜原，辟秽化浊。

（4）方药选用：小达原饮加减合藿香正气散。常用组方：槟榔、厚朴、草果、干姜、苍术、焦三仙、藿香、佩兰、茯苓、生白术。

（5）药用特点：方用槟榔辛散湿邪，化痰破结，使邪速溃，为君药。厚朴芳香化浊，理气祛湿；草果辛香化浊，辟秽止呕，宣透伏邪，共为臣药。以上三药气味辛烈，可直达膜原，逐邪外出。藿香、佩兰芳香化温，和中止呕，并能发散风寒；白术、茯苓健脾去湿；焦三仙化积行气；干姜温脾阳助运化；苍术燥湿健脾、祛风散寒。胁痛、寒热往来、呕而口苦者，加柴胡、黄芩解少阳之邪；腰背项痛者，加羌活、独活燥湿止痛；目痛、眼眶痛、鼻干不眠者，加葛根、川芎解表，升津舒筋；脘腹胀痛者，可加木香、延胡索以行气止痛。

五、临床体会

辛某，男，48岁，以“发热恶寒、咳嗽4天”为主诉就诊，自诉4天前因不慎受凉出现恶寒发热，咽痛，周身不适，未予重视与治疗，继之发热加重，恶寒，咳嗽，头痛，咽痛，全身酸痛，体温39.1℃。胸部CT示：双肺纹理增粗，右下肺有渗出，诊断为右下肺炎。给予头孢呋辛酯、氨溴索、复方甘草片，服药3天，自觉症状有所改善，咽痛与全身不适好转，但仍发热，咳嗽，咳痰，色黄黏稠，不易咳出，稍感胸痛。为进一步治疗遂来中医就诊。

一诊：发热，恶寒，咳嗽，咳痰，色黄黏稠，自觉咳嗽时右侧胸痛，稍感胸闷，尚无气短，口咽干燥，舌红苔黄，脉数。查体：体温38.5℃，精神尚可，气管居中，胸廓对称；双肺呼吸音粗，右下肺可闻及散在湿啰音；心率90次/分，律齐，未闻及病理性杂音；腹部正常；双下肢无浮肿。血常规示：白细胞 13×10^9/L，中性粒细胞占比88.7%。

证属热壅肺气。治疗法则：清热宣肺，化痰止咳。

方药选用：解卫清气方加味。常用组方：荆芥 15g，防风 12g，金银花 15g，连翘 15g，桑叶 12g，菊花 12g，柴胡 18g，黄芩 15g，生石膏 20g，知母 12g，鱼腥草 15g，牛蒡子 15g，芦根 12g，前胡 15g，桔梗 15g，杏仁 15g，生甘草 9g，蜜百部 12g，瓜蒌 15g。3 剂，每日 1 剂，水煎取汁 400mL，分早晚两次温服。

二诊：服药 2 剂后，患者体温明显下降，最高体温 37.4℃，不恶寒，服完 3 剂，仍咳嗽，痰色浅黄，口干明显，大便干燥。查体：体温 36.5℃；双肺呼吸音略粗，右下湿啰音不明显；心脏正常；腹部未发现异常。舌红少苔，脉细数。上方去荆芥、防风、金银花、连翘、菊花、柴胡、生石膏，加浙贝母 15g、橘红 15g、法半夏 15g。继服 4 剂，服法同前。

三诊：时有咳嗽，痰少而白，易出，无发热恶寒，胸痛消失，口咽干，大便干燥，舌苔少，脉象细。复查血常规正常，胸部 CT 示：双肺纹理增多，余未见异常。继以养阴润肺，宣肺止咳。组方：沙参 15g，麦冬 15g，桑叶 15g，生地黄 15g，枇杷叶 15g，桑白皮 15g，地骨皮 15g，浙贝母 10g，枳实 10g，砂仁 10g，火麻仁 18g，生甘草 15g。4 剂，水煎服，服法同前。

按语：此案患者感受风寒外邪化热，经咽入里，故见发热，舌红苔黄，脉数之象；然化热之邪，壅遏于肺，肺失宣降则见咳嗽；肺热之邪炼液为痰则咳黄黏痰；热伤津液则见口咽干燥。本病的辨证要点：邪热壅肺，肺失宣降，痰热壅滞故表现为热、咳、痰、燥。治疗主要应清热宣肺、散邪止咳，故治疗以清热宣肺，化痰止咳为主，初以辛散透表，清肺化痰；继以清肺解热、化痰止咳；再以养阴润肺、宣肺止咳收官。纵观全程，围绕邪气侵及人体，病邪在表辛散解之；入里而未全入和之；入里则必清之、化之；末以润之。以达邪散、热清、痰化、咳止的目的。末以润肺，宣降顺畅。

（王丽莎）

第四节 支气管哮喘

一、支气管哮喘的定义

支气管哮喘简称哮喘，是一种以慢性气道炎症和气道高反应性为特征的异质性疾病，其特征为可逆性气道阻塞、气道炎症和对多种刺激的气道反应性增高。临床表现为反复发作的喘息、气急，伴或不伴胸闷或咳嗽等症状，同时伴有气道高反应性和可变的气流受限。该病具有发病率高且易反复发作的特点，往往迁延不愈。据统计全球约 3 亿人口患有哮喘，仅 2019 年就有约

46.1 万人死于哮喘相关疾病。研究显示，在我国≥20 岁哮喘患病人数达 4 570 万例，且哮喘患病率呈逐年增长的趋势。《支气管哮喘防治指南（2024 年版）》将哮喘分为急性发作期、慢性持续期和临床缓解期。

二、病因病机

哮喘在中医中归属于“哮病”“喘病”范畴。哮表现为发作性的痰鸣气喘，以呼吸急促、喉间哮鸣为特征；喘虽呼吸急促，而喉间并无哮鸣音。哮必兼喘，而喘未必兼哮。

中医认为哮喘的病理因素以痰为主，病位在肺，关系到脾、肾，痰的产生责之于肺不能布散津液、脾不能运输精微、肾不能蒸化水液，以致津液凝聚成痰，伏藏于肺，成为发病的“夙根”。此后如遇气候突变、饮食不当、情志失调、劳累等多种诱因，均可引起发作。这些因素多互相关联，其中尤以气候为主。

发作时，伏痰遇感引触，痰随气升，气因痰阻，相互搏结，壅塞气道，气管狭窄，通畅不利，肺气宣降失常，引发停积之痰，而致痰鸣如吼，气息喘促。若长期反复发作，寒痰伤及脾肾之阳，痰热耗灼肺肾之阴，则可从实转虚，在平时表现肺、脾、肾等脏气虚弱之候。肺虚气不化津，则痰浊内蕴，肃降无权，并因卫外不固，更易受外邪的侵袭诱发；脾虚积湿生痰，上贮于肺，则影响肺气升降；肾虚精气亏乏，摄纳失常，则阳虚水泛为痰，或阴虚虚火灼津成痰，上干于肺，加重肺气升降失常。三脏之间交互影响，可致合并同病，表现为肺脾气虚或肺肾两虚等。若严重者肺不能治理调节心血运行，肾虚命门之火不能上济于心，则心阳同时受累，甚至发生喘脱危候。

《丹溪心法·哮喘》中记载：“哮喘必用薄滋味，专主于痰”，指出哮病的论治与痰的密切关系。《诸病源候论·咳嗽病诸候》中记载：“呷嗽者……其胸膈痰饮多者，嗽则气动于痰，上搏喉咽之间，痰气相击，随嗽动息，呼呷有声”。《时方妙用·哮证》曰：“哮喘之病，寒邪伏于肺俞，痰窠结于肺膜，内外相应，一遇风、寒、暑、湿、燥、火六气之伤即发，伤酒、伤食亦发，动怒、动气亦发，劳役、房劳亦发。”《症因脉治·哮病》提到哮病之因为“痰饮留伏，结成窠臼，潜伏于内……饮食之伤，或外有时令之风寒，束其肌表，则哮病之症作矣。”《黄帝内经·素问·玉机真脏论》曰：“是故风者百病之长也，今风寒客于人……弗治，病入舍于肺，名曰肺痹，发咳上气。”这里指出哮喘可由风邪兼夹寒邪、气郁在肺而诱发。《婴通类萃·喘论》曰：“又有风寒暑湿，邪气相干，皆能为喘……”指出风邪兼夹暑湿亦可致哮。《医说》中使用“齁喘”的病名，“因食盐虾过多，遂得齁喘之疾”，病因描述符合过敏导致的喘病。

三、辨证论治

临床常见证型：风寒袭肺证、表寒里热证、痰热郁肺证、痰浊阻肺证、肺脾气虚证、肾气虚证。

【辨证要点】

在元代以前的医学文献中哮与喘二症无严格区别，《医学正传·哮喘》将哮与喘分为二证。二者在病因、病机及临床表现上均有不同，应予区分。哮指声响，常有宿根，表现为发作性的痰鸣气喘，以呼吸急促、喉间痰鸣为特征；喘指气息，表现为呼吸急促、困难，是多种急慢性疾病的一个症状，虽呼吸急促，而喉间并无哮鸣声。

气喘之临床辨证，首先辨别虚实。实喘呼吸深长有余，呼出为快，气粗声高，脉数有力。因于外感者，发病骤急，病程短，多有表症；因于内伤者，病程多久，外无表症。虚喘呼吸短促难续，深吸为快，动则喘息更甚，气怯声低，脉微弱或浮大无力，病势徐缓，时轻时重，遇劳则甚。肺虚者操劳后则喘，肾虚者静息时亦气息喘促，动则更甚，若心气虚衰，可见喘息持续不已。

需注意喘证的严重阶段，肺肾俱虚还多影响到心。因心脉上通于肺，宗气贯心肺而行呼吸，且心肾相互既济，心阳根于命门之火，故肺肾俱虚，亦可致心气、心阳衰惫，鼓动血脉无力，血行瘀滞，出现口唇、甲床青紫，甚至亡阴、亡阳的危重局面。

哮证之临床辨证，总属邪实正虚，已发作的以邪实为主，未发作的以正虚为主。邪实当分寒痰、热痰的不同；正虚应审阴阳之偏虚，区别脏腑之所属，了解肺、脾、肾的主次。

【施治大法】

喘证的治疗，实喘以祛邪利气为治则，重点在肺，治宜祛邪利气，区别寒、热、痰的不同，采用温宣、清肃、化痰等法。虚喘以培补摄纳为治则，治疗在肺、肾，重点以肾为主，治予培补摄纳，针对脏腑病机，采用补肺、纳肾、益气、养阴等法。至于虚实错杂、下虚上实者，则当辨别标本缓急，权衡主次，辨证论治。

哮证的治疗，当根据“发时治标，平时治本”的原则。发时攻邪治标，祛痰利气，寒痰宜温化宣肺，热痰当清化肃肺，若反复日久，发时正虚邪实者，不可拘泥于攻邪，应当虚实兼顾。平时应扶正治本，阳气虚者应予以温补，阴虚者应予以滋养，分别采取补肺、健脾、益肾等法，以减轻、减少或控制其发作。如寒热虚实错杂者，当兼以治之。

除上述之外，临证需要注意寒热的相兼、转化，如寒包热证、寒痰化热、热证转从寒化等情况，了解邪实与正虚的错杂为患，区别邪正缓急、虚实主次，注意肺、脾、肾的主次。

四、分证施治

【风寒袭肺证】

（1）主要表现：喘咳气急，胸部胀闷，痰多稀薄色白，兼有头痛，恶寒，或伴有发热，无汗，苔薄白而滑，脉浮紧。

（2）证候分析：风寒上受，内合于肺，邪实气壅，肺气不宣，故喘咳气急，胸部胀闷。寒邪伤肺，凝液成痰，则痰多稀薄色白。风寒束表，皮毛闭塞，故见头痛、恶寒、发热、无汗等表寒证。苔薄白而滑，脉浮紧亦为风寒在表之象。

（3）治疗法则：宣肺散寒。

（4）方药选用：麻黄汤加减。常用组方：麻黄、桂枝、杏仁、甘草等。

（5）用药特点：药用麻黄、桂枝宣肺散寒解表；杏仁、甘草化痰利气。寒痰阻肺、痰气不利者加半夏、橘红、苏子、紫菀、白前等。得汗而喘不平者，可用桂枝加厚朴杏子汤，和营卫，宣肺气。若属支饮复感外寒而喘咳，痰液清稀多泡沫者，可用小青龙汤，发表温里。

【表寒里热证】

（1）主要表现：喘逆上气，胸胀或痛，息粗，鼻煽，咳而不爽，痰吐黏稠，伴有形寒，身热，烦闷，身痛，有汗或无汗，口渴，苔薄白或黄，舌质红，脉浮数（滑）。

（2）证候分析：因寒邪束表，肺有郁热，或表寒未解，内已化热，热郁于肺，肺气上逆，则喘逆、息粗、鼻煽、胸部胀痛、咳痰黏稠不爽。热为寒郁则伴形寒、身热、烦闷、身痛。苔薄白或黄，舌质红，脉浮数为表寒肺热夹杂之象。

（3）治疗法则：宣肺泄热。

（4）方药选用：麻杏石甘汤加味。常用组方：生石膏、麻黄、杏仁、甘草、黄芩、桑白皮、瓜蒌。

（5）用药特点：重用生石膏之辛寒，合麻黄共奏清里达表、宣肺平喘之效；杏仁、甘草化痰利气；加黄芩、桑白皮、瓜蒌助其清热化痰之功。若痰多可加葶苈子、射干。

【痰热郁肺证】

（1）主要表现：喘咳气涌，胸部胀痛，痰多黏稠色黄、或夹血色，伴有胸中烦热，身热，有汗，渴喜冷饮，面红，咽干，尿赤，大便便秘，苔黄或腻，脉滑数。

（2）证候分析：邪热壅肺，灼津成痰，肃降无权，而致喘咳气涌，胸部胀痛，痰多黏稠色黄。热伤肺络，则见血痰。痰热郁蒸故伴有烦热、渴饮、面红、咽干等症。

（3）治疗法则：清泻痰热。

（4）方药选用：瓜蒌宣肺下气汤加减。常用组方：瓜蒌、桑白皮、黄芩、贝母、桔梗、杏仁、苏子、法半夏、鱼腥草、前胡、蜜百部。

（5）用药特点：痰热壅滞于肺，而致宣降失常，时感气短、喘息，清热化痰，止咳平喘最为关键。方中用瓜蒌清热化痰，以利宣降，止咳平喘；伍以桑白皮、黄芩、鱼腥草清泻肺热；更以贝母、桔梗、杏仁、苏子、半夏宣肺降气化痰；配伍前胡、蜜百部化痰止咳。全方宣肺降气，清热化痰，止咳平喘。

【痰浊阻肺证】

（1）主要表现：喘而胸满闷窒，甚则胸盈仰息，咳嗽痰多色白黏腻，咳吐不利，兼有呕恶、纳呆，口黏不渴，苔厚腻、色白，脉滑。

（2）证候分析：中阳不运，积湿成痰，痰浊壅肺，肺气失降，故喘满闷窒，胸盈仰息，痰多色白黏腻。痰湿蕴中，肺胃不和而见呕恶、纳呆，口黏，苔厚腻，脉滑。

（3）治疗法则：化痰降气。

（4）方药选用：二陈汤合三子养亲汤加减。常用组方：半夏、陈皮、茯苓、苏子、白芥子、莱菔子、苍术、厚朴等。

（5）用药特点：痰湿阻肺，阻碍肺气升降，宣发失常而致哮喘。方中遣用半夏、陈皮、茯苓以健脾化湿，运湿化痰；更以苏子、白芥子、莱菔子化痰下气平喘；妙加苍术、厚朴等燥湿理脾行气，以助化痰。全方燥湿化痰，宣降平喘。

【肺脾气虚证】

（1）主要表现：喘促短气，气怯声低，喉有鼾声，咳声低弱，咳痰稀薄，自汗畏风，疲乏少力，或呛咳痰少质黏，烦热口干，咽喉不利，面潮红，舌质淡红或舌红苔剥，脉软弱或细数。

（2）证候分析：肺主气、司呼吸；脾主运化水湿，调节水湿。肺虚气失所主，呼吸宣降失司，故喘促短气、气怯声低，喉有鼾声。长期喘息，肺气不足，或土不生金，脾肺气虚，致咳声低弱。脾虚不运，气不化津，故咳痰稀薄。肺虚卫外不固，则自汗、畏风。若肺阴不足，虚火上炎，则见呛咳痰少质黏、烦热、咽喉不利、面潮红。

（3）治疗法则：补肺益气养阴。

（4）方药选用：生脉散合补肺汤加减。常用组方：人参、黄芪、麦冬、熟地黄、五味子、紫菀、桑白皮。

（5）用药特点：首用生脉散，补养肺之气阴，以固本。药用人参、黄芪补肺益气；麦冬、熟地黄补阴；五味子收敛肺气；紫菀、桑白皮化痰清利肺气。寒痰内盛者，可加钟乳石、苏子、款冬花，温肺化痰定喘；肺阴虚甚者，可加沙参、玉竹、百合等。

【肾气虚证】

（1）主要表现：喘促日久，动则喘甚，呼多吸少，气不得续，形瘦神惫，跗肿，汗出肢冷，面青唇紫，舌苔淡白或黑润，脉微细或沉弱；或喘咳，面红烦躁，口咽干燥，足冷，汗出如油，舌红少津，脉细数。

（2）证候分析：久病肺虚及肾，气失摄纳，故见呼多吸少、气不得续、动则喘甚。肾虚精气耗损，则见形瘦神惫。肾阳既衰，卫外之阳不固，则汗出。阳气不能温养于外，则肢冷、面青。阳虚气不化水则见跗肿。若真阴衰竭，阴不敛阳，孤阳上越，气失摄纳，则见喘咳、面红、咽干、烦躁、足冷、汗出如油、舌红少津、脉细数等戴阳之象。

（3）治疗法则：补肾纳气。

（4）方药选用：金匮肾气丸合参蛤散加减。常用组方：附子、肉桂、山茱萸、冬虫夏草、胡桃肉、紫河车、熟地黄、当归、磁石、沉香、人参、五味子、蛤蚧。

（5）用药特点：药用附子、肉桂、山茱萸、冬虫夏草、胡桃肉、紫河车温肾纳气；熟地黄、当归滋阴助阳；磁石、沉香等镇纳之；人参、五味子、蛤蚧以益气纳肾。

五、临床体会

梁某，女，42 岁，以“咳嗽咳痰伴气喘反复发作 2 年，加重 1 周”为主诉就诊。2 年来，经常咳嗽、咳痰，痰色时黄，黏稠不易咳出，胸闷气短，曾做肺功能舒张试验阳性，规范使用沙美特罗替卡松吸入粉雾剂，初感疗效尚佳，但应用 1 年后，经常感冒，咽部不适，咳嗽咳痰，恶寒发热，气喘加重，服用抗生素、氨溴索等症状减轻。近 1 周来，受凉后咳嗽加重，咳黄色黏痰，不易咳出，发热，体温 38.7℃，伴哮喘、气短、胸闷，活动后加重。血常规示：白细胞 10.5×10^9/L，中性粒细胞 7.8×10^9/L，嗜酸性粒细胞 0.86×10^9/L，服用头孢克肟、多索茶碱、氨溴索等后，哮喘、咳嗽、咳痰未能减轻，体温逐渐升高，最高温度 39.0℃，为进一步诊治，就诊于中医门诊。查舌质红，苔黄，脉滑数。

证属痰热郁肺。治疗法则：清热化痰、止咳平喘。

方药选用：瓜蒌宣肺下气汤加减。常用组方：瓜蒌 15g，桑白皮 12g，桔梗 15g，杏仁 10g，蜜麻黄 12g，苏子 12g，法半夏 15g，浙贝母 15g，金银花 15g，连翘 15g，黄芩 15g，鱼腥草 15g，前胡 15g，蜜百部 15g，荆芥 15g，石膏 15g，知母 9g。3 剂，每日 1 剂，水煎取汁 400mL，分早晚两次温服。

二诊：服上方 3 剂后，哮喘明显好转，体温恢复正常，咳嗽减轻，咳痰稍利，痰色呈黄色，仍感气短、胸闷，咽喉疼痛，大便稍干，小便正常，舌质淡红，舌苔薄黄，脉数。上方减石膏、知母、荆芥，加玄参 15g、牛蒡子 15g、陈皮

15g、厚朴15g。调整：蜜麻黄15g、苏子15g。继服3剂，服法同前。

三诊：哮喘基本缓解，咳嗽继续减轻，咳痰色淡黄，咳痰较利、量少，咽痛消失，稍感胸闷、乏力，无气短，二便正常，舌淡，苔薄白，脉细数。上方减牛蒡子、玄参、金银花、连翘，加黄芪15g、茯苓15g、五味子12g、麦冬12g。6剂。

四诊：哮喘缓解，稍咳嗽，痰量较少，精神正常，二便如常，无其他不适，舌质淡白，脉细。血常规示白细胞、中性粒细胞正常，嗜酸性粒细胞明显下降。给予生脉饮口服液收官。

按语：《成方便读》曰："夫肺为娇脏，畏寒畏热，其间毫发不容，其行亦以下行为顺，上行为逆。若风寒外束，则肺气壅闭，失其下行之令……郁不开则热不解，热不解则痰亦不能遽除，哮咳等症何由而止。故必以麻黄、杏仁、生姜开肺疏邪；半夏、白果、苏子化痰降浊；黄芩、桑皮之苦寒除郁热而降肺"。麻黄可开肺气闭塞，为平喘第一要药；杏仁柔润，苦泄降气，与麻黄配伍，增强宣肺平喘之功；桑白皮、黄芩可清肺中郁热；陈皮、苏子等行气化痰。全方共奏宣肺平喘、疏风解痉之功。

（赵颖丹）

第五节 颈 椎 病

一、颈椎病的定义

颈椎病是因颈椎间盘退行性改变，导致颈部软组织和椎体动静力平衡失调，产生椎间盘的突出、韧带的钙化和椎体骨质的增生等病理变化，从而刺激或压迫颈部神经根、交感神经、脊髓和血管而出现一系列症状和体征的综合征。根据不同组织结构受累后的临床表现，分为脊髓型颈椎病、神经根型颈椎病、椎动脉型颈椎病、颈型颈椎病以及交感型颈椎病。近年来，颈椎病的发病率逐年上升，已经呈现出低龄化趋势，且临床症状和对人的器质性改变程度加重。中医学认为颈椎病病位在颈部筋骨，病因多为积劳伤颈，肝肾不足，外邪侵犯，气滞血瘀所致。对于中重度的颈椎病患者而言，手术为主要治疗方法，但是手术可能会出现并发症。中医推拿、按摩对于轻型颈椎病有一定作用，中医药可以改善与缓解部分颈椎病的症状，对颈椎病的康复有一定优势。因此，中西医结合是治疗颈椎病的重要方法。

二、病因病机

颈椎病相当于中医学中的"项痹""筋痹"，归于"痹证"的范畴。《黄帝内经》首先提出了“痹”的病名，其涵盖范围可包括邪气闭阻经脉、脏腑、肢体所引起的多种疾病，可分为脏腑痹和肢体痹，按照邪气的性质又可分为行痹、痛痹、着痹。《证治准绳》曰：“痹者，闭也。五脏六腑正气为邪气所闭，则痹而不仁”，对《黄帝内经》的痹证病机进一步阐释与完善。《张氏医通》曰：“有肾气不循故道，气逆挟脊而上，致肩背痛……或观书对弈久坐而至脊背痛者”，其具体症状与颈型颈椎病极其相似。《医林改错》曰：“凡肩痛、臂痛、腰痛、腿痛，或周身疼痛，总名曰痹症。”与现今痹证的理解相似，根据颈椎病的病因病机及临床表现可将其归于“痹证”。颈型颈椎病归属于“项痹”范畴；在病因学上通常认为是外伤、风寒湿邪侵袭、气血不利、经脉不通等所致。

颈椎病发病原因主要是颈肩背臂等局部气血不畅，且颈肩背臂与脏腑、经络、气血有密切联系。肝、脾、肾脏腑功能与筋骨、肌肉、关节功能有重要关系，互相影响及互相促进。肝主筋脉，脾主肌肉四肢，肾主骨生髓，因此，三脏功能不健，颈肩背臂经脉受阻失养、肌肉痿弱、关节松动，也是引起颈椎病的重要原因。《黄帝内经·素问·痿论》曰：“有渐于湿，以水为事……肌肉濡渍，痹而不仁，发为肉痿”，其中可知脾胃功能在痹证中的重要性。颈肩筋脉关节失养，也是该病原因之一，可出现头晕目眩等颈椎病症状。

三、辨证论治

临床常见证型：①痹痛型，包括风寒闭阻证、风寒湿阻证；②髓痹型，包括肾阳亏虚证、气血瘀滞证；③眩晕型，包括气血两虚证、肝肾两虚证、痰浊瘀阻证。

【辨证要点】

（1）痹痛型：颈部疼痛，上肢放射性疼痛，颈部活动受限。临床上以神经根型多见。

1）风寒闭阻证：颈部疼痛，疼痛较剧，甚者不能入睡；疼痛遇到寒冷时加重，热敷后好转；颈部僵硬感，并且活动受限。

2）风寒湿阻证：颈部疼痛连及头、肩部、上臂，颈部僵直，转侧不利，活动受限，冷痛沉重，喜温恶寒，病情反复发作，经久不愈。

（2）髓痹型：上肢麻力或无力，下肢发软，行走不便，易跌倒，有踩棉花感，甚至可出现大小便障碍。患者常会有头颈疼痛等表现。起病缓慢，以间歇性发作为主。临床上以脊髓型多见。

1）肾阳亏虚证：颈痛连及头、肩和上臂，上肢乏力，肌肉萎缩，腰膝酸软冷痛，头晕耳鸣，畏冷肢凉，小便清长，性功能下降。病情发展很慢。

2）气血瘀滞证：上肢疼痛剧烈，位置固定不移，活动加剧并且四肢有麻木感。

（3）眩晕型：头晕目眩、头昏、头痛、耳鸣，颈部活动受限，特别是不能旋转，甚至可出现猝倒。临床上以椎动脉型多见。

1）气血两虚证：眩晕在动作后加重，劳累之后发生，休息后好转，精神疲倦，心慌，记忆力下降，头颈无力，面色苍白。

2）肝肾两虚证：颈部僵硬，活动受限，眩晕，精神欠佳，记忆力下降，腰酸耳鸣，视力下降，听力下降。

3）痰浊瘀阻证：颈部疼痛，眩晕，头昏，头重，昏昏欲睡，恶心呕吐，食少，胸闷，腹胀等。

【施治大法】

颈部是承接头颅和躯干的要道，骨关节支撑着繁多经筋、脉络部位，为气血上贯下行的重要枢纽。颈部各关节、筋脉的正常生理功能活动，依赖脾之升清功能的维系，肝主筋脉，是连接关节、肌肉的纽带。《黄帝内经·灵枢·口问》曰："上气不足，脑为之不满，耳为之苦鸣，头为之苦倾，目为之眩。"如脾气升举无力，肝主筋失司，肾精不充骨髓则颈项骨软、枢机不利、髓海失充，经脉不畅，精血不能达脑，则头目眩晕，耳鸣，正如《黄帝内经·灵枢·海论》所概括的："髓海不足，则脑转耳鸣，胫酸眩冒，目无所见，懈怠安卧。"

四、分证施治

（一）痹痛型

【风寒闭阻证】

（1）主要表现：颈部痛连及肩臂，活动受限，上肢乏力或麻木，恶风寒，舌质淡红，舌苔薄白，脉浮紧。

（2）证候分析：夜寐露肩或外感风寒致风寒邪侵袭人体颈部，寒凝筋脉，导致颈部活动受限，出现麻木不适。风寒袭表，出现恶风寒，脉浮紧。风寒至气血凝滞，不得宣通，不通则痛。

（3）治疗法则：疏风散寒通络。

（4）方药选用：葛根汤加味。常用组方：麻黄、葛根、桂枝、白芍、细辛、防风、桑枝、川芎、姜黄、炙甘草、大枣、生姜。

（5）用药特点：本方是《伤寒论》名方，由桂枝汤加入葛根、麻黄而成，再结合临床药用经验组方而成。方中重用葛根解肌散邪，生津通络；辅以麻黄、桂枝疏散风寒，发汗解表；白芍、甘草生津养液，缓急止痛；姜黄舒筋活络，活血止痛；桑枝通脉络，善走四肢；细辛搜筋骨间风寒，蠲痹止痛；防风乃祛风湿、止痹痛的要药；川芎辛香行散，温通经脉，既能活血化瘀，又可行气通滞；生姜、大枣调和脾胃，鼓舞脾胃生发之气。诸药配伍，共奏发汗解表、温经蠲痹、升津舒经之效。

【风寒湿阻证】

（1）主要表现：颈部疼痛连及头、肩部、上臂，颈部僵直，转侧不利，活动受限，冷痛沉重，喜温恶寒，舌质淡红，舌苔薄白，脉弦紧。

（2）证候分析：多因居处潮湿，涉水冒雨，或睡卧当风，或冒雾露，气候变化，冷热交错等原因，以致风寒湿邪乘虚侵袭人体所致。风、寒、湿病三邪留注颈部肌肉、筋骨、关节，造成经络壅塞至颈部僵直，转侧不利，活动受限，寒湿邪困重，出现沉重感，气血运行不畅，肢体筋脉拘急出现颈部疼痛连及头、肩部、上臂。

（3）治疗法则：祛风通络，散寒除湿。

（4）方药选用：蠲痹汤加味。常用组方：独活、羌活、桂枝、葛根、当归、川芎、桑枝、制乳香、海风藤、细辛、秦艽、木香、甘草、防风、生姜、大枣。

（5）用药特点：全方紧扣风寒湿邪痹阻颈项关节、筋脉、肌肉，导致气血运行受阻，使其失养，出现屈伸活动障碍。以《医学心悟》蠲痹汤为主，予以祛风除湿、散寒通络，以达活血蠲痹之效。方中针对病因，重用祛风除湿、散寒通痹之品，如防风、羌活、独活、秦艽；当归活血以治风；川芎配合制乳香、木香行气活血，疏通血中郁滞；海风藤与桑枝配伍可扩大通络范围，覆盖全身关节；桂枝、葛根、细辛引经于项背，温通经脉，散寒祛湿以止痹痛；海风藤祛风湿、通经络、止痹痛。生姜、大枣为引，和营卫，达腠理；甘草调和诸药。全方共奏营卫兼顾、祛风除湿之效。

（二）髓痹型

【肾阳亏虚证】

（1）主要表现：颈痛连及头、肩和上臂，上肢乏力，肌肉萎缩，腰膝酸软冷痛，头晕耳鸣，畏冷肢凉，小便清长，舌质淡胖，舌苔薄白，脉沉迟无力。

（2）证候分析：肾之精气亏虚，不能充骨，髓液不足，髓液不足无以充养骨骼，骨骼就退化无力，出现颈痛连及头、肩和上臂，上肢乏力，肌肉萎缩，腰膝酸软。肾阳虚，则头晕耳鸣，畏冷肢凉，小便清长。

（3）治疗法则：温补肾阳，宣痹止痛。

（4）方药选用：五子补肾汤合黄芪赤风汤加减。常用组方：菟丝子、枸杞子、覆盆子、五味子、车前子、黄芪、防己、防风、当归、赤芍、桂枝、木瓜、威灵仙、千年健、伸筋草、透骨草、附子、葛根。

（5）用药特点：经过痹证的临床治疗经验，本型应用补肾名方五子补肾汤合刘氏经验方黄芪赤风汤加减。针对主因肾阳亏虚，应用温补肾阳之剂五子补肾汤（菟丝子、枸杞子、覆盆子、五味子、车前子）加附子温补肾阳，以壮骨抗痹；黄芪赤风汤具有补气活血、温经散寒、祛风除湿、通络止痛的功效，标本兼顾。黄芪补气升阳、益卫固表；当归、赤芍活血化瘀，兼清热凉血，缓解血瘀疼痛；又以桂枝助以温经通络，再伍附子大热，补火助阳以治本；继之应用善治风寒湿痹的防风、防己祛风湿止痛；协以祛风除湿，舒筋活络的木瓜、威灵仙、伸筋草、透骨草，遣以千年健祛风湿强筋骨；葛根解肌散邪，生津通络。全方共奏温补肾阳之火、祛散风寒湿邪、蠲颈肩臂背痹痛之效。

【气血瘀滞证】

（1）主要表现：颈部刺痛，固定拒按，活动受限，肩臂、上肢麻木，屈伸不利，舌质紫暗，或有瘀斑、瘀点，脉涩。

（2）证候分析：气滞而致血行受阻，或气虚而血运迟缓形成血瘀，瘀血阻滞在经络等某一局部时，则发为疼痛，痛有定处，得寒温而不减出现颈部刺痛，固定拒按，活动受限，肩臂、上肢麻木，屈伸不利。血瘀见舌质紫暗，或有瘀斑、瘀点，脉涩。

（3）治疗法则：舒经和络，活血通痹。

（4）方药选用：黄芪赤风汤加减。常用组方：黄芪、防己、防风、当归、赤芍、桂枝、木瓜、威灵仙、千年健、伸筋草、透骨草、葛根。

（5）用药特点：黄芪赤风汤系刘氏治疗痹证的经验方。方中以益气温经，祛风散寒除湿通络为辨治要点，用黄芪益气、升阳、固表；桂枝温通经脉、散寒除湿；又以防风、防己祛风，除湿，止痛；当归、赤芍活血祛瘀；木瓜、威灵仙、千年健、伸筋草、透骨草舒筋和络，除风寒，去疼痛；葛根解肌散邪。全方以因为靶，以机拟法，以法用方，以方统药。

（三）眩晕型

【气血两虚证】

（1）主要表现：头颈无力，眩晕在动作后加重，劳累之后发生，休息后好转，精神疲倦，言沉语懒，记忆力下降，面色苍白，舌苔薄白，脉沉细弱。

（2）证候分析：气为血之帅，血为气之母，气能生血。气有推动、固摄、防御的作用，血有濡养脏腑、四肢、百骸的作用。气血两虚则无以濡养四肢筋脉，头颈无力，精神疲倦，言沉语懒，劳累后加重。气血不能上行滋养脑髓，致眩晕，记忆力下降。

（3）治疗法则：益气养血，祛风通络。

（4）方药选用：黄芪四藤汤加味。常用组方：黄芪、当归、葛根、白芍、生地黄、川芎、海风藤、鸡血藤、络石藤、生姜、大枣。

（5）用药特点：该方实为葛根汤合当归补血汤、四物汤，益气养血以通脉，活血通络以通痹。黄芪补气利水，合当归益气养血，扶正以祛邪；生地黄滋阴养血；葛根解肌散邪，生津通络；海风藤、鸡血藤、络石藤疏通经络，养血活血，解痉止痛；川芎活血行气，祛风止痛；白芍养血、收敛阴液；生姜、大枣为引，和营卫，达腠理。全方共奏营卫兼顾，祛风除湿之效。

【肝肾两虚证】

（1）主要表现：眩晕，颈椎无力，精神欠佳，记忆力下降，腰酸耳鸣，视力下降，听力下降，舌红少苔，脉弦。

（2）证候分析：肝血不足，肾精亏损，脑髓及经脉失去濡养，可致眩晕、肢体筋膜弛缓，肢痿软无力，颈椎、腰椎无力酸困；肝肾不足会导致双目、耳窍失养，致耳鸣，视力下降，听力下降。

（3）治疗法则：补肝肾，壮骨通络。

（4）方药选用：左归（丸）汤加减。常用组方：熟地黄、怀山药、山茱萸、葛根、牡丹皮、茯苓、泽泻、龟甲胶、鹿角胶、菟丝子、枸杞子、桑寄生、杜仲、川牛膝、生姜、大枣。

（5）用药特点：方中重用熟地黄滋肾阴、益精髓，以补真阴之不足，为君药。用山茱萸补养肝肾、固秘精气；牡丹皮清除血分伏热；桑寄生、杜仲补肝肾，强筋骨；山药补脾益阴，滋肾固精；龟甲胶滋阴补髓；鹿角胶补益精血，温壮肾阳，配入补阴方中，而有“阳中求阴”之义，皆为臣药。枸杞子补肝肾、益精血；菟丝子补肝肾，助精髓；川牛膝益肝肾、强筋骨，俱为使药；茯苓、泽泻清利湿热；葛根常用于项背僵直，作用于颈椎；生姜、大枣和营卫，达腠理。

【痰浊瘀阻证】

（1）主要表现：颈部隐痛，眩晕，头昏，头重，昏昏欲睡，恶心呕吐，食少，胸闷，腹胀，舌苔白腻，脉涩或滑。

（2）证候分析：嗜酒肥甘，饥饱劳倦，伤于脾胃，健运失司，以致水谷不化精微，聚湿生痰；痰湿中阻致恶心呕吐，食少，胸闷；浊阴不降，阴寒收引，痰瘀阻滞而致眩晕至头昏、头重、昏昏欲睡；痰瘀阻滞经络致颈部隐痛。

（3）治疗法则：化痰祛瘀，通络止痛。

（4）方药选用：半夏白术天麻汤合桃红四物汤加减。常用组方：半夏、天麻、茯苓、钩藤、陈皮、白术、甘草、桃仁、红花、生地黄、当归、川芎、葛根、白芥子、桂枝、赤芍、桑枝、秦艽、生姜、大枣。

（5）用药特点：以《医学心悟》化痰名方半夏白术天麻汤为主，健脾祛湿，化痰息风以化解风痰。方中半夏辛温而燥，燥湿化痰，降逆止呕，天麻甘平而润善平肝息风以治眩，两者合用，为治风痰眩晕头痛之要药；佐以陈皮理气化痰，脾气顺则痰消；白术健脾益气、燥湿利水；葛根解肌散邪，生津通络；并以《玉机微义》活血名方桃红四物汤（桃仁、红花、生地黄、当归、川芎、赤芍），活血行气，通络止眩；两方同治痰瘀交阻于颈部血脉所致眩晕。同派白芥子温化痰结，通络止痛，桑枝、桂枝、秦艽合用祛风除湿止痛，茯苓、钩藤利湿平肝，用于痰湿夹肝阳上亢的头晕；甘草和中调药；煎加生姜、大枣调和脾胃，生姜兼制半夏之毒。全方直指痰、瘀、痹而化之，祛之，蠲之。

五、临床体会

王某，女，35 岁，以“颈部僵硬疼痛 6 个月”为主诉就诊。患者自 6 个月前着凉后出现颈肩部疼痛、僵硬，活动不利，经口服药物及理疗后症状稍有缓解，夏天长期在空调房吹凉风办公，伏案时间较久，逐渐颈部刺痛，固定拒按，活动度受限，肩臂、上肢疼痛麻木并放射至左前臂尺侧，在我院行颈椎 CT 示：颈 5~6、6~7 椎间盘突出，神经根受压，经外用双氯芬酸钠、洛索洛芬止痛贴治疗后，症状无明显缓解。因工作繁忙未进一步治疗，逐渐出现夜间刺痛明显，左上肢冰凉麻木，咽部有痰难咽下，疲乏、气短明显。体格检查：颈部生理曲度变直，局部肌紧张，颈部及肩周广泛压痛（+），并放射至左上肢，椎间孔挤压实验（+），放射至左前臂尺侧，拔伸实验（+），左侧臂丛牵拉试验（+），左侧肌腱反射正常，上肢肌力及感觉正常，双侧霍夫曼征（–）。舌质紫苔白腻，舌下可见瘀络，脉弦涩。

证属痰浊瘀阻。治疗法则：化痰祛瘀，通络止痛。

方药选用：葛根汤合四物汤加减。常用组方：葛根 30g，赤芍 15g，白芥子 12g，钩藤 15g，地龙 12g，鸡血藤 15g，当归 15g，川芎 10g，桑寄生 15g，姜黄 10g，黄芪 15g，牛膝 12g，丹参 15g，桂枝 10g，全蝎 5g，木香 10g，甘草 6g，蜈蚣 5g。5 剂，每日 1 剂，水煎取汁 400mL，分早晚两次温服。

二诊：患者经治疗后，颈肩部及左上肢疼痛明显减轻，颈肩部疼痛范围及程度较前减轻，舌下脉络瘀青较前减少，苔薄白，脉弦涩较前好转，但受风吹时出现颈部僵硬，仍有气短乏力，劳累后出现头晕，并伴有记忆力下降。继续给予中药治疗。组方：黄芪 20g，当归 20g，葛根 15g，白芍 15g，熟地黄 30g，川芎 12g，海风藤 15g，鸡血藤 20g，甘草 6g，络瓜藤 15g，生姜 3 片，大枣 4 枚。经 7 剂治疗后，症状消失。

按语：患者属神经根型颈椎病，根据临床表现及舌脉，辨证为痰浊瘀阻，一诊给予活血化瘀，行气化痰止痛。方中当归活血通络；葛根气质轻扬，具有升散之性，甘辛入脾胃经，解肌散邪，生津舒筋，善治头颈强痛；钩藤甘凉，具有透散之功，能息风解痉，具有明显止痛作用；鸡血藤苦甘，能舒筋活血通络；地龙、蜈蚣、全蝎等虫类药透骨逐瘀通络，息风镇痉；丹参补血活血化瘀；当归苦泄温通，既能补血又能活血，有推陈出新之功。川芎辛温，活血行气，祛风止痛，为血中之气药，能上行头颠，下达血海，外彻皮毛，旁通四肢；木香辛温，既能行气以止痛，又能调理脾胃气滞；姜黄辛散温通，苦泄，既入气分又入血分，既能活血行气而止痛，又能行肢臂而除臂痛；川芎、木香、姜黄三药合用增强活血行气之功。黄芪大补元气，扶正以祛邪，又固表而避邪，使气旺以促血行，助诸药活血通络而不伤正。桂枝发汗解肌，温经止痛，助阳化气，调和营卫，且桂枝能振奋气血，透达营卫，可外行于表散肌腠风寒，横走四肢温通经脉，长于横通肢节，引诸药上至头颈、肩臂、手指；牛膝善引诸药下行；两药合用，针对病因病机，药力直达病所。巧用白芥子以祛经络之痰，通络止痛，化痰散结，从而增强祛经络之痰的功效。桑寄生、牛膝合用补肝肾，强筋壮骨，增强补虚功效。诸药合用，共奏活血化瘀，行气通络止痛，补肝肾，强筋骨之效。

经治疗后症状好转，疼痛明显缓解，因病程较久，耗伤气血，二诊给予补益气血，祛风通络治法，取治风先治血、血行风自灭之意。方中以黄芪为君，益气生血，在痹证中率大队养血，通络之三藤，直捣病所，四物汤补血活血，三藤逐湿、通络、舒筋，全方具益气养血通络之功，还有顾护脾胃，生血之源。白芍、甘草合成芍药甘草汤，乃张仲景所创缓急止痛之良方，酸甘化阴，舒缓挛急。此特色体现在于精准辨证基础上注重脾胃为筋肉强健之根本。

（王丽莎）

第六节　慢性胃炎

一、慢性胃炎的定义

慢性胃炎是由多种病因引起的胃黏膜慢性炎症，可同时存在糜烂、出血或胆汁反流等症状。基于内镜和病理诊断可将慢性胃炎分为慢性非萎缩性胃炎和慢性萎缩性胃炎，其中胃黏膜萎缩可分成单纯性萎缩和化生性萎缩，胃黏膜腺体有肠化生者属于化生性萎缩。我国慢性胃炎的患病率在消化系统疾病中居于首位，基于内镜诊断的慢性胃炎患病率接近 90%，且患病率一般随年龄增长而升高。幽门螺杆菌感染是慢性胃炎的最主要病因，胆汁反流、长期服用非甾体抗炎药及乙醇摄入也是引起慢性胃炎的常见原因。慢性胃炎常见表现为腹痛、腹胀、餐后饱胀和早饱感，中医学中可将其归属于“胃脘痛”“痞满”“反酸”“嘈杂”等范畴。

二、病因病机

慢性胃炎的中医病名诊断以症状为主，如以胃痛为主症者，诊为“胃脘痛”；以胃脘部胀满为主症者，诊为“痞满”；若胃痛或胃脘部胀满症状不明显者，可根据患者主要症状诊断为“反酸”“嘈杂”等。

脾胃学说源于《黄帝内经》，先后经历了张仲景、李东垣、叶天士等中医大家的应用、完善与补充，近现代医家对脾胃病的理论有了更深入的探讨和研究。脾胃居于中焦，为后天之本，仓廪之官，气血生化之源；脾主升，胃主降，脾胃亦为气机之枢。若情志失调、饮食不节、劳倦过度或因脏腑虚弱，均可导致脾胃的升降功能失司、运化异常，从而出现胃胀、胃痛、腹胀、腹痛、恶心、呕吐、泄泻、反酸、纳呆、嗳气等一系列症状。

慢性胃炎的现代中医诊疗专家共识认为本病主要与脾胃虚弱、情志失调、饮食不节、药物、感染外邪（幽门螺杆菌感染）等多种因素有关，上述因素损伤脾胃，致运化失司，升降失常，而发生气滞、湿阻、寒凝、火郁、血瘀等，表现为胃痛、胀满等症状。

慢性胃炎病位在胃，脾胃有病可影响他脏，他脏有病，也可影响脾胃，其中尤其与肝、脾两脏密切相关。肝主疏泄，脾主升清，胃主降浊，肝随脾升，胆随胃降。肝木疏土，助脾胃运化之功；脾土营木，成肝胆疏泄之用。若肝郁气滞，则横克脾胃，脾胃虚弱，肝气亦可乘虚侵犯，故胃痛、胃胀伴胁肋气滞者多见。胃胀、上腹胀满多责之脾胃，胁肋两侧气滞疼痛者多责之肝胆，此即“横之者当疏肝胆之机，竖之者当理脾胃之气”之意。因此，本病虽然病位在胃，但实则与肝、胆、脾均相关，脾胃与肝脾功能正常，则共同构筑人体气机升清降浊的状态，共同完成水谷精微的消化、吸收与疏布。

慢性胃炎的病机可分为本虚和标实两个方面。本虚主要表现为脾气虚、脾阳不足、脾虚气陷、脾阴虚、胃阴虚。在成人患者中，脾阴虚虽不多见，但在小儿患者脾胃病中属脾阴虚者并不少见，主要因为在儿童的喂养过程中多食肥甘厚味，而儿童五脏成而未全，本就脾气不足，则更易食积化热，郁热日久耗气伤阴，导致脾阴虚，临床表现多以大便干结，甚则排便如羊粪蛋，便秘严重者可出现肛裂，常见夜间盗汗、口臭、形体瘦小、舌形瘦小、舌质红而少苔。标实者主要表现为气滞、湿热、寒湿、食积、火热壅滞、血瘀等，其中脾虚气滞湿阻是本病的基本病机，血瘀是胃病日久的重要病机，尤其在胃黏膜萎缩的发生发展乃至胃的癌前病变等过程中起着重要作用。在临床上常表现为本虚标实、虚实夹杂之证，且临床常见复合证候，如肝郁脾虚证、脾虚气滞证、脾虚湿阻证、寒热错杂证、气阴两虚证、气滞血瘀证等，并且随着病情的发展变化，病机也随之发生转化，相应的证型也随之转化。

三、辨证论治

临床常见证型：脾胃虚寒证、肝胃气滞证、肝胃郁热证、胃络瘀阻证、脾虚湿盛证、脾胃阴虚证。

【辨证要点】

以上腹近心窝处胃脘部疼痛或胀满为特征，部分患者表现为胃脘内嘈杂感，餐后饱胀和早饱感，疼痛性质可为隐痛、刺痛、胀痛、烧灼样疼痛等。常常伴随纳差、食欲减退、恶心、呕吐、反酸、烧心、嗳气等症状。发病者以中青年居多，多有反复发作病史。发病前多有诱因，属素体脾胃虚弱、脾胃虚寒者发病多在劳累或受凉后；其中脾胃虚寒证除具有胃部胀满、倦怠、疲乏等脾胃气虚症状外，同时还有胃脘隐痛、喜温喜按等寒象表现。肝胃气滞证者发病前多有恼怒、紧张、焦虑等情绪刺激，以胃脘及胁肋部胀满疼痛为主症。肝胃郁热证则以胃部灼热疼痛为主，常伴口干口渴、心烦易怒、胁肋胀闷、嘈杂反酸等气郁化火的表现。胃络瘀阻证一般多见于胃病日久，胃脘刺痛，痛处固定，疼痛持续时间长，甚或呕血、黑便。脾虚湿盛证除胃脘胀满、隐痛、纳呆等脾胃虚弱征象外，同时兼见口黏腻、大便黏滞不爽、身体困重、舌苔白腻或黄腻等湿困脾土征象。脾胃阴虚证多见胃脘隐痛或灼痛，口干咽燥、胃内嘈杂、反酸及饥不欲食、大便干结等阴虚内热之象。

慢性胃炎的辨证论治首当辨清寒热、虚实。胃脘冷痛、遇寒则重、得热则减，平素喜热饮，同时伴有手足不温、口淡不渴、舌淡苔白者多为寒证；胃脘灼痛，平素喜食冷饮，进食辛辣燥热食物则症状加重者，同时伴有口干口渴，大便干结、舌红苔黄者多为热证。脾胃虚弱者多为久病体虚或老年脏腑衰退，临床常见胃脘隐痛或早饱，饥饿或劳累时症状加重，同时伴有体倦食少、乏力懒言、排便无力、肛门坠胀，舌淡胖有齿痕；实证者多见于新病体质壮实者，多表现为胃脘胀痛或刺痛，疼痛较重，食后痛甚，便秘或大便臭秽，舌红苔厚腻等。

【施治大法】

对脾胃病的治疗，当以辨证为主，病证结合，治疗上以温、升、清、降、和为治疗大法，协调气机的升降、恢复脾之运化、胃之受纳腐熟及脾胃升降气机是治疗脾胃病的关键。在现代的大环境下，人们生活节奏快、压力大、饮食不节、情志内伤、劳逸失调是引起脾胃病的重要原因，在临床治疗脾胃病的过程中，不仅要关注脾胃的升降润燥，亦要重视脾胃与其他脏腑的关系。如与肝脾之间关系密切，《金匮要略·九竅真言》曰："以阴补阳，以阳补阴，以虚收实，以实助虚，以脾补肾，以肾补脾。"

四、分证施治

【脾胃虚寒证】

（1）主要表现：胃痛隐隐，绵绵不休，得温则减，喜温喜按，劳累或受凉后加重，泛吐清水，神疲乏力，手足不温，可伴腹泻或大便夹杂不消化食物，舌淡胖边有齿痕苔白，脉沉或细弱。

（2）证候分析：素体脾胃虚弱，或劳倦过度，或久病脾胃受损，或过食寒凉，造成脾阳不足，阳虚则寒，寒性凝滞，则气机郁滞，胃失和降，故胃痛隐隐，得温则减，喜温喜按。脾虚则神疲乏力，运化失司，故可伴腹泻，脾阳不足，胃腐熟功能受影响，则大便可夹杂不消化食物。

（3）治疗法则：温中健脾，和胃止痛。

（4）方药选用：黄芪建中汤合理中汤加减。常用组方：黄芪、芍药、桂枝、生姜、大枣、饴糖、党参、白术、干姜、玉竹、甘草。

（5）用药特点：黄芪建中汤合理中汤治疗慢性胃炎，用药以温中健脾、调和气血为主。方中黄芪、党参、白术健脾益气，助脾胃运化，培补中焦；桂枝、干姜温中散寒，使脾胃阳气振奋；饴糖甘温，温中补虚、缓急止痛，为方中核心药物；芍药与甘草配伍，酸甘化阴、缓急止痛；生姜、大枣调和营卫，健运脾胃；玉竹滋阴，防温燥伤阴。在治疗脾胃虚寒所致胃痛时以“温”为主，且温中散寒与益气健脾同用，在温阳散寒的同时又注意固护胃阴，方中配以麦冬或玉竹滋养胃阴，以防温燥太过损伤胃阴。畏寒甚者，可加炮附子，桂枝改为肉桂；便溏者可加炒薏苡仁、炮姜；大便夹杂不消化食物者可加鸡内金、焦三仙；手足不温者可加当归。

【肝胃气滞证】

（1）主要表现：胃脘胀满或胀痛，常伴胁肋部胀满不适或胀痛，常因情绪因素诱发或加重，可伴嗳气频作，舌淡红苔薄白，脉弦。

（2）证候分析：肝属木，脾属土，情志刺激可致肝阳偏亢，肝木横克脾土，气机郁滞，胃失和降，故而胃脘胀满或胀痛，肝气不舒，故而胁肋部胀满不适，气机失调，胃气上逆，则嗳气频作，发为本病。舌红苔薄白，脉弦乃肝气郁结之象。

（3）治疗法则：疏肝理气和胃。

（4）方药选用：柴胡疏肝散。常用组方：柴胡、陈皮、枳壳、芍药、香附、川芎、甘草。

（5）用药特点：柴胡疏肝散治疗慢性胃炎，以疏肝理气、和胃止痛为主要特点。方中柴胡为君药，疏肝解郁，条达肝气；香附理气疏肝，助柴胡以解肝郁；川芎行气活血，与柴胡、香附相伍，调畅气血，共为臣药；陈皮、枳壳理气行滞，和胃降逆，增强行气止痛之功；芍药养血柔肝，缓急止痛，与甘草配伍，酸甘化阴，缓急和中，调和肝脾，使肝气条达而不横逆犯胃，均为佐药；甘草调和诸药，为使药。全方疏肝理气，使肝气畅达，脾胃运化功能得以恢复。治疗肝胃气滞所致胃痛时，若胃脘胀痛明显者，乃横向气机不畅，可加木香、厚朴、砂仁、草豆蔻；若伴胁肋胀痛者，乃肝气郁滞，纵向气机不畅，可加郁金、香橼、佛手；嗳气频作者可加沉香、旋覆花、竹茹；若为肝郁脾虚者则多以逍遥丸加减疏肝健脾。在治疗中注意气机的升降，以疏肝理气、条畅气机为主，同时注意升脾气、降胃气，治疗上亦有“升”有“降”。

【肝胃郁热证】

（1）主要表现：胃脘灼痛，两胁胀闷或疼痛，心烦易怒，平素性情急躁，反酸，口干口苦，嗳气，常伴大便干燥秘结，舌质红苔薄黄，脉弦或弦数。

（2）证候分析：该证常见于平素性情急躁易怒者，肝郁日久化火，郁火乘胃，故而胃脘灼热而痛；肝气郁滞，故而口干口苦、嗳气频作；肠道郁热，故而大便秘结。

（3）治疗法则：清热疏肝和胃。

（4）方药选用：小柴胡汤合左金丸。常用组方：柴胡、人参、黄芩、半夏、炙甘草、黄连、吴茱萸。

（5）用药特点：肝气郁结日久，必郁而化热，导致胃热而痛，故治疗当以“清”为主，以疏肝为辅，但不可过用寒凉之品，避免伤及脾阳。方中柴胡疏解少阳，调畅气机，为君药；黄芩清泄少阳郁热，与柴胡相配，和解少阳，调节肝胃气机升降。人参、炙甘草益气健脾，扶正固本，增强脾胃运化功能；半夏和胃降逆止呕，缓解胃脘不适；黄连清泻肝火、胃火；吴茱萸开郁降逆。诸药合用，既和解少阳、调畅气机，又清肝泻火、和胃降逆，肝胃同治，标本兼顾。方中可重用柴胡，临床中也常常加用白芍疏肝养肝，但对反酸明显者不可过用酒白芍，避免加重反酸。反酸明显者可加乌贼骨、煅瓦楞子、浙贝母；胸闷胁胀者，可加香附、郁金；大便秘结者，根据程度可加火麻仁、郁李仁、槟榔、大黄。

【胃络瘀阻证】

（1）主要表现：胃脘痞满或痛有定处，胃痛日久不愈，痛如针刺，舌质暗红或有瘀点、瘀斑，舌下脉络瘀曲，脉弦涩。

（2）证候分析：此证多见于气滞日久，血行不畅，则瘀血内结，胃络瘀阻，故而胃脘痞满或胃痛有定处，以胃脘刺痛多见，甚者可见吐血、便血。

（3）治疗法则：活血化瘀。

（4）方药选用：桃红四物汤加减。常用组方：桃仁、红花、当归、赤芍、川芎、五灵脂、延胡索、枳壳、木香。

（5）用药特点：血瘀是久病的重要病机，在胃黏膜萎缩发生发展乃至胃癌前病变等的过程中起着重要作用。《静心斋医集》曰：“胃病久不愈，必致瘀血入经阻络，当以活血祛瘀为治。”在治疗上当以活血祛瘀通络，辅以行气通经之品，同时要注意顾护胃气，避免使用大量活血药物时造成胃肠道刺激。方中桃仁、红花活血化瘀，为君药，改善胃络瘀血。当归养血活血，赤芍凉血活血，川芎行气活血，三药助君药增强活血化瘀之力，且使补血而不滞血。五灵脂、延胡索化瘀止痛，对瘀血阻滞所致的胃脘疼痛有良效。枳壳、木香行气止痛，调畅中焦气机，气行则血行，有助于瘀血的消散。疼痛明显者加郁金、川楝子；气短、乏力者可加黄芪、党参；刺痛明显或伴胃黏膜肠上皮化生者可加三棱、醋莪术、皂角刺、乳香、没药；伴有黑便者可加三七粉。

【脾虚湿盛证】

（1）主要表现：胃脘胀满或痞满，恶心欲呕，不思饮食，口淡无味，肢体沉重困倦，便秘或大便黏腻、排便不爽，舌淡苔厚腻，脉沉滑或缓。

（2）证候分析：脾胃为后天之本，主运化水谷和水湿。脾气虚弱，则运化功能减退，不能将食物充分消化吸收，导致不思饮食等症状。脾虚不能运化水湿，水湿停聚体内，形成湿邪。湿邪具有重浊、黏滞的特性，可困阻脾胃气机，进一步影响脾胃的运化功能，出现胃脘痞满、大便黏腻、排便、肢体沉重困倦等症状。

（3）治疗法则：燥湿运脾，行气和胃。

（4）方药选用：厚朴八味饮。常用组方：苍术、厚朴、陈皮、炙甘草、连翘、炒枳壳、半夏、炒莱菔子等。

（5）用药特点：脾喜燥恶湿，胃喜润恶燥，湿性黏腻，必受燥制约，燥又必得湿而润，燥湿相得，脾胃方能运化水谷化生气血。若脾土为湿所困，则运化失司，水湿不能代谢，则又影响脾胃运化，则脾土越虚，两者互相影响。本方由平胃散加味而成，以燥湿运脾之要药苍术为主药，使湿去脾运有权；率厚朴、枳壳行气燥湿以除胃脘痞满；遣陈皮、半夏温通化痰，燥湿醒脾；更以连翘消食散积；炒莱菔子消食导滞、降气化痰；甘草益气补中以实脾。全方燥湿行气，升降中焦脾胃之气，而燥湿运脾，行气和胃。湿气重者加藿香、佩兰、豆蔻、薏苡仁；湿热者加黄芩；胃脘胀满明显者，加甘松；纳呆者加炒麦芽、鸡内金。

【脾胃阴虚证】

（1）主要表现：胃脘灼热疼痛或隐痛，胃中嘈杂，似饥而不欲食，口干舌燥，烦渴思饮，大便干结，舌红少津或有裂纹，苔少或无，脉细或数。

（2）证候分析：脾胃阴虚证多见于胃病日久成郁，郁而化热，或饮食积滞日久郁而化热，伤及胃阴；胃阴不足或损伤而耗伤脾阴，脾虚则痰湿内生，故常见阴虚痰湿之疾。

（3）治疗法则：养阴益胃。

（4）方药选用：参葛养胃汤。常用组方：沙参、麦冬、葛根、石斛、玉竹、天花粉、白扁豆、生山药、元参、白芍、乌梅。

（5）用药特点：参葛养胃汤系刘氏经验方。《临证指南医案》曰："太阴湿土，得阳始运；阳明阳土，得阴自安。以脾喜刚燥，胃喜柔润也。"脾易生湿，得胃阳以制之，使脾不至于湿；胃易生燥，得脾阴以制之，使胃不至于燥。脾胃阴阳燥湿相济，是保证两者纳运、升降协调的必要条件。在选方用药中，应当明确脾胃用药之刚柔，补脾阳与补胃阴截然不同，必须明辨之。参葛养胃汤治疗慢性胃炎，以滋阴养胃、健脾生津为核心。沙参、麦冬、石斛、玉竹、元参甘润滋养，能有效濡润胃腑，改善胃阴不足所致的胃脘隐痛、口干等症状；葛根、天花粉升阳生津，推动津液输布，修复受损胃黏膜。生山药、白扁豆益气健脾，培补后天之本，促进脾胃运化功能。白芍、乌梅酸甘化阴，柔肝缓急，既能养肝之阴血，又能协同滋阴药增强生津之力，缓解胃部挛急疼痛。胃痛明显者加甘草、延胡索；便秘不畅者，可加生地黄、熟地黄；胁肋疼痛者，加香橼、佛手、川楝子、赤芍、当归。

五、临床体会

刘某，男，74 岁，以“腹胀、纳差伴反酸 2 年”为主诉就诊。2 年前出现腹胀，纳差，偶有反酸，口干口苦，舌质红苔薄黄，脉弦。既往有高血压病史 10 年，否认糖尿病及冠心病，否认肝炎及结核病等病史。体格检查：腹部轻压痛，无反跳痛，余查体（-）。辅助检查：胃镜提示慢性胃炎。

证属肝胃气滞。治疗法则：疏肝健脾和胃。

方药选用：柴胡疏肝散加减。常用组方：柴胡 12g，当归 12g，赤芍 12g，薄荷 9g，香附 12g，金钱草 12g，木香 6g，枳壳 12g，厚朴 12g，煅瓦楞 15g，海螵蛸 30g。7 剂，水煎取汁 400mL，早晚餐后服用。

二诊：反酸较前好转，稍有腹胀，原方加用陈皮 12g、半夏 9g、连翘 12g。

按语：慢性胃炎是临床上常见的一种消化道疾病，西医治疗包括根除幽门螺杆菌，增强胃黏膜防御能力，使用抑酸剂、促动力药、胃黏膜保护剂等，但疗效一般。慢性胃炎属中医学“胃脘痛”“痞满”“吞酸”“嘈杂”“纳呆”等病范畴。中医认为本病多因长期情志不遂、饮食不节、劳逸失常，导致肝气郁结、脾失健运、肝胃失和、日久中气亏虚，从而引发种种症状。该病例腹胀、纳差伴反酸、口干口苦、舌质红苔薄黄、脉弦，乃肝胃气滞之象。肝气横逆犯胃显得更为突出，疏肝理气和胃为基本治疗法则，故用柴胡疏肝散加减，口干口苦乃肝郁导致胆气不舒，故加用金钱草、香附疏肝利胆；二诊时稍有腹胀，加用陈皮、半夏、连翘理气消痞，收效良好。

（孙　烨）

第七节　胃食管反流病

一、胃食管反流病的定义

胃食管反流病是指胃内容物反流入食管引起的反流相关症状和 / 或并发症的一种疾病。

目前认为胃食管反流病的发病与胃食管交界处功能与结构障碍，食管清除功能障碍和上皮防御功能减弱，肥胖和不良饮食习惯等生活相关因素削弱食管抗反流功能，以及食管敏感性增高有关；免疫因素介导所致食管黏膜损伤和食管功能的改变也可能与胃食管反流病发病有关。质子泵抑制剂或新型抑酸药钾离子竞争性酸阻滞剂是现代医学治疗胃食管反流病的首选药物。但仍有约 50% 的非糜烂性反流病患者对质子泵抑制剂治疗无应答。

中医学中无胃食管反流病相应的病名，因其主要症状有反酸、烧心、胸痛或食管外症状，因此以“食管瘅”作为胃食管反流病的中医病名，可基本反映本病的病位、病因病机与主症。中医学中可将其归属于“反酸”“嘈杂”“吐酸”的范畴。

二、病因病机

现代中医诊疗专家共识认为本病主要与情志抑郁、思虑太过，嗜食肥甘厚腻及饮料、烟酒无度，素罹胆病、胆热犯胃以及禀赋不足、脾胃虚弱等多种因素有关，病位在食管和胃，涉及肝、胆、脾、肺等脏腑。脾胃虚弱，胃阴虚是本病的发病基础；胃失和降，胃气上逆是其基本病机。

胃食管反流病病位在食管、胃，与肝、胆、脾三脏关系密切。肝气郁久化热犯胃，则肝胃郁热；肝气郁滞，胆气不通，胆腑郁热，则胆热犯胃；脾胃虚弱，升降失调，则脾不升清、胃不降浊，胃气上逆；脾虚湿滞，湿郁化热均可导致本病。若因胸阳不振，升降失司，痰气痹阻胸膈，则可出现胸骨后烧灼、疼痛感。若脾虚痰凝，胃气上逆，痹阻咽喉，肺失肃降，则多见咽部异物感、咳喘。久病体虚，伤津耗液，则胃阴不足者，多见烧心、胃内嘈杂。本病病理因素有虚有实，虚责之气虚、阴虚，实责之痰、湿、热、气、郁。在临床上常表现为本虚标实、虚实夹杂之证。

三、辨证论治

临床常见证型：中虚气逆证、胆火上逆证、肝胃郁热证、脾虚湿热证、脾胃阴虚证。

【辨证要点】

胃食管反流病的辨证论治首当辨清虚实及相关脏腑。反酸，烧心，胃内烧灼感，平素喜食冷饮，进食辛辣燥热食物则症状加重，同时伴有口干口渴，口腔溃疡反复发作，大便干结，舌红苔黄者多为实证。反酸或泛吐清水，嗳气或反酸，胃脘隐痛，胃痞胀满，食欲不振，神疲乏力，大便溏薄，舌淡苔薄，脉细弱或沉细者多为虚证。

【施治大法】

对本病的治疗，当病证结合，治疗上以清热、降逆、解郁为主，协调气机的升降是治疗本病的关键。

四、分证施治

【中虚气逆证】

（1）主要表现：反酸或泛吐清水，嗳气或反酸，胃脘隐痛，胃痞胀满，食欲不振，神疲乏力，大便溏薄，舌淡苔薄，脉沉或细弱。

（2）证候分析：脾胃虚弱是本证关键，因饮食失调、劳倦内伤等致脾胃中气不足。脾胃运化功能减退，无力推动气机正常升降，胃气上逆，故而出现嗳气反酸、泛吐清水等食管反流表现；同时，脾胃虚弱，受纳、运化失职，气机上逆，故可见胃脘隐痛、胃痞胀满，且伴随神疲乏力、大便溏薄等气虚症状。舌淡苔薄，脉沉或细弱，为脾胃虚弱之象。

（3）治疗法则：益气健脾，和胃降逆。

（4）方药选用：旋覆代赭汤合柴芍六君子汤加减。常用组方：旋覆花、代赭石、半夏、生姜、人参、白术、茯苓、陈皮、柴胡、白芍、大枣、甘草。

（5）用药特点：方中旋覆花降气化痰、降逆止呕，代赭石重镇降逆，二者共为君药，针对胃气上逆之反流症状。半夏、生姜化痰散结，和胃降逆，增强降逆止呕之力。人参、白术、茯苓、甘草、大枣组成四君子汤加减，健脾益气，以补脾胃虚弱之本。陈皮理气健脾，燥湿化痰。柴胡疏肝解郁，白芍养血柔肝，二者相伍，疏肝和胃，调畅气机。全方标本兼治，既降逆化痰以治标，又益气健脾、疏肝和胃以治本，使胃气和降，脾气健运，肝气条达，从而缓解反流性食管炎的症状。本证中虽有大便溏薄等虚寒症状，但食管痺病机以“热”为主，在治疗中虚气逆所致食管痺时用药注意避免香燥、温热之品，以防温燥太过损伤胃阴，而应以益气健脾为主，使脾升胃降气机条畅，在健脾益气时辅以降逆之品，使胃气得降，方能显效。嗳气明显者，加丁香柿蒂散，以降气和胃；大便溏薄甚者，加炒白扁豆、炒薏苡仁以健脾止泻。

【胆火上逆证】

（1）主要表现：反酸，烧心，口苦咽干，胁肋胀痛，或胸背痛，嗳气或反食，心烦失眠，易饥，舌红苔黄腻，脉弦滑。

（2）证候分析：多因情志不畅，胆气郁结化火，胆火炽盛则横逆犯胃，胃气不降反升。胆火上炎，出现反酸、烧心、口苦咽干、胁肋胀痛或胸背痛；胆火扰心，可见心烦失眠。舌质红苔黄腻、脉弦滑，均为胆火旺盛之象。

（3）治疗法则：清化胆热，降气和胃。

（4）方药选用：小柴胡汤合温胆汤加减。常用组方：柴胡、黄芩、半夏、人

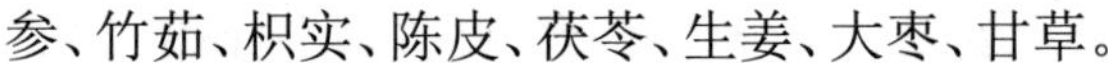

参、竹茹、枳实、陈皮、茯苓、生姜、大枣、甘草。

（5）用药特点：在治疗胆火上逆所致胃食管反流时，若口苦口干明显，乃胆气上逆，用药以小柴胡汤疏理气机，使中焦气机通畅。方中柴胡疏解少阳之邪，黄芩清泄少阳郁热，二者和解少阳，调畅气机。半夏降逆止呕，与生姜配伍，增强和胃降逆之力，可减轻反流性食管炎的症状。人参、大枣、甘草益气健脾，扶正祛邪，以助脾胃运化。竹茹清热化痰，除烦止呕；枳实破气消积，化痰除痞；陈皮理气健脾，燥湿化痰；茯苓健脾渗湿，以杜生痰之源。诸药合用，既和解少阳，又化痰和胃，使气机畅达，痰热得清，脾胃健运，从而改善反流性食管炎的相关症状。若伴胁肋胀痛，则乃肝气郁滞，可加用香附、郁金作为对药使用，疏肝行气解郁。在治疗中注意气机的升降，以条畅肝气、疏利胆气为主，同时注意升脾气、降胃气，治疗上有“升”有“降”。口苦、嘈杂明显者，加龙胆、夏枯草、焦栀子；津伤口干甚者，加沙参、麦冬、玉竹，养阴生津。

【肝胃郁热证】

（1）主要表现：烧心，反酸，胸骨后灼痛，胃脘灼痛，脘腹胀满，嗳气或反食，易怒，易饥，舌红苔黄，脉弦。

（2）证候分析：情志不遂，肝气郁结，气郁化火，肝火横逆犯胃，胃失和降。肝火与胃气上逆，导致反酸、烧心、脘腹胀满、胸骨后灼痛、嗳气频作；肝火扰心则心烦易怒；胃火炽盛则胃脘灼痛、易饥。舌红苔黄，脉弦，反映出肝郁化火之象。

（3）治疗法则：疏肝泄热，和胃降逆。

（4）方药选用：柴胡疏肝散合左金丸。常用组方：陈皮、柴胡、川芎、枳壳、芍药、甘草、香附、黄连、吴茱萸。

（5）用药特点：肝气郁结日久，必郁而化热，导致胃热而满，故治疗当以“清热降逆”为主，以疏肝为辅，肝胃同治、标本兼顾。方中柴胡、香附、枳壳、陈皮、川芎疏肝理气，调理气机；芍药养血柔肝，与柴胡散收结合，防耗伤阴血；甘草健脾益气，调和诸药，与芍药酸甘化阴缓急止痛。左金丸中黄连清泻肝火、胃火，吴茱萸开郁降逆，二者配伍，既清肝火又降胃气。全方通过疏肝理气、养血柔肝以治其本，清泻肝火、和胃降逆以治其标，共奏疏肝和胃、降逆止痛之效。用药时注意不可过用寒凉之品，避免伤及脾阳，可重用柴胡、枳壳，疏肝降逆。反酸或烧心明显者，加煅瓦楞子、海螵蛸、煅牡蛎以制酸和胃；腹满便实者，加厚朴；急躁易怒者，可加郁金。

【脾虚湿热证】

（1）主要表现：餐后反酸，饱胀，胃脘灼痛，胸闷不舒，不欲饮食，身倦乏力，大便溏滞，舌淡或红，苔薄黄腻，脉细滑数。

（2）证候分析：脾气虚弱，无力运化水湿，水湿停聚体内，日久化热，湿热蕴结脾胃。脾胃气机阻滞，可见餐后反酸、饱胀；湿热阻滞中焦，故胃脘灼痛、胸闷不舒；脾主运化及肌肉四肢，脾虚则运化无力，故可见不欲饮食、身倦乏力。湿热下注肠道，则大便溏滞。舌淡或红，苔黄腻，脉细滑数，体现脾虚与湿热并存的特点。

（3）治疗法则：清热化湿，健脾和胃。

（4）方药选用：厚朴八味饮加味。常用组方：苍术、厚朴、陈皮、炙甘草、连翘、炒枳壳、半夏、炒莱菔子等。

（5）用药特点："郁热"是胃食管反流的主要病机，治疗该病时当以疏肝清热为基本治疗原则，当湿热偏重时，以祛湿为首要任务，湿热得除，脾胃运化方能正常运行，气机方能通畅，同时要注意疏肝理气，用药过程避免使用大量清热药物或重用清热药物，以避免损伤脾阳。方中厚朴行气消胀、燥湿除满为君；苍术燥湿健脾，助厚朴化湿之力；陈皮理气和中，枳壳行气宽胸，二者与厚朴相伍，增强行气消胀之功。半夏降逆止呕，为和胃降逆要药，与厚朴等配伍，可有效改善食管反流的症状。炒莱菔子消食导滞、降气化痰，有助于消除饮食积滞。连翘清热散结，可清泄内蕴之郁热。炙甘草调和诸药，兼能健脾。全方共奏行气消胀、降逆和胃、清热化湿之效。大便溏滞严重者，加黄芩以行气化湿；胃脘灼痛甚者，加吴茱萸、黄连、煅瓦楞子、海螵蛸、浙贝母以制酸和胃；胸中烦热者，加栀子、淡豆豉以清热除烦；湿气重者加藿香、佩兰、豆蔻、薏苡仁。

【脾胃阴虚证】

（1）主要表现：烧心，饥而不欲食，口干舌燥，食后饱胀，大便干燥，舌质红，少苔或无苔，脉细数。

（2）证候分析：或因热病伤阴，或过食辛辣温燥之品，耗伤脾胃阴液。脾胃阴液亏虚，胃失濡养，气机不畅，出现烧心、食后饱胀；阴液不足，不能上承，导致口干舌燥；肠道失润，则大便干燥；阴虚内热，胃失和降，故饥不欲食。舌红，少苔或无苔，脉细数，均为阴虚内热之象。

（3）治疗法则：滋养胃阴，和胃降逆。

（4）方药选用：参葛养胃汤。常用组方：沙参、麦冬、葛根、天花粉、石斛、玉竹、白扁豆、太子参、生山药、元参、酒白芍、乌梅。

（5）用药特点：脾胃阴阳燥湿相济，是保证两者纳运、升降协调的必要条件。胃食管反流病机在"热、郁、逆"，选方用药以养阴而不损脾阳、解郁降逆不伤胃气为重，用药当平和，升降相辅。参葛养胃汤以滋阴养胃、生津润燥为核心。沙参、麦冬、石斛、玉竹、元参甘寒质润，滋养胃阴，缓解灼热不适；葛根、天花粉升阳生津，促进津液输布。太子参、生山药、白扁豆益气健脾，补而不燥，助脾胃运化，使津液生化有源。酒白芍、乌梅酸甘化阴，柔肝缓急，既能滋养肝阴，又能协同养阴之品增强生津之力。诸药合用，共奏滋阴润燥、健脾生津、柔肝和胃之效。烧心明显者，减白芍、乌梅，加煅瓦楞子、乌贼骨、浙贝母以制酸和胃。

五、临床体会

王某，男，55 岁，以“反酸、胃胀 3 个月”为主诉就诊。3 个月来反酸、烧心，胃脘胀满不适，恶心，呃逆，偶有腹痛，口干口苦，头晕，头胀，乏困无力，便秘，溲赤，纳食不香，性急汗出，眠可，舌尖红，苔白，边有齿痕，脉弦滑。既往有阑尾炎手术史、糖尿病及类风湿关节炎病史。

证属肝胃不和，气滞阴虚。治疗法则：疏肝和胃降逆，佐以养阴。

方药选用：厚朴八味饮加减。常用组方：炒苍术、炒白术各 12g，厚朴 12g，陈皮 9g，甘草 6g，柴胡 12g，枳壳 12g，炒莱菔子 12g，连翘 12g，麦冬 15g，生黄芪 30g，牡丹皮 12g，生薏苡仁 12g。7 剂，每日 1 剂，水煎取汁 400mL，分早晚两次温服。

二诊：患者症状较前减轻，舌脉基本同前，继续予以中药治疗。方药选用：柴胡疏肝散加减。常用组方：柴胡 12g，当归 12g，赤芍 12g，薄荷 9g，香附 12g，金钱草 12g，木香 6g，枳壳 12g，厚朴 12g，煅瓦楞 15g，海螵蛸 30g，继服 7 剂。

三诊：反酸、烧心明显减轻，胃脘胀满明显缓解，无恶心呃逆，余诸症减轻，舌尖红，苔白，边有齿痕，脉弦滑。效不更方，继用上方 7 剂。

按语：患者患糖尿病多年，为阴虚之体，又兼病久情绪抑郁，情志不畅，肝气不舒，横犯于胃，则肝胃不和故全方疏肝行气，和胃降逆，养阴治本。胃食管反流为胃腑之病，胃以通为顺，若情志不畅，肝气犯胃，则胃失和降，变发诸症。故而胃食管反流病多见肝胃不和之证，临证以疏肝和胃行气为则，随症加减。

（孙　烨）

第八节　睡眠障碍

一、睡眠障碍的定义

睡眠障碍指睡眠—觉醒过程中表现出来的各种功能障碍，主要指入睡困难，或睡而易醒，醒后不能再睡，重则彻夜难眠，连续 4 周以上，常伴有多梦、心烦、头昏头痛、心悸健忘、神疲乏力等症状，无妨碍睡眠的其他器质性病变和诱因。

二、病因病机

《黄帝内经·素问》中有“胃不和则卧不安”的记载。《黄帝内经·灵枢·大惑论》称睡眠障碍为目不瞑，并论述了其病机：“卫气不得入于阴，常留于阳，留于阳则阳气满，阳气满则阳跷盛；不得入于阴则阴气虚，故目不瞑矣。”《黄帝内经》亦有“阳气尽则卧，阴气尽则寐”的记载。《黄帝内经·灵枢·营卫生会》专门论述了老年人失眠的病机：“老者之气血衰，其肌肉枯，气道涩，五脏之气相搏，其营气衰少而卫气内伐，故昼不精，夜不寐。”《景岳全书》曰：“不寐证虽病有不一，然惟知邪正二字，则尽之矣。盖寐本乎阴，神其主也，神安则寐，神不安则不寐，其所以不安者，一由邪气之扰，一由营气之不足耳，有邪者多实证，无邪者皆虚证。”

综观古今医家对本病病因病机的认识，不外乎脏腑、阴阳、气血失衡及营卫失和等，主要分为外感与内伤。外感病引起者，多见于各种热病过程；由内伤引起者，则多由情志不舒、肝火扰神、痰热内扰、阴虚火旺、心脾两虚、心肾不交、胃气不和引起。因外感所致的不寐，实证较多；因内伤所致的不寐，以虚证为主。

三、辨证论治

临床常见证型：肝火扰心证、瘀血内阻证、痰热扰心证、胃气失和证、心胆气虚证、心脾两虚证、心肾不交证。

【辨证要点】

临床辨证，首先要明确本病的主要特征，如入寐艰难，或寐而不酣，或时寐时醒，或醒后不能再寐，或整夜不能入寐。其次要分清虚实，实证多因肝郁化火，食滞痰浊，胃腑不和；虚证多属阴血不足，责在心脾肝肾。

同时，要重视询问发病时间。病史短者，实证较多，或因情志不遂，心理压力过重，情绪抑郁，肝气不舒，气郁化火，肝火扰心；或因气滞湿停，湿化为痰，郁而化火，痰热扰心，病性多实。病史长者，失眠日久，久病入络，瘀血内停，脉络阻塞，心失所养，或久病伤正，耗伤气血致气血两虚，甚则肝肾亏虚，病性多虚。

【施治大法】

在治疗上当以补虚泻实、调整阴阳为原则。实者宜泻其有余，疏肝清火，行气化痰，活血化瘀，消导和中；虚者宜补其不足，益气养血，交通心肾，滋肾养肝。实证日久，气血耗伤，亦可转为虚证。虚实夹杂者，应补泻兼顾为治。

四、分证施治

【肝火扰心证】

（1）主要表现：失眠，性情急躁易怒，不易入睡或多梦易醒，口苦咽干，胸胁胀闷，目赤耳鸣，小便黄赤，大便秘结，舌质红苔黄，脉弦数。

（2）证候分析：情志不遂，恼怒伤肝，肝失条达，气郁化火，火热上扰心神则失眠。肝火偏旺，则性情急躁易怒。肝气郁结，脉络不通则胸胁胀闷，肝郁化火，肝火乘胃，胃热则口苦咽干。火热上扰，则目赤耳鸣。小便黄赤，大便秘结，舌质红，苔黄，脉弦数，均为热象。

（3）治疗法则：疏肝泻火，佐以安神。

（4）方药选用：龙胆泻肝汤加减。常用组方：龙胆草、栀子、黄芩、柴胡、生地黄、车前子、泽泻、当归、炙甘草。

（5）用药特点：该方药以龙胆泻肝汤为基础，直至病因，清肝泻火以治本。方中龙胆草泻火燥湿；黄芩、栀子清热凉血；泽泻、车前子利水通淋；当归、生地黄滋阴养血；柴胡疏肝解郁；炙甘草调和护胃。经验用药：本证当辨热与湿比例的轻重，偏于肝胆实火热盛，去车前子，加黄连泻火；若偏湿盛热轻者，去黄芩、生地黄，加滑石、薏苡仁以增强利湿之功。

【瘀血内阻证】

（1）主要表现：失眠日久，夜不能睡，面色青黄，或面部色斑，多伴有胸痛、头痛日久不愈，痛如针刺而有定处，或但欲漱口不欲咽，舌质暗红，舌面有瘀点，唇暗或两目暗黑，脉涩或弦紧。

（2）证候分析：失眠日久，久病入络，瘀血内停，脉络阻塞，心失所养，神不守舍，故失眠不寐；瘀血内停，脉络不通，故见面部色斑，胸痛、头痛，痛如针刺而有定处；欲漱口不欲咽，亦为瘀血表现；舌质暗红、舌面有瘀点，唇暗或两目暗黑，脉涩或弦紧，均为瘀血内停之象。

（3）治疗法则：活血化瘀。

（4）方药选用：血府逐瘀汤加减。常用组方：当归、生地黄、桃仁、红花、川芎、柴胡、桔梗、川牛膝、枳实、赤芍、甘草、牡丹皮。

（5）用药特点：该方药以名方血府逐瘀汤为基础，直至病因，活血化瘀以治本。方中桃仁、红花活血化瘀；当归、生地黄养血润燥；川芎、赤芍、牡丹皮行气散瘀；川牛膝引血下行；柴胡、枳实疏肝理气；桔梗载药上行；甘草调和诸药。经验用药：若气机郁滞较重，则行气药物如川芎、柴胡、桔梗、川牛膝、枳实用量加重，甚者可加川楝子、香附、青皮等以疏肝理气止痛；若瘀痛入络者，可加全蝎、穿山甲、地龙、三棱、莪术等以破血通络止痛。

【痰热扰心证】

（1）主要表现：失眠时作，易惊易醒，头目昏沉，胸脘痞闷，口苦心烦，饮食量少，舌质红苔黄腻，脉滑数。

（2）证候分析：邪热灼津为痰，或宿食停滞，积湿生痰，痰热阻滞，内扰心神，故见失眠；上扰清窍，故见头目昏沉；痰热阻滞中焦，气机受阻，故见胸脘痞闷，饮食量少；口苦心烦，舌质红苔黄腻，脉滑数为痰热之象。

（3）治疗法则：清化痰热。

（4）方药选用：黄连温胆汤加减。常用组方：清半夏、陈皮、生姜、竹茹、枳实、山栀、黄连、茯苓、远志、柏子仁、甘草。

（5）用药特点：该方药以黄连温胆汤为基础，直至病因，化痰通络以治本。方中黄连清热燥湿；半夏化痰止呕；竹茹清胆除烦；枳实破气消痞；陈皮理气和中；茯苓健脾利湿；甘草调和诸药，生姜调和脾胃。经验用药：重用生姜、陈皮、枳实，以气行则痰消；山栀、黄连苦寒清热燥湿，在此基础之上，加远志、柏子仁安神治标。诸药合用安神助眠。

【胃气失和证】

（1）主要表现：失眠多发生在暴食之后，脘腹胀闷，嗳腐吞酸，大便臭秽，舌质红苔厚腻，脉滑数。

（2）证候分析：暴食之后，饮停食滞，致中焦气机受阻，胃不和则卧不安，故引起失眠；健运失司，腐熟无权，谷浊之气不得下行而上逆，所以脘腹胀闷，嗳腐吞酸；胃中饮食停滞，导致肠道传导受阻，故大便臭秽；舌质红苔厚腻，脉滑数为宿食之象。

（3）治疗法则：消食导滞。

（4）方药选用：保和丸加减。常用组方：神曲、山楂、莱菔子、半夏、茯苓、陈皮、厚朴、苍术、连翘、鸡内金、麦芽、谷芽。

（5）用药特点：该方药以保和丸为基础，直至病因，消食导滞化积。方中山楂、鸡内金、麦芽、谷芽消食化积；神曲消食健胃；莱菔子行气消痰；半夏、茯苓、苍术化痰和胃；陈皮、厚朴理气化滞；连翘清热散结。经验用药：重用山楂，消一切食积，尤善消肉食油腻之积；食积化热较重者，加黄连、或黄芩和栀子，重用连翘清胃热；入睡困难者，加煅牡蛎、煅龙骨。

【心胆气虚证】

（1）主要表现：心悸胆怯，少寐多梦，善惊易恐，寐后易惊，气短倦怠，自汗乏力，舌质淡苔薄白，脉虚弦。

（2）证候分析：惊则气乱，心神不能自主，心不藏神，故心悸胆怯，善惊易恐，少寐多梦；气虚失养，则气短倦怠，自汗乏力；舌质淡苔薄白、脉虚弦为心神不安及心气虚的表现。

（3）治疗法则：镇惊定智，养心益气。

（4）方药选用：安神定志丸加减。常用组方：龙齿、琥珀、磁石、茯神、石菖蒲、远志、人参、川芎、合欢皮、知母、夜交藤、酸枣仁。

（5）用药特点：该方药以安神定志丸为基础，直至病因。方中人参补气安神；茯神、合欢皮、酸枣仁、夜交藤安神定志；远志祛痰开窍；石菖蒲醒神益智；龙齿、琥珀、磁石镇惊潜阳；川芎活血通心窍；知母滋阴降火。经验用药：方中加入柏子仁，则养心安神作用更好；如惊悸较重者，则可重用龙齿、琥珀、磁石等重镇安神药。

【心脾两虚证】

（1）主要表现：失眠，神疲乏力，四肢倦怠，心悸健忘，纳谷不香，面色不华，腹胀便溏，舌质淡红，苔白，脉细弱。

（2）证候分析：心血不足，不能养心，故失眠、心悸健忘；血气亏虚，故神疲乏力，四肢倦怠；心主血脉，其华在面，血虚故面色不华；舌为心之苗，心主血脉，心血不足，故舌质淡红，苔白，脉细弱。

（3）治疗法则：补血养血，益气安神。

（4）方药选用：归脾汤加减。常用组方：人参、白术、黄芪、当归、茯神、木香、远志、龙眼肉、酸枣仁、合欢皮、甘草。

（5）用药特点：该方药以归脾汤为基础，直至病因，益气养血以治本。经验用药：重用人参、白术、黄芪、甘草，以温补气健脾；当归、龙眼肉补血养心；酸枣仁、茯神、远志、合欢皮宁心安神；更以木香理气醒脾，以防补益气血药腻滞碍胃，组合成方，心脾兼顾，气血双补。入睡困难者，加煅牡蛎、煅龙骨；睡眠易醒者，加麦冬、五味子。

【心肾不交证】

（1）主要表现：夜难入寐，甚则彻夜不眠，伴心悸心烦，头晕耳鸣，手足心热，潮热盗汗，耳鸣腰酸，大便干结，舌尖红少苔，脉细数。

（2）证候分析：肾阴不足，肾水不能上济于心，以致心火内动，扰动心神，故不寐心悸；阳扰于上，则见头晕耳鸣；阴亏于下，故见腰酸；手足心热，潮热盗汗，舌尖红少苔，脉细数，均为阴虚火旺之象。

（3）治疗法则：交通心肾。

（4）方药选用：天王补心丹合交泰丸。常用组方：生地黄、玄参、麦冬、天冬、当归、丹参、山萸肉、山药、茯苓、远志、柏子仁、牡丹皮、泽泻等。

（5）用药特点：该方药以天王补心丹合交泰丸为基础，直至病因，填补肝肾以治本。方中生地黄、玄参滋阴清热；麦冬、天冬、山萸肉、山药养阴润燥；当归补血；丹参清心活血；茯苓宁心；远志安神；柏子仁养心安神；牡丹皮行气散瘀；泽泻利水通淋。经验用药：失眠重者，可酌情加龙骨、磁石以重镇安神；心悸怔忡甚者，可酌情加龙眼肉、夜交藤以增强养心安神之功；遗精者，可酌情加金樱子、煅牡蛎以固肾涩精。

五、临床体会

梁某，女，29岁，以“失眠10天”为主诉就诊。患者10天前因工作事务与同事大吵一架，当时自觉胸闷、心慌，夜间即出现失眠，难以入睡，心烦，口干。随即请假休息，然10天来，失眠未见好转，难以入睡，且早醒，醒后不能再睡，每夜睡眠2~3小时。既往体健。刻下症见：失眠，难以入睡，早醒，醒后不能再睡，每夜睡眠2~3小时，心烦，口干口苦，胸闷，精神差，食欲差，二便调。舌质红，苔白微厚，脉弦滑。

证属肝火扰心。治疗法则：疏肝泻火，解郁安神。

方药选用：龙胆泻肝汤合小柴胡汤加减。常用组方：柴胡15g，酒黄芩9g，栀子9g，青皮、陈皮各9g，姜半夏9g，生晒参10g，茯苓12g，白术12g，郁金12g，香附12g，生龙骨、生牡蛎各30g。7剂，每日1剂，水煎取汁400mL，分早晚两次温服。

二诊：服药后入眠好转，醒后可以复睡，心烦减轻，唯时有口苦，食欲仍差。舌质红，苔薄白，脉弦滑。方药对证，热象已减，但病机仍在，故效不更方，上方加鸡内金15g、炒麦芽15g。7剂，每日1剂，水煎取汁400mL，分早晚两次温服。

三诊：夜间能较平稳睡眠，可睡5~6小时，上方继用7剂收官。

按语：本患者因情志不遂，肝气郁结化火，上扰心神而致不寐。肝火内炽则见心烦、口苦、脉弦；火热灼津则口干；木郁克土，脾失健运故纳差。初诊以龙胆泻肝汤清泻肝火，合小柴胡汤和解少阳枢机，柴胡、郁金、香附疏肝解郁，黄芩、栀子清心除烦，生龙骨潜镇安神，白术、茯苓健脾防苦寒伤胃，组方紧扣肝火扰心、肝脾不和之病机。二诊热减而胃纳未复，加鸡内金、麦芽消食和胃，体现“治肝当实脾”思想。三诊续方巩固，收效显著。本案提示情志致病当重调肝，清热同时需顾护脾胃，安神与解郁并举，且失眠初起及时疏泄肝火，可防久病耗伤阴血之变。

（李少为）

第九节 慢性肝炎

一、慢性肝炎的定义

慢性肝炎是各种原因引起的肝脏的坏死和炎症，病程超过6个月，常见的病因为感染肝炎病毒（如乙型肝炎病毒、丙型肝炎病毒）、大量饮酒、免疫异常、损肝药物等。本节主要论述慢性乙型病毒性肝炎（简称“慢性乙型肝炎”），本病早期常无明显的临床表现，或仅有轻微的右胁下隐痛、胀痛，纳差，乏力等症状，出现肝脏生化检查异常。根据本病的症状及体征归属于中医“胁痛”“黄疸”等范畴。

二、病因病机

有关胁痛的记载最早见于《黄帝内经》，《黄帝内经·素问·脏气法时论》曰：“肝病者，两胁下痛引少腹，令人善怒。”严用和在《济生方·胁痛评治》中认为胁痛的病因主要是情志不遂。《景岳全书·胁痛》中进一步指出本病的病因主要与情志、饮食、房劳等关系最为密切。在慢性肝炎急性发作时常会出现黄疸，黄疸的最早记载见于《黄帝内经》。张仲景在《伤寒杂病论》中将黄疸分为黄疸、谷疸、酒疸、女劳疸、黑疸等5种，对各种黄疸的形成机制及症状特点进行了探讨，并始创茵陈蒿汤。

乙型肝炎是“毒邪”直中于血，《黄帝内经·灵枢·本神》曰：“肝藏血”，故肝为人身之“血海”。“毒邪”入血，势必汇于肝。肝主疏泄，所谓疏泄，疏者即疏通之意，泄者即发泄之谓。肝脏的功能有一通、一泄，使血气畅达。脾气主升，胃气主降，而脾胃的升降开合，而又依赖肝气之疏泄畅达，以保持胃之受纳，脾之运化的正常运转，三焦的气机要靠肝之调节，疏通三脏之功能，以协调水液之代谢。《血证论》曰：“气为血之帅，血随之而运行”。《丹溪心法·六郁》指出：“气血冲和，万病不生，一有怫郁，诸病生焉。”如“毒邪”入血，影响肝脏气机，横克脾胃，则证见胁痛、纳差、腹胀等。湿郁化热而出现黄疸，由于气滞、血瘀，出现肝大、脾大等。

三、辨证论治

临床常见证型：湿热蕴结证、肝郁气滞证、肝胃不和证、肝肾阴虚证、无症状型。

【辨证要点】

慢性乙型肝炎主要是毒邪入血至肝，影响气机升降失调，肝失疏泄，出现胁痛，肝郁气滞多为窜痛，气滞血瘀多为刺痛，肝阴不足为隐痛。

本病易出现纳差、恶心呕吐、腹胀、腹泻等症状，多为肝失疏泄，影响脾胃功能，致脾失健运、胃失和降。“久病入络”，慢性肝炎病史一般较长，易出现肝脾肿大、肝掌、蜘蛛痣等气滞血瘀之象。慢性乙型肝炎舌质多为暗红色，甚至有瘀点，此亦为血瘀表现。

【施治大法】

慢性乙型肝炎总的病机是毒邪直中入血，损伤肝脏，是由实变虚的一系列病理转变过程。治疗要以消补兼施为法，所谓“消”意在化其瘀滞，通其气血，清其毒邪，消其积聚，和其脏腑，以平为期。所谓“补”，即补其中气，补其肝血，补其肾阴，补其肾阳，以期阴平阳秘，脏腑调达，但也应注意，消之太过，则损正气，应佐以补，补时应补之适时、补之得当。因此，治疗的总原则是根据辨证，寓消于补，寓补于消。

四、分证论治

【湿热蕴结证】

（1）主要表现：肌肤发黄，黄色鲜明，目黄，胸腹痞闷，腹胀，右胁胀痛。恶心甚至呕吐，纳差，乏力，小便深黄，口苦，舌苔黄腻，脉象滑数。

（2）证候分析：感受湿热疫毒，湿邪壅阻中焦，脾失健运，肝气郁滞，疏泄不利，致胆汁疏泄失常，胆液不循常道，外溢肌肤，下注膀胱，发为目黄、肌黄、小便黄。

（3）治疗法则：清热利湿，兼以健脾。

（4）方药选用：茵陈蒿汤合四苓散加减。常用组方：茵陈、焦山栀、大黄（后下）、猪苓、茯苓、泽泻、鸡内金、金钱草、白扁豆、薏苡仁、虎杖。

（5）用药特点：慢性肝炎在此阶段为急性活动期，出现黄疸时，治疗以速退为顺，本方为治疗湿热黄疸之常用方，方中重用茵陈为君药，本品苦泄下降，善清热利湿，为治疗黄疸之要药。栀子清热降火、通利三焦，为臣药，助茵陈引湿热从小便而去。佐以大黄泻热逐瘀，通利大便，导瘀热从大便而下。吴又可谓“退黄以大黄为专功”。猪苓、茯苓、泽泻健脾利湿，使湿热从小便而下。鸡内金、白扁豆、薏苡仁消食健脾化湿；金钱草、虎杖佐茵陈，加强清热利湿作用。

【肝郁气滞证】

（1）主要表现：胸胁胀痛，胸闷，嗳气，腹胀，口苦，舌苔白腻，脉弦。

（2）证候分析：情志不畅，使肝失条达，疏泄不利，气阻络痹，发为胁痛。

（3）治疗法则：疏肝理气，兼以养阴。

（4）方药选用：逍遥散加减。常用组方：柴胡、白芍、当归、白术、茯苓、薄荷（后下）、北沙参、紫草、炙甘草。

（5）用药特点：肝为藏血之脏，性喜条达而主疏泄，体阴用阳。此时疏肝解郁，固然是当务之急，而养血柔肝，亦是不可偏废之法。方中柴胡疏肝解郁，使肝气得以调达，为君药。当归甘辛苦温，养血和血；白芍酸苦微寒，养血敛阴，柔肝缓急，为臣药。白术、茯苓健脾去湿，使运化有权，气血有源；炙甘草益气补中，缓肝之急，为佐药。用法中加入薄荷少许，疏散郁遏之气，透达肝经郁热；郁久化热伤阴，予以北沙参养阴生津，紫草清热凉血解毒，引药入血分。本方总体消补兼施，使脏腑调达。

【肝胃不和证】

（1）主要表现：两胁胀痛，胃脘闷胀，嗳气，反酸，纳差，大便溏，舌苔白腻，脉弦细。

（2）治疗法则：调和脾胃，兼以健脾益气。

（3）证候分析：肝气郁滞，横逆犯胃，胃失和降。

（4）方药选用：柴平饮加减。常用组方：柴胡、黄芩、清半夏、党参、厚朴、苍术、陈皮、枳壳、鸡内金、生姜。

（5）用药特点：方中柴胡苦平，入肝胆经，透泄少阳之邪，并能疏泄气机之郁滞，使少阳半表之邪得以疏散；黄芩苦寒，清泄少阳半里之热，柴胡之升散，得黄芩之降泄，两者配伍，是和解少阳的基本结构。胆气犯胃，胃失和降，佐以半夏、生姜和胃降逆止呕；正气本虚，故又佐以党参益气健脾，一者取其扶正以祛邪，一者取其益气以御邪内传，俾正气旺盛，则邪无内向之机。苍术以其辛香苦温，入中焦能燥湿健脾，使湿去则脾运有权，脾健则湿邪得化。湿邪阻碍气机，且气行湿化，故方中厚朴芳化苦燥，长于行气除满，且可化湿。与苍术相伍，行气以除湿，燥湿以运脾，使滞气得行，湿浊得去。陈皮为佐，理气和胃，燥湿醒脾，以助苍术、厚朴之力。枳壳助厚朴行气除满，鸡内金消食化积。

【肝肾阴虚证】

（1）主要表现：肝区隐痛，腰酸腿软，女性月经不调，男性性功能减退，面色晦暗，手足心发热，舌质红苔少，脉沉细。

（2）证候分析：肝病日久，耗伤阴津，且肝肾同源，精血互生，出现肝肾阴虚之证，如肝区隐痛、腰酸腿软等症。

（3）治疗法则：养肝血益肾阴。

（4）方药选用：滋水清肝饮。常用组方：熟地黄、山萸肉、山药、茯苓、丹皮、泽泻、柴胡、山栀、当归、炒白芍、大枣。

（5）用药特点：滋水清肝饮具有滋阴养血、清热疏肝的功效，方中熟地黄可补肾填精；山药、山萸肉具有补益脾脏、滋养肝脏的作用；当归养血活血；白芍、大枣柔肝缓急以止痛；山栀、丹皮起到散热、泻火的功效；茯苓、泽泻利水渗湿；柴胡疏肝解郁。肝为刚脏，体阴而用阳，方中柴胡与熟地黄配伍，是疏肝柔肝并用。

【无症状型】

（1）主要表现：无明显症状，或有轻微乏力，纳食欠佳，偶有右胁隐隐不适，舌苔、脉象如常。

（2）证候分析：本型在乙型肝炎的免疫耐受期，无明显症状。

（3）治疗法则：益气凉血。

（4）方药选用：益气清肝散。常用组方：黄芪、五味子、紫草、败酱草、板蓝根、制何首乌。

（5）用药特点：慢性乙型肝炎在免疫耐受期，经常无明显症状。但"正气存内，邪不可干""邪之所凑，其气必虚"，感染乙型肝炎多在免疫力低下时，故以益气扶正、凉血解毒为法。方中黄芪益气扶正；五味子养五脏，除热，生阴中肌者，五味子专补肾，兼补五脏，且现代药理研究认为五味子对肝损害有保护作用。紫草咸凉入血可清肝凉血；败酱草、板蓝根清热凉血解毒；制何首乌补益精血。

五、临床体会

张某，男，32岁，以"发现乙型肝炎标志物阳性伴右胁胀痛1个月"为主诉就诊。有乙型肝炎家族史。1个月前生气后右胁胀痛，嗳气，腹胀，口苦口干，舌苔黄，脉弦。体格检查：面色略晦暗，皮肤巩膜未见黄染，未见肝掌、蜘蛛痣；腹部平软，全腹无压痛，肝脾肋下未触及，肝区叩击痛阳性，移动性浊音阴性；双下肢无水肿。查肝功示：总胆红素32.1μmol/L，直接胆红素21.5μmol/L，间接胆红素10.6μmol/L，丙氨酸转氨酶238U/L，天冬氨酸转氨酶187U/L。乙型肝炎标志物检测示：HBsAg（+），HBeAg（+），HBcAb（+）。乙型肝炎病毒DNA定量：3.26×10^6IU/mL。上腹部B超示：肝胆胰脾声像图未见异常。

证型肝郁气滞证。治疗法则：疏肝理气，兼以养阴。

方药选用：逍遥散加减。常用组方：柴胡10g，白芍15g，当归15g，白术15g，茯苓15g，薄荷6g（后下），沙参12g，紫草12g，虎杖15g，败酱草15g。7剂，每日1剂，水煎取汁400mL，分早晚两次温服。

并予以口服西药保肝、抗病毒治疗。

二诊：患者右胁胀痛减轻，嗳气、腹胀改善不明显，口苦口干减轻，舌苔薄黄，脉弦。复查肝功示：总胆红素17.6μmol/L，直接胆红素10.2μmol/L，间接胆红素7.4μmol/L，丙氨酸转氨酶83U/L，天冬氨酸转氨酶61U/L。在上方基础上加枳壳15g，14剂，每日1剂，水煎取汁400mL，分早晚两次温服。

三诊：患者无明显不适，纳可，无右胁胀痛及腹胀、嗳气，晨起稍感口苦，大便正常。舌苔薄白，脉弦。方药仍用逍遥散加减：柴胡10g，白芍15g，当归15g，白术15g，茯苓15g，紫草15g，虎杖15g，败酱草15g，枳壳15g，14剂，每日1剂，水煎取汁400mL，分早晚两次温服。

按语：虽然该患者确诊乙型肝炎时间较短，但是其有乙型肝炎家族史，仍诊断为慢性乙型肝炎，患者处于本病免疫活动期，需积极治疗，“见肝之病，知肝传脾，当先实脾”，故用逍遥散疏肝健脾，适当加紫草、虎杖、败酱草等清热解毒药物清除乙型肝炎病毒，本病例充分体现了治疗慢性乙型肝炎“消补兼施”之大法。

（陈香妮）

第十节 肝 硬 化

一、肝硬化的定义

肝硬化是由一种或多种原因引起的，以肝组织弥漫性纤维化，假小叶和再生结节为组织学特征的进行性慢性肝病。中医属“鼓胀”的范畴。临床上肝硬化大致分为肝功能代偿期和失代偿期。肝硬化代偿期多数患者无症状或症状较轻，可有腹部不适、乏力、食欲减退、消化不良和腹泻等症状。脾脏因门静脉高压常有轻、中度肿大。肝功能正常或轻度异常。肝硬化失代偿期症状较明显，主要有肝功能减退和门静脉高压两类临床表现。

二、病因病机

关于本病的病因病机，《黄帝内经·素问·阴阳应象大论》认为“浊气在上”。《诸病源候论·水蛊候》认为本病发病与感受“水毒”有关，提出本病病机为“经络痞涩，水气停聚，在于腹内”。《丹溪心法·鼓胀》：“七情内伤，六淫外侵，饮食不节，房劳致虚……清浊相混，隧道壅塞，郁而为热，热留为湿，湿热相生，遂成胀满。”

鼓胀属于中医风、痨、臌、膈四大难症之一，因气、血、水互结，邪盛而正衰，治疗较为棘手。本病病机为肝主疏泄，肝失疏泄，气滞血瘀，进而横逆乘脾，脾主运化，脾病则运化失健，水湿内聚；病延日久，累及于肾，肾关开阖不利，水湿不化，则胀满愈甚。肝、脾、肾受损，气滞、血瘀、水停腹中。

《黄帝内经》曰：“正气存内，邪不可干。”《医学发明》曰：“血者，皆肝之所主，恶血必归于肝，不问何经之伤，必留胁下”。这里指出本病多由正气内虚，感受邪毒，七情郁结，饮食所伤，使肝、脾、肾等脏腑功能失调，最终使寒、热、湿、毒、瘀血、痰浊流着于肝络而发病。在生理条件下，肝藏血，肾藏精，血的生化有赖于肾中精气的气化，肾中精气的充盛亦有赖于血液的滋养。这种“精血同源”的关系，决定了肝与肾在生理上相互为用，在病理上相互影响。肝属木、主疏泄，肾属水、主封藏，肾水充盛不断滋养肝木，使其疏达、调畅，使其能主筋、主魂，使其爪泽、其筋润。反之，如果先天禀赋不足，或长期耗损肾精，则“水不涵木”，出现肝阳上亢，肝阴不足；肝阳上亢或情志过激，肝火太盛，则下动肾阴。不管是肾中阴精不足引起的肝阴不足，还是肝火过盛暗耗肾阴，均使肾中阴精不足。古人对肾精特别重视，《黄帝内经·素问·金匮真言论》曰：“夫精者，身之本也”。今肾精不足，肝失所养则“邪气乘虚而入”。肾为先天之本，脏腑阴阳之根，“久病及肾”“穷必及肾”。《黄帝内经·素问·阴阳应象大论》曰：“肾生骨髓，髓生肝”，肝与肾在生理上密切相关，病理上互相影响，肝病迁延不愈，传脾伤胃，气血生化乏源，不能精血互生，肾失所养；或湿热、辛燥灼烁阴津，肝之阴血亏虚，不能阴液互养，日久耗及肾阴，火不生土或水不涵木；肝肾阴血亏虚，不能藏泄互用，气血津液代谢失调，气血水结于腹中，进而加重肝病进程。

三、辨证论治

临床常见证型：肝郁脾虚证、脾虚湿盛证、瘀结水停证、阳虚水盛证、阴虚水停证。

【辨证要点】

鼓胀病机复杂，病理性质总属本虚标实，多为虚实夹杂，其临床诸证往往随着患者的体质和病情的偏实偏虚，表现各不相同。

本病症状一般为进行性加重，初起面色萎黄，右胁下胀痛，食纳不佳，恶心呕吐，腹胀，大便溏，小便色黄量少，四肢困倦，继之面色晦暗，食纳更为不佳，小便逐渐减少，腹胀加剧，面部、颈部及胸胁部出现红丝血缕，消瘦更为显著，更有甚者，腹胀如鼓，腹壁青筋暴露，甚至肚脐突出，下肢肿胀，小便量更少，或黄疸呈现灰黄色，甚至出现昏迷。舌质红到红绛，舌苔黄腻到无苔（镜面舌），脉象弦到弦数。

【施治大法】

《金匮要略》曰：“见肝之病，知肝传脾，当先实脾”，肝病往往会影响脾的运化，且肝病日久服药，故需时时注意固护脾胃功能以防疾病加重或长期服药败胃。

注意祛邪与扶正药物的配合，明代张景岳曾提出“治胀当辨虚实”，《医学入门·鼓胀论》曰：“凡胀初起是气，久则成水……治胀必补中行湿，兼以消积，更断盐酱”。因本病总属本虚标实，特别是后期邪实而正虚，故在行气、活血、利水、攻逐的时候，注意配合扶正药物，并注意调理脾胃，减少不良反应。

本病在腹水消退后应继续化瘀软坚改善肝纤维化，并同时予以疏肝健脾补肾等药物培补正气，巩固疗效。

四、分型论治

【肝郁脾虚证】

（1）主要表现：腹胀，饮食减少，食后腹胀加重，小便减少，舌苔薄白腻，脉弦。

（2）证候分析：肝病疏泄不行，气滞血瘀，横逆犯脾，脾失健运，水湿停留腹中，发为鼓胀。

（3）治疗法则：疏肝理气，健脾利湿。

（4）方药选用：柴胡疏肝散合四苓汤加减。常用组方：柴胡、白芍、枳壳、川芎、香附、炙甘草、猪苓、茯苓、炒白术、泽泻、鸡内金、醋鳖甲（先煎）。

（5）用药特点：此证型以气鼓、水鼓标实为主，同时存在本虚即脾虚，故本方在柴胡疏肝饮合四苓汤基础上加减而成，其中柴胡疏肝饮即四逆散加川芎、香附和血理气，专以疏肝为目的。以柴胡、枳壳、香附理气为主，白芍、川芎和血为佐，再用甘草缓之。猪苓、茯苓、炒白术、泽泻健脾利湿。方中重用泽泻，利水渗湿，茯苓、猪苓增强其利水渗湿之力。本方在疏肝理气基础上配合四苓汤健脾利湿以治本，并注意时时固护脾胃，加鸡内金健胃消食，鳖甲软坚散结。

【脾虚湿盛证】

（1）主要表现：腹大胀满，颜面虚浮，下肢浮肿，脘腹痞胀，乏困，小便少，大便溏，舌苔白腻，脉缓。

（2）证候分析：肝脾先伤，肝失疏泄，脾失健运，进而湿浊内蕴中焦，湿邪困厄脾阳，脾阳不振，水湿困脾，水停腹中，发为鼓胀。

（3）治疗法则：化湿利水。

（4）方药选用：胃苓汤加减。常用组方：苍术、厚朴、陈皮、甘草、生姜、猪苓、茯苓、白术、泽泻、桂枝、鸡内金、醋鳖甲（先煎）。

（5）用药特点：本证脾虚水湿更盛，以水鼓为主，胃苓汤是由平胃散、五苓汤合方加减而成，平胃散燥湿运脾，燥湿以健脾，行气以祛湿，使湿去脾健，气机调畅，脾胃自和。苍术性辛香苦温，入中焦能燥湿健脾，使湿去则脾运有权，脾健则湿邪得化。厚朴芳化苦燥，长于行气除满，且可化湿。与苍术相伍，行气以除湿，燥湿以运脾，使滞气得行，湿浊得去。陈皮理气和胃，燥湿醒脾，以助苍术、厚朴之力。甘草调和诸药，且能益气健脾和中；生姜温散水湿且能和胃降逆。水为阴邪，得阳则化，予以五苓散利水渗湿、温阳化气，方中重用泽泻，利水渗湿；茯苓、猪苓增强其利水渗湿之力；佐以白术健脾以运化水湿；桂枝温阳化气以助利水；加鸡内金健胃消食，鳖甲软坚散结。

【瘀结水停证】

（1）主要表现：腹部膨隆，腹壁青筋暴露，胁下癥结刺痛，面色晦暗，面部、颈部出现血痣，舌质紫暗，脉细涩。

（2）证候分析：病久气滞血瘀，瘀血结于胁下，出现胁下积块，肝脾瘀结，络脉滞涩，水气停留腹中，形成鼓胀。

（3）治疗法则：活血化瘀，行气利水。

（4）方药选用：膈下逐瘀汤、五皮饮加减。常用组方：炒桃仁、当归、赤芍、川芎、五灵脂、丹皮、延胡索、香附、枳壳、乌药、大腹皮、茯苓皮、陈皮、桑白皮、鸡内金、醋鳖甲（先煎）、甘草。

（5）用药特点：本证为血鼓。膈下逐瘀汤方中当归、川芎、赤芍养血活血，与逐瘀药同用，可使瘀血祛而不伤阴血；丹皮清热凉血，活血化瘀；桃仁、五灵脂破血逐瘀，以消积块；配香附、乌药、枳壳、延胡索行气止痛；川芎不仅养血活血，更能行血中之气，增强逐瘀之力；甘草调和诸药。全方以逐瘀活血和行气药物居多，使气帅血行，更好发挥其活血逐瘀，软坚消结之力。五皮饮祛风除湿，利水消肿。加鸡内金健胃消食，鳖甲加强软坚散结功效。两方合用以达到化瘀软坚、利水消肿之功效。

【阳虚水盛证】

（1）主要表现：腹大胀满，面色皖白，纳呆，畏寒，倦怠乏力，下肢浮肿，小便少，舌体胖舌质紫，苔白而淡，脉沉细弱。

（2）证候分析：肝脾日虚，病延及肾，肾火虚衰，无力温助脾阳，蒸化水湿，且肾病开阖失司，气化不利，阳虚水盛，形成鼓胀。

（3）治疗法则：温肾化气，利水消肿。

（4）方药选用：济生肾气丸、五苓散加减。常用组方：制附子（先煎）、桂枝、熟地黄、山药、山萸肉、泽泻、茯苓、牡丹皮、牛膝、车前子（包煎）、猪苓、白术、鸡内金、醋鳖甲（先煎）。

（5）用药特点：济生肾气丸即金贵肾气丸加牛膝、车前子，有温肾化气、利水消肿的作用，制附子大辛大热；桂枝补火助阳；熟地黄滋阴填精益髓；山萸肉温补肝肾；山药养阴益气、补脾肺肾；茯苓健脾渗湿、利水；泽泻善泄热渗湿利尿；牡丹皮清泻肝火；牛膝补肝肾、强腰膝、利尿；车前子清热、利尿、化痰。五苓散利水渗湿、温阳化气。猪苓增强茯苓利水渗湿之力；佐以白术健脾以运化水湿。加鸡内金健胃消食，鳖甲软坚散结。两方合用共奏温补脾肾、利水消肿之效。

【阴虚水停证】

（1）主要表现：腹大胀满，可见青筋暴露，面色晦暗，口干，时有鼻衄、齿衄，小便少，舌质红绛少苔或无苔，脉弦细数。

（2）证候分析：本病患者长期应用利尿剂耗伤津液，加之病久，肝肾之阴亏虚，肾阴受损，致阳无以化，则水津失布，阴虚水停于腹，发为鼓胀。

（3）治疗法则：滋肾柔肝，养阴利水。

（4）方药选用：一贯煎合猪苓汤加减。常用组方：北沙参、麦冬、生地黄、当归、枸杞子、猪苓、茯苓、泽泻、阿胶（烊化）、白茅根、车前子（包煎）、鸡内金、醋鳖甲（先煎）。

（5）用药特点：阳水易治，阴水难调，故选用甘寒淡渗之品以达到滋阴生津而不黏腻助湿的功效。一贯煎养阴柔肝，方中生地黄滋阴养血、补益肝肾；当归、枸杞子养血滋阴柔肝；北沙参、麦冬养阴生津。猪苓汤利水、清热两彰其功。猪苓淡渗利水，泽泻、茯苓益猪苓利水渗湿之力；阿胶滋阴润燥，既益已伤之阴，又防诸药渗利重伤阴血。加入白茅根凉血利水预防出血；车前子清热利水；鸡内金健胃消食；鳖甲软坚散结、滋阴潜阳。

五、临床体会

王某，男，62 岁，以“腹胀、尿少、双下肢水肿 1 周”为主诉就诊。有乙型肝炎病史 30 余年，既往未治疗。1 周前饮食不慎出现腹泻腹痛，后逐渐腹胀加重，小便量减少，伴乏力，纳差，食后腹胀加重，腹痛不显，逐渐出现双下肢水肿，大便溏稀，2~3 次 / 日，无发热。舌质紫暗，舌体胖有齿痕，苔白腻，脉弦缓。体格检查：面色略晦暗，皮肤未见黄染，双侧巩膜轻度黄染，未见肝掌、蜘蛛痣；腹部膨隆，腹部青筋隐隐可见，全腹无压痛，肝肋下未触及，脾脏肋下约 5cm，质地 2 度，无触痛，肝区叩击痛阳性，移动性浊音阳性；双下肢轻度凹陷性水肿。实验室检查示：总胆红素 32.6μmol/L，直接胆红素 21.3μmol/L，间接胆红素 11.3μmol/L，总胆汁酸 103.7μmol/L，丙氨酸转氨酶 86U/L，天冬氨酸转氨酶 73U/L，γ- 谷氨酰转移酶 106U/L；ALB 27.3g/L，A/G 0.86；ChE 2 236U/L；HBsAg（+），HBeAb（+），HBcAb（+）；乙型肝炎病毒 DNA 定量 3.26×10^4IU/mL。上腹部 B 超示：肝硬化，门静脉、脾静脉内经增宽，脾大，腹腔积液。

证属肝郁脾虚夹湿。治疗法则：疏肝理气，健脾利湿。

方药选用：柴胡疏肝饮合四苓汤加减。常用组方：柴胡 10g，白芍 15g，川芎 10g，香附 10g，炙甘草 6g，猪苓 15g，茯苓 15g，炒白术 15g，泽泻 15g，车前子（包煎）30g，泽兰 30g，鸡内金 15g，生姜 6g。7 剂，每日 1 剂，水煎取汁 400mL，分早晚两次温服。

并给予口服西药保肝、抗病毒、纠正低蛋白血症等治疗。

二诊：患者腹胀减轻，尿量增加，每日约有 2 200mL，进食量增加，乏力减轻，大便可，双下肢水肿减轻。舌质紫暗，舌体胖有齿痕，苔薄白，脉弦缓。在上方基础上去香附，加醋鳖甲 15g（先煎）、牛膝 15g、当归 15g。14 剂，每日 1

剂，水煎，分早晚温服。

三诊：患者无明显腹胀，尿量可，纳可，乏力明显减轻，大便正常。双下肢无水肿。舌质紫暗苔薄白，脉弦涩。方药选用：膈下逐瘀汤加减。常用组方：炒桃仁 10g，当归 15g，赤芍 15g，川芎 10g，五灵脂 15g，猪苓 15g，茯苓 15g，炒白术 15g，泽泻 15g，鸡内金 15g，醋鳖甲 15g（先煎），牛膝 15g，枸杞子 15g，女贞子 15g，黄芪 30g，当归 15g。14 剂，每日 1 剂，水煎，分早晚温服。

按语：鼓胀病情病机复杂，喻嘉言曾概括为“胀病亦不外水裹、气结、血瘀。”气、血、水三者既各有侧重，又相互为因，故在治疗时应根据气血水的侧重进行施治，本例患者发病初期，以邪实为主，治疗重点在于疏肝健脾利水以缓解患者腹胀症状，待腹水减少，则应“消补兼施”，在化瘀利水的同时补肾养血，如《杂病源流犀烛·积聚癥瘕痃癖源流》所说：“若积之既成，又当调营养卫，扶胃健脾，使元气旺而间进以去病之剂，从容调理，俾其自化，夫然后病去而人亦不伤。”

（陈香妮）

第十一节 胆 囊 炎

一、胆囊炎的定义

胆囊炎根据发病急缓分为急性胆囊炎和慢性胆囊炎，急性胆囊炎属中医“胁痛”范畴，慢性胆囊炎属中医“胆胀”范畴。

急性胆囊炎是由胆囊管梗阻、化学性刺激和细菌感染等引起的胆囊急性炎症性病变，临床表现为发热、右上腹疼痛，或右胁肋胀痛放射至肩背部，伴恶心呕吐，或轻度黄疸等。慢性胆囊炎因胆囊结石、高脂饮食等诱发，呈慢性起病，也可由急性胆囊炎反复发作、失治所致，临床表现为反复右上腹疼痛或不适、腹胀、嗳气、厌油腻等。右上腹部有轻度压痛及叩击痛等体征。

胆囊炎好发于 20~50 岁之间。女性较男性多见，具有反复发作的特点。

二、病因病机

在《黄帝内经》中已有关于胆囊炎的论述。《黄帝内经·灵枢·五邪》曰：“邪在肝，则两胁中痛。”《黄帝内经·素问·脏气法时论》曰：“肝病者，两胁下痛引少腹。”《黄帝内经·素问·缪刺论》曰：“邪客于足少阳之络，令人胁痛不得息。”《黄帝内经·灵枢·胀论》谓：“胆胀者，胁下痛胀，口中苦，善太息。”《黄帝内经·灵枢·经脉》曰：“胆足少阳之脉……是动则病口苦，善太息，心胁痛不能转侧”。

中医认为本病常因饮食不当、感受外邪、虫石阻滞、情志不遂、劳累过度等因素诱发。若因情志所伤，暴怒伤肝，抑郁不舒，致肝气郁结，胆失通降，胆液郁滞，不通则痛，可发为本病。若嗜食肥甘厚味，或嗜酒无度，损伤脾胃，致中焦运化失职，升降失常，土壅木郁，肝胆疏泄不畅，胆腑不通，亦可发为本病。若外感湿热毒邪，湿热由表入里，内蕴中焦，肝胆疏泄失职，腑气不通；或热毒炽盛，蕴结胆腑，使血败肉腐、蕴而成脓，可发为本病；或外感寒邪，邪入少阳，寒邪凝滞，肝胆疏泄失职，胆腑郁滞。若蛔虫上扰，枢机不利，胆腑通降受阻；或因湿热内蕴，肝胆疏泄失职，胆汁淤积，排泄受阻，煎熬成石，胆腑气机不通，不通则痛，也可发为本病。若久病体虚，劳欲过度，使得阴血亏虚，胆络失养，脉络拘急，胆失通降，不荣则痛，仍可发为本病。

本病病位在胆腑，与肝失疏泄、脾失健运、胃失和降密切相关。基本病机是胆失通降，“不通则痛”。情志不遂、饮食失节、感受外邪、虫石阻滞，均致胆腑不通，发病多为实证。若久病体虚，劳欲过度，精血亏损，肝阴不足，胆络失养，则“不荣则痛”。急性胆囊炎以实证为主，慢性胆囊炎以虚实夹杂证多见。急性胆囊炎因病情反复发作可以转化为慢性胆囊炎。

三、辨证论治

临床常见证型：急性胆囊炎分为胆腑郁热证、热毒炽盛证；慢性胆囊炎分为肝胆气滞证、肝胆湿热证、胆热脾寒证、气滞血瘀证、肝郁脾虚证、肝阴不足证。

【辨证要点】

外感湿热毒邪或寒邪，或湿热内蕴，或蛔虫上扰，或暴怒伤肝，或嗜酒无度，邪蕴中焦，肝胆疏泄失职，胆腑郁滞，发为胁痛或胆胀，胆汁淤积，煎熬成石；或久病体虚，胆络失养，发为胁痛或胆胀。本病的基本病机是胆失通降，不通则痛；胆络失养，不荣则痛。属实的病理因素有“痰、湿、热、毒、滞”，急性胆囊炎以“热、毒”为主，慢性胆囊炎以“湿、热”为主。属虚的病理因素有“脾虚、阴虚”。此外结合疼痛性质、伴随症状、舌象脉象等辨证。

辨疼痛性质：气滞所致疼痛多为胀痛，且疼痛部位不固定，常随情绪变化而增减；血瘀引起的疼痛多为刺痛，痛有定处；湿热蕴结的疼痛多为绞痛或持续性胀痛，疼痛较为剧烈。

辨伴随症状：若伴有口苦、咽干、目眩，多为肝胆郁热；若见恶心、呕吐、腹胀、大便溏薄，多为脾胃失和；若出现黄疸、发热、尿黄，多为湿热蕴结肝胆。

辨舌象脉象：舌红，苔黄腻，脉弦数或滑数，多为湿热证；舌淡红，苔薄白，脉弦，多为气滞证；舌紫暗或有瘀斑，脉弦涩，多为血瘀证。

本病有虚有实，而以实证多见。实证以气滞、血瘀、湿热为主，三者又以气滞为先；虚证所属阴血亏虚，肝失所养；此外，实证日久，化热伤阴，肝肾阴虚，亦可出现虚实并见。其病理变化可归纳为“不通则痛”与“不荣则痛”两类。按照“急则治标，缓则治本”的原则，疏肝利胆。

【施治大法】

临床常用治法有疏肝理气、清热利湿、清肝泻火、活血化瘀、健脾和胃，根据症状的急、缓、虚、实采用相应治法。治法分析如下：疏肝理气，通过调畅气机，恢复肝胆的疏泄功能，以缓解疼痛。清热利湿，使湿热之邪从小便而去，改善胆汁排泄不畅的情况，消除黄疸等症状。清肝泻火，减轻火热之邪对肝胆的熏蒸，缓解疼痛及相关症状。活血化瘀，改善胆囊局部的血液循环，消除瘀血阻滞，减轻疼痛，防止病情进一步发展。健脾和胃，通过健运脾胃，疏肝理气，恢复脾胃的运化功能，缓解胆囊炎引起的消化系统症状。

临床中，急性胆囊炎以清热利湿、行气利胆、通腑泻火为主；慢性胆囊炎实证以祛邪为主，如清热利湿、疏肝利胆、行气活血等；虚证以扶正为主，如健脾益气、养阴柔肝等。

四、分证施治

（一）急性胆囊炎

【胆腑郁热证】

（1）主要表现：持续右胁部剧烈灼痛或绞痛，或胁痛阵发性加剧，甚则痛引肩背，伴口苦口黏、恶心呕吐、发热恶寒、身目明显黄染、小便短赤，大便秘结，舌质红，苔黄或厚腻，脉滑数。

（2）证候分析：邪热郁结胆腑，致胆气不通，不通则痛，故右胁部剧烈灼痛或绞痛，或胁痛阵发性加剧。胆经循行于肩背，故疼痛可向右肩部或背部放射。热邪伤津，津液不足，不能上承，出现口苦口黏。胃肠受邪热影响，和降失常，故恶心呕吐。热邪内盛，正邪交争，故而发热恶寒。邪热与肠中糟粕相结，致大便秘结。热邪煎熬津液，使小便短赤。舌质红，苔黄或厚腻，脉滑数，均为胆腑郁热之象。

（3）治疗法则：清热利湿，行气利胆。

（4）方药选用：大柴胡汤加减。常用组方：柴胡、黄芩、大黄（后下）、枳实、赤芍、半夏、生姜、厚朴、茵陈、栀子、金钱草、川楝子、延胡索、海金沙。

（5）用药特点：柴胡配伍黄芩和解清热，以除少阳之邪；大黄与黄芩相配以泻阳明热结，行气消痞；赤药养血敛阴柔肝止痛，配大黄可治腹中实痛，佐枳壳可理气和血；半夏消痞散结，和胃降逆；生姜和胃降逆止呕，且可制约方中黄芩、大黄等药物寒性；厚朴增强行气导滞之力；茵陈清利肝胆湿热；栀子可清利三焦湿热，配茵陈增强清利湿热之效；川楝子与延胡索相配，奏行气止痛之功，佐以海金沙配金钱草，助退黄利石之效。

【热毒炽盛证】

（1）主要表现：高热，右胁疼痛剧烈，胁痛拒按，伴身目发黄，黄色鲜明，大便秘结，小便短赤，或烦躁不安，舌质红绛，舌苔黄燥，脉弦数。

（2）证候分析：毒与正气激烈交争，导致高热。热毒在胆腑内炽盛，深入营血，致使气血凝滞，不通则痛，所以右胁疼痛剧烈，胁痛拒按。热毒深陷营血，熏蒸肝胆，胆汁外溢，从而出现身目发黄，黄色鲜明。胃肠津液亏乏，传导失常，出现大便秘结。膀胱津液不足，故小便短赤。热毒上扰心神，轻者烦躁不安，重者神昏谵语。舌质红绛，舌苔黄燥，脉弦数，均是热毒炽盛、津液耗伤之象。

（3）治疗法则：清热解毒，通腑泻火。

（4）方药选用：茵陈蒿汤合黄连解毒汤加减。常用组方：茵陈、栀子、大黄、黄连、黄芩、延胡索、金银花、蒲公英、金钱草、丹皮、赤芍。

（5）用药特点：茵陈蒿汤是治疗阳黄的经典代表方，其主要为利湿、清热、祛瘀蕴积体内，促进肝胆疏泄功能，胆汁寻常道而不外溢导致黄疸。在临床应用中应注意重用茵陈、金钱草的用量，同时不得低于30g，保证清热利湿、利胆退黄作用；继用栀子、大黄、黄连、黄芩、金银花、蒲公英清热燥湿，解毒利胆；更用丹皮、赤芍清热凉血；延胡索活血行气止痛。全方共奏清热解毒、利胆退黄之效。

（二）慢性胆囊炎

【肝胆气滞证】

（1）主要表现：右胁胀痛或隐痛，疼痛因情志变化而加重或减轻，伴厌油腻，恶心呕吐，脘腹满闷，嗳气频作，舌质淡红，舌苔薄白或腻，脉弦。

（2）证候分析：肝主疏泄，性喜条达，若情志不舒，肝失疏泄，肝胆气滞，脉络不通，故右胁胀痛或隐痛。因情志变化影响气机调畅，所以疼痛因情志变化而加重或减轻。肝郁气滞横逆犯脾，致脾胃运化失常，出现厌油腻、恶心呕吐、脘腹满闷等症。肝胆气滞，影响胸胁部气机，故胸胁胀满。肝郁气滞、气机不畅，故嗳气频作；舌质淡红，舌苔薄白或腻，脉弦，为肝郁气滞之象。若气郁化热，则可见舌苔薄黄；单纯气滞则舌苔薄白，脉弦主肝病及气滞。

（3）治疗法则：疏肝利胆，理气解郁。

（4）方药选用：柴胡疏肝散加减。常用组方：柴胡、香附、川芎、枳壳、白芍、黄芩、金钱草、郁金、青皮、陈皮、炙甘草。

（5）用药特点：柴胡疏肝解郁、调达人体肝气；香附则理气和中、疏肝解郁，川芎活血行气止痛，两药合用可以协助柴胡疏肝解郁、柔肝止痛。陈皮燥湿和胃、行气理滞；枳壳宽中行气除胀满；白芍养血柔肝、敛阴止痛；黄芩、金钱草清利肝胆湿热；郁金既可助柴胡等药疏肝行气解郁，又可利胆；青皮加强疏肝理气以消散肝胆气滞；炙甘草可调和诸药、缓急止痛。全方共奏疏肝利胆、活血止痛之效。

【肝胆湿热证】

（1）主要表现：胁肋疼痛，或胀痛或钝痛，口苦咽干，伴身目发黄，身重困倦，脘腹胀满，小便短黄，大便不爽或秘结，舌质红，苔黄或厚腻，脉弦滑数。

（2）证候分析：湿热之邪蕴结于肝胆，肝胆疏泄失常，气机阻滞，不通则痛，故胁肋疼痛，或胀痛或钝痛。湿热熏蒸，胆气上溢于口，故口苦咽干。湿热熏蒸肝胆，胆汁不循常道，外溢肌肤，则出现身目发黄。湿热困阻脾胃，脾胃运化功能失常，清气不升，浊气不降，故身重困倦，脘腹胀满。湿热下注，膀胱气化不利，致小便短黄。湿性黏滞，大肠传导失常，故大便不爽或秘结。舌质红，苔黄或厚腻，脉弦滑数，均为肝胆湿热之象。舌红为热象，苔黄腻为湿热内蕴之象，脉弦主肝病，滑数为有热之象。

（3）治疗法则：清热利湿，利胆通腑。

（4）方药选用：龙胆泻肝汤加减。常用组方：龙胆草、黄芩、栀子、泽泻、柴胡、木通、车前子、大黄（后下）、甘草、金钱草。

（5）用药特点：方中龙胆草泻肝胆湿热；栀子、黄芩清热泻火；柴胡疏肝理气止痛、引经和解少阳；木通、泽泻、车前子清热利湿；大黄通腑泄热、利胆退黄；甘草调和诸药、清热解毒；金钱草清热利湿、通淋排石。胁肋部胀满疼痛者可加川楝子、青皮、郁金、半夏等以疏肝和胃、理气止痛。

【胆热脾寒证】

（1）主要表现：胁肋疼痛，或胀痛或紧痛，或恶寒发热，伴口干口苦，恶心欲呕，腹部胀满，大便溏泄，肢体疼痛，遇寒加重，舌质淡红，苔薄白腻，脉弦滑或弦细。

（2）证候分析：病邪久羁，郁而化热，或情志不畅，肝郁化火，致胆热内郁。胆热熏蒸，可见胁肋疼痛，或胀痛或紧痛，或有恶寒发热。胆气上逆，则口干口苦。脾胃虚弱，受纳腐熟功能减退，故腹部胀满。脾阳不运，水谷不化，清浊不分，则大便溏泄。脾虚气血生化不足，肢体失养，脾失温煦，失于温养，故肢体疼痛，遇寒加重。舌质淡红，苔薄白腻，脉弦滑或弦细是胆热脾寒、寒热错杂之象。舌红、苔黄、脉数为胆热之象；苔白、脉细为脾寒之象，脉弦则与肝胆病有关。

（3）治疗法则：疏利肝胆，温寒通阳。

（4）方药选用：柴胡桂枝干姜汤加减。组方：柴胡、桂枝、干姜、黄芩、瓜蒌根、生牡蛎、白术、郁金、金钱草、炙甘草。

（5）用药特点：主要以柴胡、黄芩清利肝胆，以干姜、炙甘草温补脾阳，而桂枝则有交通寒热阴阳的作用；瓜蒌根清热生津、润降通利；生牡蛎咸寒软坚；白术健脾益气、燥湿利水；郁金行气解郁、利胆退黄；金钱草清热利湿、通淋排石。临床应用之时，便溏重者，重用干姜，而减轻黄芩用量；口苦重者，加重黄芩用量，而减少干姜用量。

【气滞血瘀证】

（1）主要表现：右胁疼痛，胀痛或刺痛，口苦咽干，胸闷，善太息，右胁疼痛夜间加重，大便不爽或秘结，舌质紫暗，苔厚腻，脉弦或弦涩。

（2）证候分析：情志不舒，肝失疏泄，气机郁滞，血行不畅，气滞血瘀，痹阻脉络，不通则痛，故右胁疼痛，胀痛或刺痛。夜间属阴，气血运行缓慢，瘀滞更甚，则疼痛入夜尤甚。胆气上逆，则口苦咽干。肝失条达，气机不畅，致胸闷不舒，善太息。大肠传导失常，故大便不爽或秘结。舌质紫暗，苔厚腻，脉弦或弦涩均为气滞血瘀之象。弦脉主肝病，涩脉主瘀血。

（3）治疗法则：理气活血，利胆止痛。

（4）方药选用：血府逐瘀汤加减。常用组方：当归、生地黄、桃仁、红花、枳壳、柴胡、川芎、川楝子、郁金、鸡骨草、延胡索、五灵脂、甘草。

（5）用药特点：该方药以名方血府逐瘀汤为基础，直至病因，活血化瘀以治本。经验用药：当归活血养血、祛瘀不伤正；生地黄清热凉血、滋阴生津；桃仁、红花破血行滞；川楝子疏肝泄热、行气止痛；郁金活血止痛、行气解郁、利胆退黄；鸡骨草清利肝胆湿热；延胡索活血、行气、止痛；五灵脂活血散瘀；甘草调和诸药、缓急止痛。若气机郁滞较重，行气药物川芎、柴胡、枳实用量加重，甚者可加香附、青皮等以疏肝理气止痛；若瘀痛入络，可加全蝎、穿山甲、地龙、三棱、莪术等以破血通络止痛。

【肝郁脾虚证】

（1）主要表现：右胁胀痛，情志不舒，腹胀便溏伴倦怠乏力，腹痛欲泻，善太息，纳食减少，舌质淡胖，苔白，脉弦或弦细。

（2）证候分析：肝主疏泄，性喜条达，若情志不舒，肝失疏泄，气机郁滞，不通则痛，故见右胁胀痛，情志不舒，且疼痛每因情志因素而加重。肝失条达，气机不畅，可致善太息，以舒缓气机。肝木乘脾土，脾虚则运化功能失常，故纳食减少，腹胀便溏。气血生化不足，肢体失养，出现倦怠乏力。舌质淡胖，苔白，为脾虚之象。脉弦主肝郁，脉细为脾虚气血不足之象，故脉弦细提示肝郁脾虚。

（3）治疗法则：疏肝健脾，柔肝利胆。

（4）方药选用：逍遥散加减。常用组方：当归、白芍、柴胡、茯苓、白术、甘草、陈皮、郁金、金钱草。

（5）用药特点：柴胡疏肝解郁，白芍、当归养血补肝，三药合用，以补肝、助肝为主；配伍茯苓、白术，以达补中理脾之用；甘草助健脾并调和诸药；陈皮理气健脾、行气止痛；郁金疏肝解郁、活血止痛；金钱草清热利胆。全方共奏疏肝理气、清热利胆、健脾益气和胃之效。

【肝阴不足证】

（1）主要表现：右胁部隐痛不适，两目干涩伴头晕目眩，心烦易怒，肢体困倦，纳食减少，失眠多梦，舌质红，苔少，脉弦细。

（2）证候分析：肝阴不足，肝络失于濡养，故右胁部隐痛不适。肝阴不足，不能上滋头目，故两目干涩伴头晕目眩。阴虚不能制阳，虚热内生，故见心烦易怒、失眠多梦。脾运化失常，致纳食减少。舌质红，苔少，脉弦细，为肝阴不足，虚热内扰之象。舌红少苔是阴虚的典型表现，脉弦主肝病，细数为阴虚有热之象。

（3）治疗法则：养阴柔肝，清热利胆。

（4）方药选用：一贯煎加减。常用组方：生地黄、沙参、麦冬、当归、枸杞子、川楝子、郁金、鸡骨草。

（5）用药特点：该方药以名方中一贯煎为基础，生地黄滋阴养血，补益肝肾之阴制约肝阳上亢；沙参、麦冬滋养肺胃之阴，与生地黄协同增强滋阴润燥之力；当归养血活血，既滋养肝血，又防瘀血阻滞；枸杞子滋补肝肾、益精养血；在大量滋阴养血药中，佐以川楝子疏肝泄热、行气止痛，使补而不滞，同时清泻肝郁化火之热；鸡骨草清热解毒、疏肝利胆；加郁金行气之功效。

五、临床体会

张某，男，46岁，以“右腹疼痛2天”为主诉就诊，自诉两天前因饮食油腻及饮酒后出现右上腹剧烈绞痛，向肩背部放散。来诊时，刻症见：右上腹疼痛，胁肋胀痛，疼痛阵发性加剧，恶心呕吐，小便短赤，大便秘结，舌质红，苔黄或厚腻，脉滑数。查体：腹部有压痛、反跳痛。腹部彩超检查示：胆总管结石1.0cm×0.9cm，胆囊增大，壁不光滑。

证属胆腑郁热。治疗法则：清热利湿，行气利胆。

方药选用：大柴胡汤加减。常用组方：柴胡20g，黄芩10g，白芍10g，法半夏10g，枳实10g，大黄（后下）6g，生姜15g，大枣4枚，金钱草10g，姜黄10g，紫草10g。5剂，每日1剂。水煎取汁400mL，分早晚两次温服。

二诊：服药后，患者痛减呕止，右胁肋部间断隐痛，大便通，余无明显异常。舌苔微黄不腻，脉滑。再予3剂，症状完全消失。

按语：柴胡配伍黄芩和解清热，以除少阳之邪；大黄与黄芩相配以泻阳明热结，行气消痞；芍药养血敛阴柔肝止痛，配大黄可治腹中实痛，佐枳实可理气和血；半夏消痞散结，和胃降逆。

（赵颖丹）

第十二节 肺 结 节

一、肺结节定义

肺结节是指影像学上表现为直径≤3cm 的局灶性、类圆形、密度增高的实性或亚实性肺部阴影，且不伴肺不张、肺门淋巴结肿大和胸腔积液。其中直径<5mm 者被定义为微小结节，直径 5~10mm 者被定义为小结节。根据结节密度可分为实性肺结节、纯磨玻璃结节和混杂性结节；根据结节数量可分为单发性肺结节（数量 =1）和多发性肺结节（数量≥2）。

早期肺癌的标志之一就是肺结节，其中以磨玻璃结节多见。因此肺结节的早期预防和治疗就显得尤为重要。肺结节是随着现代医学影像技术发展而发现的肺部病变，结节在现代医学影像学成像技术下呈现为“不规则积块”，是存在于肺内的实质性的病灶。临床中常以“烦躁易怒、胸闷咳嗽、气短乏力、咳痰，或伴发热、胸痛、腹胀”等为主要症状，或无症状，依据其临床特点，将其归属于中医学中的“积聚”“肺积”“痰核”“瘤”等范畴。

二、病因病机

根据肺结节发病特点，肺结节的病因主要包括外因与内因两个方面，外因主要与外感六淫霾毒相关，内因则与七情、饮食、劳逸密切相关。肺结节病位在肺，病因病机多为本虚而标实。实为气滞、痰凝、血瘀。人体正气亏虚、脏腑失调、气机不畅，则气血不和，或是情志不畅、外感六淫，则内凝形成气滞、痰凝、血瘀，发而为肺结节。

“正气存内，邪不可干”“邪之所凑，其气必虚”，外邪内侵、正气虚弱是疾病发病的两个关键因素，外邪内侵，卫表不固，则邪易藏匿于肺络，则正气易虚；而正气亏虚，外邪易侵；两者互为因果，外邪在体内不断积聚，蓄势而发。主要病位在肺，和肝、脾、肾脏腑相关。肝主升发，肺主肃降，肝升肺降，升降得宜，出入交替，则气机调畅。肝藏血，调节全身之血；肺主气，治理调节一身之气。肺调节全身之气需要肝血濡养，肝血运行全身需要肺气的推动；全身气血运行和肺肝密切相关。长期忧郁思虑，情志不遂，肝气郁结，进而肝升不及，肺降无权，气机失畅，逐渐发为本病。肺主行水而通调水道，脾主运化水湿，为调节水液代谢的重要脏器。人体的津液由脾上输于肺，通过肺的宣发和肃降而布散至周身。脾之运化水湿赖肺气宣降的协助，而肺之宣降靠脾之运化以资助。脾肺两脏互相配合，共同参与水液代谢过程。如果脾失健运，水湿不化，聚湿生痰，影响及肺则积聚于肺，发为结节。气滞则水湿、血液运化失司；脏腑功能失调，则痰瘀互结，痰瘀日久也会加重气机郁滞，化为积聚；肾主水，亦为先天之本。因此，气滞、痰凝、血瘀三者相互交织，形成本病。肺结节患者病程长，病情变化较缓慢，中医治疗在这一领域疗效显著，经过中医中药的干预，患者的病情得到改善，近年来已取得了一定的成果。

三、辨证论治

临床常见证型：无症状型、痰瘀阻肺证、肺脾气虚证。

【辨证要点】

肺结节以影像学特征作为诊断标准。胸部 CT 检查发现肺内直径小于或等于 3cm 的类圆形或不规则形病灶，影像学表现为密度增高、被含气肺组织包绕的单发或多发的肺部阴影，不伴肺不张、肺门肿大和胸腔积液。一部分患者无明显症状，另一部分患者出现咳嗽、咳痰、痰黏伴血丝、胸闷、气短、胸痛等症状，在临证过程中，结合舌脉进行辨证论治。

【施治大法】

肺结节的形成不外乎气虚或气滞日久，脏腑功能受损，导致痰凝、血瘀等病理产物郁滞于肺，发为本病。中医早期干预肺结节时，应充分发挥“未病先防，既病防变”的理论，其治疗重点要从两个方面着手，一方面要扶正调气，扶正以安未受邪之地，调畅全身气机，鼓邪外出，防邪深入，治疗以补益肺气、疏肝理气为主；另一方面要抑制邪毒，防其传变，治疗以行气、化痰逐瘀、解毒散结为主。

对于属于早期随访观察的肺结节患者，应用中医理论进行辨证论治，早期干预，充分发挥中医“未病先防，既病防变”的临床特色。肺结节是通过现代医学影像技术发现的，在现代医学中，主要根据肺结节的影像学特征进行治疗，对于恶性风险低的患者，建议定期进行影像学随访，对于风险较高的患者，多采用活检、手术切除等治疗。我国传统医学讲究未病先防，注重养身修心，采用辨证论治和辨体质相结合的方法，控制肺结节的进一步发展。

四、分证论治

【无症状型】

（1）主要表现：临床无特殊症状，胸部 CT 检查发现肺结节，舌质淡，边伴齿痕，苔薄白，脉滑或细。

（2）证候分析：素体易感冒，或长期吸烟，或居处空气易扬尘，或患慢性支气管炎，导致肺宣发肃降失司，水道通调不利，聚水成痰，凝积成结，阻碍于肺。舌脉尽显体质之象。

（3）治疗法则：宣肺化痰，通络散结。

（4）方药选用：瓜蒌清肺散结方。常用组方：瓜蒌、猫爪草、桔梗、杏仁、浙贝母、皂角刺、莪术、蜂房、夏枯草。

（5）用药特点：瓜蒌清肺散结方系刘氏经验方。方中瓜蒌清肺涤痰、宽胸散结，配伍猫爪草化痰散结、解毒消肿，另遣浙贝母、夏枯草化痰，散结，消肿，共同协助瓜蒌清肺以消肿、化痰以散结；再以皂角刺、莪术行气消积，蜂房攻毒杀虫消积；最后以桔梗、杏仁宣散下气以复肺气宣发肃降之功能。

【痰瘀阻肺证】

（1）主要表现：咳嗽，咳痰，痰黏稠、色白或黄白相兼，一般可伴胸闷或胸痛，或纳差，或便溏或干燥，乏力，舌质淡，苔白腻，脉细或滑。

（2）证候分析：肺主气司呼吸，肺气不足，水液调节不利，湿聚成痰，痰浊久聚，或化热阻肺，宣发肃降失常则见咳嗽，咳痰，痰质黏稠，痰白或黄白相兼，胸闷或胸痛，平素脾气不足或久咳耗伤肺脾之气，纳差便溏，神疲乏力，舌质淡，苔白腻，脉滑。

（3）治疗法则：清肺化痰，祛瘀散结。

（4）方药选用：瓜蒌清肺散结方合瓜蒌宣肺下气汤加减。常用组方：瓜蒌、桑白皮、橘红、法半夏、浙贝母、猫爪草、桔梗、杏仁、皂角刺、莪术、蜂房、夏枯草、黄芩、前胡、蜜百部。

（5）用药特点：上方系刘氏经验方。瓜蒌宽胸涤痰、清肺散结，用桑白皮、黄芩协瓜蒌清肺止咳，遣浙贝母、法半夏清热化痰，散结消痈，更用猫爪草、夏枯草化痰散结，清肺散结，另以皂角刺、莪术行气祛瘀消积，共同清肺化痰散结；橘红燥湿化痰；蜂房攻毒杀虫；佐以桔梗、杏仁一宣一降，宣肺降气，最后用蜜百部、前胡润肺下气止咳。全方针对肺结节，从病因、发病机制的各个环节，遵循组方原则，进行了全面、精细的用药，配伍得当，使得肺气宣降舒畅，痰清结散。

【肺脾气虚证】

（1）主要表现：咳嗽痰少，或痰稀而黏，咳声低弱，气短喘促，神疲乏力，面色皖白，形瘦恶风，自汗或盗汗，口干少饮，舌质红或淡，脉细弱。

（2）证候分析：肺脾气虚，肺失通条，脾失运化，痰浊内生，储藏于肺，则见咳嗽痰少，或痰稀而黏，咳声低弱，气短喘促，神疲乏力；气血乏源，气阴均虚，卫外不固则面色皖白，形瘦恶风，自汗或盗汗，口干少饮，舌质红或淡，脉细弱。

（3）治疗法则：益气健脾，化痰散结。

（4）方药选用：四君子汤、生脉饮合瓜蒌清肺散结方。常用组方：黄芪、西洋参、炒白术、茯苓、麦冬、五味子、瓜蒌、猫爪草、桔梗、杏仁、浙贝母、皂角刺、莪术、蜂房。

（5）用药特点：黄芪、炒白术、茯苓补气健脾；西洋参、麦冬、五味子补气养阴；桔梗宣肺祛痰；杏仁止咳平喘；瓜蒌、猫爪草、浙贝母、皂角刺、莪术化痰散结；蜂房攻毒杀虫。全方健脾益气生津以健脾运、补肺气、助宣降；清肺涤痰、祛瘀散结以清肺络，涤痰凝，散结节。以四君子汤合生脉饮补脾气、益肺气、养肺阴，促健运、补肺气；生脉饮气阴双补；瓜蒌清肺散结方清肺涤痰、祛瘀散结。

五、临床体会

丁某，男，50 岁，以“咳嗽 1 个月，发现肺结节 1 周”为主诉就诊。1 个月前，不明原因开始咳嗽，咳少量白痰，无发热与胸痛，自服“川贝枇杷膏”1 周，咳痰减少停药，此后反复咳嗽，且逐渐加重，1 周前就诊于西安某医院，胸部 CT 检查示：左上肺前段局部可见结节状高密度影，边界不清，可见小毛刺影，大小约 9mm × 8mm，周围可见小空泡影；左上肺前段见磨玻璃结节影，大小约 5mm × 4mm；右下肺可见条索影，建议取病理学结果。患者恐惧创伤检查，遂来我院门诊请求中医治疗。刻症见：患者形体瘦小，咳嗽，咳痰，痰色时黄，时伴胸闷、气短，无发热，舌质淡白，苔白，舌底络脉瘀阻明显，脉沉滑。

证属痰瘀阻肺。治疗法则：清肺化痰，祛瘀散结。

方药选用：瓜蒌清肺散结方合瓜蒌宣肺下气汤加减。常用组方：瓜蒌 15g，桑白皮 12g，橘红 15g，法半夏 15g，浙贝母 15g，猫爪草 20g，桔梗 15g，杏仁 10g，皂角刺 15g，莪术 15g，蜂房 9g，夏枯草 15g，黄芩 15g，前胡 15g，蜜百部 15g，苏子 12g。7 剂，每日 1 剂。水煎取汁 400mL，分早晚两次温服。

二诊：咳嗽减轻，咳痰减少，仍有胸闷气短，偶伴左胸上部轻微针刺痛，尤以咳嗽时加重，舌质淡白，苔薄白，脉细。上方加丹参 30g，继服 14 剂。

三诊：咳嗽轻微，偶有少量白色痰液，清稀，易咳出，胸痛消失，精神良好，二便正常，舌质淡，苔薄白，脉细。上方去苏子、丹参、黄芩，加黄芪 30g，继服 14 剂，观察疗效。

四诊：偶尔咳嗽，咳少量白痰，无胸痛胸闷，精神良好，二便正常，舌质淡，苔薄白，脉细。上方去前胡、蜜百部，继服 14 剂。

五诊：咳嗽基本消失，无痰，精神正常，食纳较佳，大便每日 1~2 次，呈稀溏便，无腹痛，舌质淡，苔薄白，脉细稍沉。上方减桑白皮，瓜蒌减至 12g，加党参 15g、五味子 15g、补骨脂 15g，再服 14 剂。

六诊：症状基本消失，无咳嗽与胸闷气短，大便成形，精神较好，舌质淡，苔薄白，脉细。复查胸部CT检查未见肺结节。

按语：本案针对肺结节，应用刘氏经验方进行治疗，获得显著疗效。首先用瓜蒌清肺散结方以涤痰祛瘀、散结清肺，从病因入手，围绕病理机制与病理结果进行全方位的对应性治疗；再以瓜蒌宣肺下气汤宣肺下气、清肺化痰，以期恢复肺之宣降功能。二方合之，共同作用，患者肺系症状开始减轻。通过肺部症状逐渐减轻，推断病理结果，少时加减，持续治疗，症状基本消失，继以健脾气、补肺气、益肾气，诸症消失，最后胸部CT检查未发现肺结节。

（王倩倩　王　瑞）

第十三节　甲状腺结节

一、甲状腺结节的定义

甲状腺结节是甲状腺细胞异常增生后形成的团块，做吞咽动作时可随甲状腺而上下移动，是临床常见病，也是一系列疾病的表现，可多发，也可单发。增生性疾病、肿瘤性疾病、自身免疫性疾病、炎性疾病均可出现甲状腺结节。

二、病因病机

甲状腺结节在中医中被称为“瘿瘤”或“瘿病”，是以颈前喉结两旁结块肿大为主要临床特征的一类疾病。这种肿大可能随着病情的加重而逐渐增大，并可能伴有疼痛、压迫感等不适症状。《黄帝内经》认为瘿瘤的形成与情志内伤、饮食等因素密切相关。情志内伤导致肝气郁结，气机不畅，进而引发气滞血瘀、痰凝结于颈前；饮食不当损伤脾胃，导致痰湿内生，气血运行不畅，最终形成瘿瘤。宋元医家普遍认为瘿瘤的发生与情志内伤、饮食失节、水土不服、先天禀赋等因素有关。这些因素导致气机郁滞、痰湿内生、血瘀阻络，最终形成瘿瘤。

瘿瘤的病因主要与情志内伤、饮食不当、水土失宜、体质因素等有关，病机为气滞、痰凝、血瘀结于颈前，病理变化进一步相互交织，形成瘿瘤的病理基础。长期的情绪压抑或波动较大，使肝气郁结、气机不畅，导致气滞、血瘀、痰凝结于颈前，形成结节。饮食不当，损伤脾胃，脾胃运化功能失调，导致痰湿内生，气血运行不畅，痰凝、血瘀结于颈前，形成结节。此外，水土失宜也可能影响人体的正常生理功能，从而引发甲状腺结节。个体体质的差异也是甲状腺结节发病的重要因素之一，阴虚体质的人更容易出现甲状腺结节缠绵、病情反复的情况。

三、辨证论治

临床常见证型：气滞痰阻证、痰凝血瘀证等。

【辨证要点】

气滞痰阻证：颈前喉结两旁结块肿大，质地较软，不疼痛，并伴有胸闷、爱叹气等症状。

痰凝血瘀证：颈前喉结两旁结块肿大，按之较硬，有胸闷、食欲不振等症状。

【施治大法】

根据临床常见辨证分型，气滞痰阻所致的瘿瘤，以理气舒郁、化痰消瘿为法；痰凝血瘀证所致的瘿瘤，以理气活血、化痰消瘿为法。同时，在治疗中要注重辨识体质，关注地域和环境因素，关心患者的情志问题，根据患者具体情况进行个体化的药物调整和方药加减，达到良好的治疗效果。督促患者保持良好的生活习惯和愉悦的情绪，避免过度劳累和情绪波动，促进疾病的康复。

四、分证施治

【气滞痰阻证】

（1）主要表现：颈前单侧或两侧结节，边缘光滑，质地较软，按压不痛，颈部觉胀，或伴情志抑郁或易怒，食欲欠佳，舌苔薄白，脉弦或滑。

（2）证候分析：气滞痰阻证与多种因素相关。长期情志失调，情绪低落或烦躁易怒，导致肝气郁结，进而横克脾土，运化失司，湿聚成痰，导致气滞痰阻；素体脾胃虚弱使水液输布失常，聚湿成痰。痰湿随肝经气逆上于颈部，凝聚日久，阻碍血行而成气滞痰阻证，故认为其基本病机是气滞、痰凝、血瘀壅结颈前。初期多为痰气互结，日久血脉瘀阻，气、痰、瘀壅结为患。病变部位主要在肝脾，与肾相关。舌质、脉象乃痰气之象。

（3）治疗法则：理气温阳舒郁，化痰消瘿。

（4）方药选用：逍遥散合消甲散结方加减。常用组方：当归、茯苓、白芍、白术、柴胡、薄荷、生姜、猫爪草、夏枯草、浙贝母、皂角刺、莪术。

（5）用药特点：该方药以逍遥散合消甲散结方为基础。逍遥散疏肝健脾，直至病因。消甲散结方系刘氏经验方，主要用于化痰祛瘀、散结消瘿。逍遥散中，柴胡疏肝解郁、养血健脾；当归、白芍养血和血，柔肝舒络；白术、茯苓健脾益气，实脾土、防木乘，健脾化湿；薄荷疏散郁遏之气，透达肝经郁热；生姜降逆和中、辛散达郁。消甲散结方主要由猫爪草、夏枯草、浙贝母、皂角刺、莪术组成，具有化痰祛瘀、散结消肿之功。重用猫爪草、夏枯草化痰散结，解毒消肿，继以浙贝母、皂角刺散结消痈，莪术破血行气。二方合用，共奏行气化痰、散结消瘿之效。

【痰凝血瘀证】

（1）主要表现：颈部喉结两侧结块肿大，触摸时会发现质地较硬，且肿块经久不消，舌质暗或发紫，苔薄白或白腻，脉弦或涩。

（2）证候分析：由于平素情志内伤、饮食不节、劳逸失度等因素，导致痰凝血瘀，进而形成疾病。情志内伤，肝郁气滞导致气机不畅，影响气血的正常运行；饮食不节则可能损伤脾胃，导致痰湿内生；劳逸失度则耗伤正气，使机体抗病能力下降。痰是由于脏腑功能失调，水及津液代谢失常而产生的病理产物；血瘀是由于气机郁滞，血行不畅循肝经瘀积于颈部产生的病理结果。在甲状腺结节的形成和发病过程中，痰瘀互结，共同致病。因此，痰凝血瘀证的表现为颈前喉结两旁结块肿大、质地较硬或有结节、肿块经久不消等。此外，可能伴有胸闷、纳差、疲乏、怕冷，舌质暗或紫、苔薄白或白腻、脉弦或涩。

（3）治疗法则：理气活血，化痰消瘿。

（4）方药选用：桃红四物汤合消甲散结方加减。常用组方：桃仁、红花、熟地黄、当归、川芎、白芍、猫爪草、夏枯草、浙贝母、皂角刺、莪术、香附、青皮、郁金。

（5）用药特点：该方以桃红四物汤合消甲散结方为主方，桃红四物汤方中以破血活血之品桃仁、红花为主，活血散瘀；用甘温之熟地黄、当归滋补肝血；白芍养血柔肝，以补血养肝；川芎活血行气、调畅气血，以助活血之功。全方配伍得当，使瘀血祛、新血生、气机畅，化瘀生新。消甲散结方具有祛瘀化痰、消肿散结之功，主要由猫爪草、夏枯草、浙贝母、皂角刺、莪术、香附、青皮、郁金组成。方中猫爪草化痰散结、解毒消肿，为主药；夏枯草清肝泻火、散结消肿，浙贝母清热化痰、散结消痈，皂角刺活血化瘀、软坚散结，为臣药；莪术破血行瘀、行气止痛，为使药；香附、青皮、郁金为佐药，共奏疏肝理气、消积化滞、行气解郁之功。全方集善于化痰消肿散结、破血通络散瘀之品为一体，旨在散结消瘿。若疲乏、怕冷明显者，特别是甲状腺功能减退者，可加黄芪、党参、肉桂、巴戟天、淫羊藿或五子补肾汤等健脾益气与温阳补肾之品。

五、临床体会

任某，女，34岁，以“发现颈部稍肿伴甲状腺结节3个月”为主诉就诊，由于长期工作紧张，情绪急躁，渐感咽部有异物感，伴月经延期，行经不畅，经色紫暗，有少量血块，轻度痛经，经前双乳胀痛，在我院行超声检查发现：甲状腺左叶中下部可见一稍低回声结节，大小约12mm×7mm，边界清楚，形态规则，甲状腺结节 TI-RADS 4 类。我院肿瘤外科医师嘱继续观察，遂就诊于我科。舌质淡，边伴齿痕，苔薄白，脉细弦。

证属痰凝血瘀。治疗法则：理气活血，化痰散结。

方药选用：消甲散结方合逍遥散、桃红四物汤。常用组方：柴胡 15g，当归 15g，茯苓 15g，薄荷 9g，赤芍 15g，白术 15g，青皮 15g，生姜 6g，猫爪草 20g，夏枯草 15g，皂角刺 15g，浙贝母 15g，莪术 10g，益母草 15g，川牛膝 15g，桃仁 12g，红花 15g。14 剂，每日 1 剂。水煎取汁 400mL，分早晚两次温服。

二诊：服上方后，患者情绪明显平稳，咽部异物感明显减轻，服药期间停药 6 天，月经来潮，经色鲜红，经量明显增加，腹痛轻微，乳胀痛消失，舌质淡，苔薄白，脉沉。上方减益母草、川牛膝，继服 14 剂，服法同前。

三诊：由于工作原因，加之此月月经来潮，停药 2 周，月经正常，无痛经，经量、颜色正常，咽部异物感消失，自觉左侧颈部有轻度胀痛，情绪稳定，感觉疲劳，稍畏寒，舌质淡，苔薄白，脉象细。上方加肉桂 12g、巴戟天 15g、淫羊藿 15g，共 14 剂。

四诊：服用上方后，颈部不适消失，仍乏力，但畏寒明显减轻，舌质淡，苔薄白，脉沉细。上方加黄芪 18g，减青皮、生姜，柴胡、肉桂、巴戟天、淫羊藿减量，共 14 剂。

五诊：服上方后，疲劳、怕冷基本消失，精神正常，无不适感，舌质淡，苔薄白，脉细。上方减巴戟天、淫羊藿、肉桂。继服 28 剂，煎汁，每次内服 150~200mL，每日 2 次。

六诊：患者呈间断服药，每周服药 4~5 天，咽部无异物感，月经正常，情绪开朗，无乏力、畏寒，舌淡白，脉象细。患者要求暂停中药，休息一段时间。

七诊：2 个月后患者复查甲状腺超声。甲状腺超声检查示：甲状腺左叶中下部可见一稍高回声结节，大小约 10mm × 6mm，边界清楚，形态尚规则，甲状腺结节 TI-RADS 4 类。嘱患者饮食宜清淡，忌油腻、辛辣之物。保持心情舒畅，避免过度劳累。定期复查甲状腺彩超，密切观察甲状腺结节变化。

按语：本例患者甲状腺结节的形成与痰凝血瘀密切相关。通过疏肝理气、活血祛瘀、化痰散结等治疗，患者的症状明显改善，包括气滞血瘀而致的月经延期、痛经等。在治疗过程中，根据患者病情的变化，及时调整组方，最终可见甲状腺结节缩小，且从最初超声检查发现系低回声结节到治疗以后的高回声结节，可以看到逍遥散合桃红四物汤疏肝理气、健脾养血，针对肝气郁滞之病因病机进行了系统调治，同时，还展现了消甲散结方祛瘀化痰散结的治疗作用。特别是在二方合用时，重用破血祛瘀、化痰散结之品猫爪草、浙贝母、夏枯草、莪术、皂角刺，对于甲状腺结节的控制与治疗起到非常重要的作用。

中医治疗还体现了中医辨证施治的灵活性和个体化治疗的特点，并强调了饮食调护和生活方式调整在疾病治疗中的重要性。

（赵　娇）

第十四节　乳腺结节

一、乳腺结节的定义

临床上把发生在乳腺内的小肿块、囊肿等统称为乳腺结节。乳腺结节常见于乳腺囊性增生病、乳腺良性肿瘤（如纤维腺瘤等）以及乳腺恶性肿瘤（如乳腺癌）。乳腺结节的性质需要进一步检查确定。乳腺结节的具体成因尚未完全明确，可能与多种因素有关，如遗传、环境、生活方式等。

二、病因病机

乳腺结节在中医中被称为“乳癖”。中医认为乳房为“宗经之所”，而乳腺结节的形成与肝气不疏、肝气郁结、内分泌紊乱等因素有关。这些因素导致乳腺组织增生、乳腺导管扩张，以及周围软组织纤维化包裹，从而引发结节病变。

乳癖多由思虑伤脾、恼怒伤肝、气血郁滞，终郁阻于乳房而生，其症状可随喜怒而消长。因此，乳腺结节的形成与肝、脾和气血具有密切关系。

三、辨证论治

临床常见证型：气滞痰凝证、冲任失调证、痰瘀互结证。

【辨证要点】

气滞痰凝：乳腺结节的形成与情绪因素具有极其密切的关系。情志不遂，情绪低落或烦躁易怒，为乳腺结节的主要致病因素之一。长期情志不畅、肝失调达，气机郁结，气血运行不畅，从而循足厥阴肝经络属之乳房部位形成气血瘀滞，久则成癖，而为结节；又因肝气郁结，乘克脾土，健运失司，水湿内聚，久聚成痰。痰瘀互结于乳，酿成乳癖。

冲任失调：长期精神压力大或因常出现月经紊乱、经量过少、经期提前等妇科疾病，导致气血紊乱，进而引起冲任失调，导致乳腺受到异常刺激，络脉不畅，形成乳腺结节。

痰瘀互结：脾为后天之本，肾为先天之本。因过度劳累、房事过多等原因导致脾肾气虚，脾虚失运，主水不利，水湿内停，湿郁成痰，痰凝积于体内，久之痰瘀互结，进而引发乳腺结节。

【施治大法】

根据经络循行部位及疾病病机特点，旨在疏肝解郁、调和气血、活血化瘀、化痰散结，从而达到治疗乳腺结节的目的。对于长期服药而肿块不消反而增大，且质地较硬、边缘不清、疑有恶性变者，应及时采取手术治疗。

四、分证施治

【气滞痰凝证】

（1）主要表现：多见于青壮年妇女，乳房胀痛或刺痛，乳房肿块随喜怒消长，伴胁胀，善郁易怒，失眠多梦，舌质淡，苔薄白，脉弦或沉弦。

（2）证候分析：病理机制为肝气郁结与痰浊凝聚。长期压力大、情绪波动、生活作息不规律等因素使肝气郁结、气机不畅，导致气血运行受阻，乳房经络不通，从而产生结节或肿块。乳房胀痛或刺痛，乳房肿块随情绪变化而增大或减小，并伴有胁胀、善郁易怒、失眠多梦等症状。痰浊凝聚于乳房，与气血相搏，进一步加重乳腺结节的形成。

（3）治疗法则：疏肝解郁，化痰散结。

（4）方药选用：逍遥散合瓜蒌清肺散结方加减。常用组方：柴胡、当归、白芍、茯苓、白术、薄荷、瓜蒌、法半夏、浙贝母、猫爪草、夏枯草、皂角刺、莪术、甘草等。

（5）用药特点：以逍遥散意在疏肝解郁、疏通肝经，以利血流畅通；瓜蒌清肺散结方散结消结。方中柴胡疏肝解郁，有助于调和肝气，缓解因肝气郁结引起的不适；当归和白芍则具有养血柔肝的功效，有助于补充体内的阴血，增强肝脏的功能；白术和茯苓则主要起到健脾祛湿的作用，能够改善脾胃功能，去除体内的湿气；薄荷辅助柴胡疏肝，兼清郁热行气；甘草调和诸药，此外，瓜蒌、法半夏、浙贝母、猫爪草、夏枯草、皂角刺、莪术等药具有散结化痰的功效，能够化解体内的痰湿凝滞，减轻因痰凝引起的各种症状，而皂角刺、莪术还具有破血散结的作用，以消散体内的硬结，进一步改善病情。

【冲任失调证】

（1）主要表现：多见于中年妇女，乳房肿块或胀痛，经前加重，经后减轻，伴腰酸乏力、神疲倦怠、头晕、月经失调、量少色淡，舌质淡，苔薄白，脉细。

（2）证候分析：冲任失调指的是冲任二脉的功能出现异常，导致人体脏腑经络气血功能失调，从而引发一系列症状。冲任二脉主要调节女性的生殖功能。乳腺结节的形成与冲任二脉的功能失常密切相关。冲任失调由多种因素引起，如肝肾不足、脾胃虚弱、外邪侵扰、气机不畅、血瘀湿阻等。当冲任二脉功能失调时，阴阳平衡受到破坏，气血运行不畅，导致乳腺组织出现结节或肿块。主要表现为乳房胀痛、肿块等症状，这些症状往往与月经周期密切相关。

此外，冲任失调还可能引起月经不调、经期延后、月经量少、闭经等妇科症状，以及腰腹冷痛、性欲减退等其他症状。在治疗冲任失调引起的乳腺结节时，一般采用疏肝理气、调理冲任、活血化瘀、化痰散结的原则。同时，患者还应注意饮食调理，避免食用辛辣刺激、油腻的食物，多食用新鲜的蔬菜和水果，以及补气血的食物。总之，冲任失调是乳腺结节形成的一个重要证候，通过中医的辨证施治，可以有效地调理冲任功能，缓解乳腺结节，提高患者的生活质量。

（3）治疗法则：调摄冲任。

（4）方药选用：五子补肾汤合六味地黄汤加减。常用药物：菟丝子、枸杞子、覆盆子、五味子、车前子、熟地黄、山药、山萸肉、茯苓、泽泻、丹皮、女贞子、黄精、皂角刺、猫爪草、夏枯草、浙贝母。

（5）用药特点：该方药以五子补肾汤合六味地黄汤为基础，温肾阳、补肾精、泻肾火、平肝肾，调理冲任，气阴相益，冲任通达。五子补肾汤中熟地黄滋阴补肾，填精益髓。山药补脾益肾，山萸肉补益肝肾，二者增强补肾之力。茯苓健脾渗湿，泽泻利水渗湿，丹皮清泻虚火，三药共奏泄浊利湿、制约熟地黄之滋腻、使补而不滞之功。菟丝子、枸杞子、覆盆子三药共奏补肾益精之效，菟丝子温补肾阳，枸杞子滋补肝肾之阴，覆盆子固精，三药阴阳双补；车前子清热渗湿，平衡全方温补之性，避免滋腻生湿，五味子收敛固涩，益气生津，与车前子配伍，一收一利，既固摄精气，又防滋腻碍湿。故以五子补肾汤补肾阳，六味地黄汤滋补肾精，两方相得益彰，气阴双补，阴阳双补，又以女贞子、黄精补肾填精，调平冲任之效。另以皂角刺、猫爪草、夏枯草、浙贝母软坚散结直达病所，以消结节。

【痰瘀互结证】

（1）主要表现：乳房刺痛、肿块呈多样性、质韧，乳房胀痛或有肿块，每遇月经周期、情绪不佳时症状明显，伴月经延期、经行不畅或有瘀块，舌暗红或青紫，或舌边和舌尖有瘀点、瘀斑，舌苔腻，脉涩、弦或滑。

（2）证候分析：痰浊与瘀血相互交结，阻滞于乳腺经络，导致气血运行不畅，从而引发乳腺结节的形成。痰瘀互结的成因，一则，脾胃虚弱、运化失常可能导致水湿内生，聚而成痰；另则，肝郁气滞、血瘀不畅也可能形成瘀血。痰浊与瘀血相互交结，阻塞乳腺经络，形成痰瘀互结的病理状态。在痰瘀互结证候中，患者往往表现为乳房胀痛或刺痛，触摸时可感觉到质韧的肿块或结节。这些肿块或结节可能随情绪变化而增减，与月经周期也有一定的关联。此外，患者还可能伴有胸闷、痰多、舌苔腻、脉滑等症状，这些都是痰浊阻滞、气血不畅的表现。

（3）治疗法则：化痰散瘀，软坚散结。

（4）方药选用：开郁散加减。常用组方：白芍、当归、白芥子、柴胡、炙甘草、全蝎、白术、茯苓、郁金、香附、天葵草。

（5）用药特点：该方药以开郁散为基础，直至病因，具有疏肝解郁、化痰散结功效。柴胡、郁金、香附能够疏肝解郁，调和肝气；白芍、当归则能够养血柔肝，补充体内的阴血；白术、茯苓则具有健脾利湿的功效，能够改善脾胃功能；白芥子、全蝎、天葵草等则能够化痰散结，消除体内的痰湿和硬结；炙甘草健脾益气、调和诸药。

五、临床体会

曹某，女，38岁，以"双侧乳房胀痛1年"为主诉就诊。患者一年来双侧乳房胀痛，可触及多个米粒大小的结节，质地稍硬，活动度尚可。疼痛与情绪变化、月经周期密切相关，经前疼痛加重，经后稍有缓解，伴有胸闷、胁胀、善郁易怒、失眠多梦等症状。既往史：否认高血压、糖尿病等慢性病史，无手术史及过敏史。

证属肝郁气滞痰凝。治疗法则：疏肝解郁，化痰散结。

方药选用：逍遥散合瓜蒌清肺散结方。常用组方：瓜蒌15g，柴胡15g，白术15g，茯苓15g，当归15g，香附15g，薄荷12g，川芎15g，赤芍15g，浙贝母12g，牡蛎30g，夏枯草15g，川牛膝15g，小茴香15g，三棱9g，皂角刺15g。7剂，每日1剂。水煎取汁400mL，分早晚两次温服。

嘱患者保持心情舒畅，避免情绪波动。饮食宜清淡易消化，忌辛辣、油腻、刺激食物。规律作息，避免熬夜劳累。定期复查乳腺彩超，观察结节变化。患者服用上方14剂后痊愈。

按语：本例患者乳腺结节的形成与肝郁气滞痰凝密切相关。通过疏肝解郁、化痰散结的中药治疗，配合生活方式的调整，以期达到消散肿块、缓解症状的目的。同时，也提醒患者注意情绪管理，避免情志不畅导致病情反复。

（赵　娇）

第十五节　风湿性疾病

一、风湿性疾病的定义

风湿性疾病指凡侵犯关节、肌肉、韧带、肌腱、滑囊等，以疼痛为主要表现的一类疾病，包括类风湿关节炎、骨关节炎、强直性脊柱炎、痛风等。中医认为风湿性疾病是人体正气不足或脏腑功能失调，风、寒、湿、热、燥等外邪乘虚而入，造成经脉气血不通不荣，出现以肢体关节肌肉疼痛、重着、麻木、屈伸不利，甚至关节变形、僵硬、活动受限，或累及脏腑为特征的一类疾病的总称。西医中的风湿性疾病属于中医“痹证”“痹病”范畴。

由于痹证范围广泛、病种复杂，故而其分类较为细致。从病因角度可将其分为风痹、寒痹、湿痹、热痹、燥痹；按主要的发病部位可分为五体痹（皮痹、肌痹、脉痹、筋痹、骨痹）、五脏痹（心痹、肺痹、脾痹、肝痹、肾痹）、肢体痹（颈痹、肩痹、腰痹、膝痹、足痹）等；根据疾病特征又分出白虎历节、鹤膝风、尪痹、周痹等。

二、病因病机

风湿病的病因病机、发生发展，可从外因、内因两方面阐述。

外感六淫邪气是痹证的外因。最早在《黄帝内经》中提出“风寒湿三气杂至，合而为痹也”，认为风寒湿邪可痹阻经络、关节，使气血凝滞、不通则痛，故而引起肢体关节疼痛。湿邪有寒、热之分，风寒湿邪亦可入里化热为热痹，正如《黄帝内经·素问·痹论》所说：“阳气多、阴气少，病气胜，阳遭阴，故为痹热。”燥邪所致痹证主要指西医之干燥综合征，称为燥痹。

人体营卫气血失调、脏腑阴阳内伤是痹证的内因。营行脉中，卫行脉外，营卫和调，则卫外御邪功能正常，营卫不和，则邪气乘虚而入致病。故《类证治裁·痹症论治》曰：“诸痹……良由营卫先虚，腠理不密，风寒湿乘虚内袭，正气为邪气所阻，不能宣行，因而留滞，气血凝涩，久而成痹。”痹证经久不愈、内传入里可导致脏腑阴阳内伤。因肝主筋、肾主骨、脾主肌肉，故五脏受损、最易损伤肝、肾、脾。肝气郁结可见两胁胀满、腹胀乏困；脾气受损则乏力消瘦、食少纳呆、痞满便溏；久病不愈，可损伤肾元，出现腰膝冷痛、关节屈伸不利等症状。故痹证尤以肝脾肾不足为发病之本。

痰浊和瘀血既是脏腑功能失调后的病理产物，又是致病因素。痰浊痹阻关节，则关节肿胀、肢体麻木；痰浊上扰则头晕目眩；痰浊阻滞中交，则胸闷纳差。若瘀血留滞，则关节、肌肉刺痛，拒按，痛处固定有瘀斑。痰瘀互结则上症并见。

综上所述，痹证的发生，或外感六淫邪气，或素体正虚，或内外合邪，或久病痰瘀互结，最终导致机体气血阴阳失调，经络阻滞，气血痹阻而发病。病变与肝、肾、脾关系密切，病位在皮肤、肌肉、关节。治当祛邪止痛，培补肝肾，补气养血，活血通络。

三、辨证论治

临床常见证型：风寒痹阻证、寒湿痹阻证、风湿痹阻证、湿热痹阻证、痰瘀阻络证、肝肾两虚证。

【辨证要点】

从经络气血辨痹证：风、寒、湿三气为痹证致病之外因，但同一环境、同一条件下有得病者，亦有不病者，究其缘由，人之禀赋不足、劳役过度、大病、久病或产后等导致经脉气血不足是痹证发病之内在因素。《类证治裁·痹症论治》曰："诸痹……良由营卫先虚，腠理不密，风寒湿乘虚内袭。正气为邪气所阻，不能宣行，因而留滞。气血凝涩，久而成痹"。故而机体经气之多少，气血之盛衰，正虚邪侵是痹证的基本病机，亦为辨证之要点。

从脏腑辨痹证：痹证除与经络气血密切相关外，还需重视脏腑辨证，因为经气的强弱取决于脏腑的盛衰，尤其是肝脾肾三脏最为重要。肝主藏血，在体合筋，诸筋者，皆属于节，筋主束骨利关节，司运动，但是筋有赖于肝血的滋养，若肝血不足，筋脉失于濡养则成痹。如《黄帝内经·素问·五脏生成》曰："肝受血而能视，足受血而能步，掌受血而能握，指受血而能摄。"另外，肝主疏泄，调畅气机，气行则血行，若肝失疏泄，不能畅达气机，则血运失常，瘀血内生，痹阻筋脉，或筋脉失于濡养而为病。脾为后天之本，为气血生化之源，脾气虚弱，气血生化无源，经气不足，筋骨关节失养而为痹，且脾虚日久，气血亏虚，外邪乘虚而入而致病。如《黄帝内经·素问·太阴阳明论》曰："今脾病不能为胃行其津液，四肢不得禀水谷气，气日以衰，脉道不利，筋骨肌肉皆无气以生，故不用焉。"肾为先天之本，主骨生髓，肾精充盛，方能筋骨劲强，若肾虚精髓不足，则骨不能养，可出现筋骨、关节疼痛等痹病表现。

辨痹证的急与缓：痹证根据发病特点可分为急型和缓型。风寒湿痹为痹证缓型，热痹为痹证急型。

痹证缓型多以风、寒、湿三种邪气为致病之因，表现为肌肉、筋骨、关节等处疼痛，酸楚，重着，麻木，甚至关节肿大、屈伸不利等。以风邪为主者，证见肢体关节或肌肉疼痛，游走不定，称行痹；以寒邪为主者，证见肢体关节或肌肉疼痛剧烈，痛有定处，遇寒疼痛加重，有的皮下由于寒气凝结而有硬结，触之而痛，称痛痹；以湿邪为主者，证见肢体关节、肌肉重着，麻木，活动不便，称着痹。一般来说，痹证缓型者，病入经络，一般多不陷于脏。

热痹以热邪致病为主。热邪多由风寒湿邪从阳化热而成，或直接感受火热形成，或脏腑功能失调所致，常伴有口干舌燥、咽喉干痛、烦热红肿、溲赤便秘等热证特点。若热与血合，流注全身，筋骨受血热所蒸，可见周身筋骨、关节疼痛和强直；血热妄行，则胸背及两臂内侧常易出现环形红斑；热舍于心，则心悸气短，病变迅速。

急型痹证与缓型痹证可相互转化。风寒湿痹为病邪入侵经络，郁久化热，入于血中热势则作，严重者迫血旺行转化为急型；反之热痹治疗不及时或不彻底，虽热势已退，肌肉、关节疼痛大减，常易由急型转化为缓型。

【施治大法】

痹证在整体辨治的基础上应重视补气养血、活血通络的应用。

补气养血治疗缓型风寒湿痹证：风寒湿痹证虽为外邪致病，病理因素为风、寒、湿，实则肝肾脾本虚，若能补益脾肾之气、滋养肝肾之血，则乃“补气养血”之法。以刘氏黄芪赤风汤为代表方，有补气养血，温经散寒，祛风通络，除湿止痛之功。其中黄芪补脾气，当归、赤芍安神，防风、威灵仙祛风，防己、木瓜除湿，桂枝、牛膝、伸筋草、透骨草通络止痛；若行痹者，加羌活、独活；痛痹者加干姜、乳香；着痹者重用防己，并加薏苡仁；从而达到补气养血、温经散寒、祛风通络、除湿止痛之功。

清热活血通络治疗急性热痹证：热痹者，外可至肌肉、筋骨、皮毛，内可舍于心，传变较快。若为脉痹，则经脉气血壅滞，日久成瘀。故应在清热解毒、解肌宣肺的基础上尤其重视活血通络。可以白虎桂枝汤为基础方，加苦寒之黄芩、大青叶；宣肺之杏仁、桔梗；若周身强直困痛者，重用防己、木瓜；若外感风寒湿邪者，气血凝滞，可加用红花、丹皮、赤芍活血通络，另外还取“治风先活血，血活风自灭”之意。

重视整体辨证论治：人体是一个以脏腑经络为核心的有机整体，各脏腑组织间是互相联系、互相影响、互相促进的，当人体调节功能失常时，就会发生疾病。因此，无论是缓型风寒湿痹还是急型热痹，在关注局部辨病的同时都应重视整体辨证。痹证的基本病机为正虚邪实，正虚为本、邪实为标，故治疗时需扶正祛邪并进，标本同治，扶正即根据个体差异及疾病的不同阶段，采用养气血、健脾胃、补肝肾等治法，祛邪即根据机体感邪不同，采用祛风、散寒、除湿、清热等治法。同时，因血瘀为痹证的重要病理因素之一，在病程的始终还应重视活血通络治法，瘀血除则经脉通，气血流注顺畅，全身筋脉肌肉关节则得以濡养。

另外，风湿病的发生多与个人体质、气候条件和生活环境密切相关，在生活中应注意防寒保暖，避免久居潮湿、暑湿、寒冷之地，特别是气候骤变或运动大汗后，应避免贪凉吹风；疾病早期应积极治疗，防止病邪传变入里。平素需注意生活调摄，加强体育锻炼，增强体质，提高机体的御邪能力。

四、分证施治

【风寒痹阻证】

（1）主要表现：肢体关节冷痛、屈伸不利，疼痛游走不定，遇风遇寒加重，得温得热则减轻，局部皮肤不红不热，舌质淡，舌苔薄白，脉弦紧或浮或缓。

（2）证候分析：寒为阴邪，其性凝滞，主收引；风善行而数变，故风寒入侵，痹阻人体经络关节，则肢体关节冷痛、屈伸不利、疼痛游走不定。若再遇寒、遇风，风寒更甚则病症加重，得温得热后气血流畅，则病症减轻。寒为阴邪，故皮色不红、皮温不热。舌质淡，舌苔薄白，脉弦紧或缓为寒、痛之象，脉浮为外邪入侵之象。

（3）治疗法则：祛风散寒，温经通络。

（4）方药选用：黄芪赤风汤合防风汤加减。常用组方：黄芪、当归、赤芍、防风、麻黄、羌活、独活、桂枝、伸筋草、透骨草、秦艽、葛根等。

（5）用药特点：该方以黄芪赤风汤合防风汤为基础，黄芪扶正补气；当归、赤芍补血活血；防风、麻黄、羌活、独活祛风散寒除湿；桂枝、伸筋草、透骨草温经通络；葛根、秦艽解肌止痛。诸药共奏祛风散寒、温经通络之功。

【寒湿痹阻证】

（1）主要表现：肢体关节冷痛、重着，痛有定处，屈伸不利，遇寒加重、得温痛减，舌质淡胖、舌苔白腻，脉弦紧、弦缓或沉紧。

（2）证候分析：寒为阴邪，其性凝滞，主收引；湿亦属阴，其性重着黏滞，故肢体关节冷痛、重着，痛有定处，屈伸不利。寒为阴邪，遇寒则病症加重，得温则病症减轻。舌质淡胖、舌苔白腻，脉弦紧、弦缓或沉紧等为寒湿之象。

（3）治疗法则：温经散寒，祛湿通络。

（4）方药选用：黄芪赤风汤合附子汤加减。常用组方：黄芪、赤芍、当归、附子、干姜、党参、白术、茯苓等。

（5）用药特点：该方以黄芪赤风汤合附子汤为基础，以黄芪补气健脾；当归、赤芍补血活血；附子、干姜温经通阳，以祛寒湿。赤芍、附子共用亦可温经和营止痛。党参、白术、茯苓益气健脾祛湿。全方共奏温经散寒、祛湿通络之功。

【风湿痹阻证】

（1）主要表现：肢体关节肌肉酸楚、重着、疼痛、肿胀，游走不定，关节活动不灵，肌肤麻木不仁，身体沉重、困倦、乏力，舌质淡红，舌苔薄白或腻，脉浮缓或濡缓。

（2）证候分析：风善行而数变，湿性重着、黏滞，故风湿侵袭机体，可见肢体关节酸痛、肿胀、重着、游走不定，身体沉重；湿困脾土则困倦乏力；风湿相搏，痹阻气血经络，故肌肤麻木不仁。舌苔薄白、脉浮缓为风邪之象，舌苔腻、脉濡缓为湿邪之象。

（3）治疗法则：祛风除湿，通络止痛。

（4）方药选用：黄芪赤风汤合羌活胜湿汤加减。常用组方：黄芪、当归、赤芍、羌活、独活、防风、威灵仙、川芎、桂枝、伸筋草、透骨草等。

（5）用药特点：该方以黄芪赤风汤合羌活胜湿汤为基础，以黄芪补气健脾；当归、赤芍补血活血；羌活祛上部风湿，独活祛下部风湿，两药合用，以舒利关节、祛湿痛痹；防风、威灵仙、川芎祛风止痛；桂枝、伸筋草、透骨草温经通络。全方共奏祛风除湿、通络止痛之功。

【湿热痹阻证】

（1）主要表现：关节肌肉局部红肿、疼痛，皮肤灼热，得冷则舒，可有皮下结节或红斑，口渴不欲饮，烦闷不安，或有发热，舌质红，苔黄或黄腻，脉濡数或滑数。

（2）证候分析：湿热痹阻多因素体阳气偏盛，再感风寒湿热之邪，或风寒湿痹经久不愈、入里化热而成。热为阳邪，阳盛则热，故有皮肤灼热、发热、口渴、舌质红、苔黄、脉数之症。湿为阴邪，重着黏滞，湿盛则肿，故有关节肌肉红肿疼痛、苔腻、脉濡之象。湿热交阻于内，则口渴不欲饮。

（3）治疗法则：清热祛湿，宣痹通络。

（4）方药选用：白虎桂枝汤加减。常用组方：生石膏、知母、桂枝、黄芩、大青叶、杏仁、桔梗、防己、木瓜、丹皮、赤芍等。

（5）用药特点：该方以白虎汤合桂枝汤为基础，生石膏、知母清热除烦，养胃生津；桂枝疏风通络；加黄芩、大青叶苦寒清热；杏仁、桔梗宣肺通络；防己、木瓜除湿痛痹；丹皮、赤芍活血行血。全方共奏清热祛湿、宣痹通络之功。

【痰瘀阻络证】

（1）主要表现：肌肉、关节刺痛，痛处固定、拒按，肢体重着、肿胀，或关节僵硬变形、屈伸不利，或有结节、瘀斑，可伴面色黧黑，或胸闷痰多，舌质紫暗或有瘀斑，舌苔白腻，脉弦涩。

（2）证候分析：痰瘀是久病后的病理产物。痰、瘀为有形之邪，留阻于关节、肌肉，则肌肉关节肿胀刺痛；流于肌肤则见结节、瘀斑；痹阻关节则屈伸不利。面色黧黑、舌质紫暗或有瘀斑、脉弦涩均为血瘀之象；胸闷痰多、舌苔白腻为痰湿之象。

（3）治疗法则：化痰行瘀，舒筋通络。

（4）方药选用：双合汤加减。常用组方：桃仁、红花、赤芍、当归、川芎、白芍、陈皮、半夏、党参、白术等。

（5）用药特点：双合汤为桃红四物汤合二陈汤加减而来。方以当归养血活血；白芍养血柔肝、缓急止痛；川芎活血行气、祛风止痛；桃仁、红花、赤芍增强活血化瘀之功；陈皮、半夏燥湿化痰，加党参、白术健脾益气。双合汤是将祛痰与化瘀合二为一，共奏化痰行瘀、舒筋通络之效。

【肝肾两虚证】

（1）主要表现：痹证日久，关节疼痛肿胀、屈伸不利，腰膝酸软，或畏寒肢冷，阳痿遗精，或骨蒸劳热、心烦口干，舌质淡红，舌苔薄白或少津，脉沉细弱或细数。

（2）证候分析：痹证日久不愈，肝肾亏虚，筋脉失于濡养、温煦，则关节屈伸不利。腰为肾之府，膝为筋之府，肝肾亏虚，则见腰膝酸软；肝肾气虚则畏寒肢冷、阳痿遗精，脉沉细弱；肝肾同源，痹久伤阴，肝肾阴虚则骨蒸劳热、心烦口干、舌红、少津、脉细数。

（3）治疗法则：培补肝肾，舒筋止痛。

（4）方药选用：独活寄生汤加减。常用组方：独活、桑寄生、秦艽、防风、细辛、当归、川芎、赤芍、牛膝、杜仲、党参、茯苓、甘草、熟地黄、肉苁蓉、五味子、菟丝子、女贞子。

（5）用药特点：该方以独活寄生汤为基础，独活、细辛入足少阴肾经，祛风通络止痛；秦艽、防风祛风除湿；桑寄生补益肝肾；熟地黄滋阴补肾；肉苁蓉温阳补肾；五味子、菟丝子、女贞子补肾益气；牛膝、杜仲强筋健骨；当归、赤芍、川芎活血补血；党参、茯苓、甘草益气补阳。全方共奏培补益肝肾、舒筋止痛之功。

五、临床体会

戴某，女，30 岁。患者以“间断腰骶部疼痛、僵硬 1 年”为主诉就诊。患者腰骶部疼痛、僵硬，于夜间明显，严重时影响翻身，晨起活动后症状减轻，无臀部下肢放射痛，舌淡红，苔薄白，脉细。查 HLA-B27（+）。骶髂关节 CT 示：骶髂关节面毛糙。西医诊断：强直性脊柱炎。中医诊断：痹证。

证属风寒湿痹阻。治疗法则：温经散寒，祛风通络，除湿止痛。

方药选用：黄芪赤风汤加减。常用组方：蜜黄芪 30g，赤芍 15g，当归 15g，防已 15g，防风 12g，丝瓜络 9g，丹参 30g，千年健 15g，威灵仙 15g，桂枝 9g，杜仲 15g，酒续断 15g。7 剂，每日 1 剂。水煎取汁 400mL，分早晚两次温服。

二诊：患者夜间腰痛减轻，新出现右膝关节轻度疼痛，舌脉无变化，继续上方 14 剂。另加外洗方：桂枝 10g、炒桃仁 10g、红花 12g、丹参 30g、干姜 10g、赤芍 15g。

三诊：患者腰痛、膝痛均明显改善。

按语：此青年女性，30 岁，确诊强直性脊柱炎，无其他基础疾病，再结合患者舌脉考虑为风寒湿痹阻证，给予补肾益气、活血通络之法，患者三诊后腰膝疼痛明显改善。该病案也体现了治疗痹证应注重补气养血、活血通络的治本之法。

（华 莎）

第十六节 尿路感染

一、尿路感染的定义

尿路感染是指各种病原微生物在尿路中生长、繁殖而引起的感染性疾病。多见于育龄期妇女、老年人、免疫力低下及尿路畸形者，是临床常见病、多发病。根据感染发生部位可分为上尿路感染和下尿路感染，前者指肾盂肾炎，后者主要指膀胱炎、尿道炎。尿路感染是仅次于呼吸道及消化道感染的一类感染性疾病，因尿路感染由特殊细菌或耐药菌引起，导致休克而死亡的人数在所有因感染致死的案例中居第 3 位，成为人类健康面临的最严重威胁之一。现代医学多选用抗生素治疗，其效果较好，但感染易反复发作，且长期使用抗生素，部分患者易产生耐药性，长期疗效不佳。若未能及时治愈，严重者可导致肾衰竭、菌血症甚至死亡等。

二、病因病机

尿路感染属于中医“淋证”范畴。淋证是指因饮食劳倦、湿热侵袭而导致的以膀胱湿热、肾虚气化失司为主要病机，以小便频急、滴沥不尽、尿道涩痛、小腹拘急、痛引腰腹为主要临床表现的一类病证。淋之名称始见于《黄帝内经》。《金匮要略》描述了淋证的症状：“淋之为病，小便如粟状，小腹弦急，痛引脐中。”《诸病源候论》对淋证的病机作了高度概括：“诸淋者，由肾虚而膀胱热故也。”《中藏经》首先将淋证分为冷、热、气、劳、膏、砂、虚、实等 8 种，为淋证临床分类的雏形。《诸病源候论》把淋证分为石、劳、气、血、膏、寒、热等 7 种。《外台秘要》指出五淋的内容：石淋、气淋、膏淋、劳淋、热淋。临床中，我们常按热淋、气淋、血淋、膏淋、石淋、劳淋等 6 淋辨治。

淋证的病位主要在肾与膀胱，病机主要是下焦膀胱湿热，肾虚气化失司。肾与膀胱相表里，肾气的盛衰直接影响膀胱的气化与开合。病理表现初起多为湿热侵犯肾与膀胱，下焦气化不利；若湿热迫血妄行，可出现血尿；后期慢性者，因湿热久留，可致肾的气阴受伤。淋证有虚有实，初病多实，久病多虚，初病体弱及久病患者，亦可虚实并见。

尿路感染病因主要为饮食劳倦、湿热内侵，基本病机为下焦膀胱湿热、肾虚气化失司。治当清利下焦湿热，补益肾中精气。

三、辨证论治

临床常见证型：热淋证、石淋证、气淋证、血淋证、膏淋证、劳淋证。

【辨证要点】

辨淋证类别：由于淋证病机不同，其演变规律和治法也不尽相同，因此需辨明淋证的类别。辨证的要点是区分每种淋证的特征。热淋起病急，症见发热，小便热赤，尿道灼痛，小便频急，每日小便可达数十次，每次尿量少；石淋表现为小便中可排出砂石，或尿道中积有砂石，致排尿时尿流突然中断，尿道窘迫疼痛，或砂石阻塞于输尿管或肾盂中，常致腰腹绞痛难忍；气淋表现为小腹胀满明显，小便艰涩疼痛，尿后余沥不尽；血淋为尿中带血或夹有血块，尿路疼痛；淋证伴见小便浑浊如米泔或滑腻如脂膏者为膏淋；久淋小便淋漓不已，时作时止，遇劳即发者为劳淋。

辨淋证虚实：一般初起或在急性发作阶段，因膀胱湿热、砂石积聚、气滞不利所致，尿道疼痛较甚者，多为实证；淋证日久不愈，尿道疼痛轻微，伴有脾肾两虚之证，遇劳即发者，多属虚证。气淋、血淋、膏淋皆有虚、实及虚实夹杂之证；石淋日久，伤及正气，阴血不足，亦可表现为正虚邪实之证。

辨标本缓急：各种淋证之间可以相互转化，也可以同时并存，所以辨证上应区别标本缓急。一般是正气为本，邪气为标；病因为本，证候为标；旧病为本，新病为标。以劳淋转为热淋为例，劳淋正虚是本，热淋邪实为标；从病因与证候的关系看，热淋的湿热蕴结膀胱为本，而热淋的证候为标，根据急则治标，缓则治本的原则，当以清热通淋利尿为先，待湿热渐清，转以扶正。在石淋并发热淋时，则新病热淋为标，旧病石淋为本，如尿道无阻塞等紧急病情，应先治热淋，后治石淋。

【施治大法】

淋证的基本治疗原则是实则清利下焦湿热，虚则补益肾中精气。伴有热邪灼伤血络者，治宜清热凉血止血；伴有砂石结聚者，治宜清热通淋排石；伴有气滞不利者，治宜疏肝行气。虚证治宜补益肾气，伴有脾虚者，治宜健脾益气。

四、分证施治

【热淋证】

（1）主要表现：小便频急短涩，尿道灼热刺痛，尿色黄赤，少腹拘急胀痛，或有寒热往来，口苦，或腰痛拒按，或有大便秘结，舌红苔黄腻，脉滑数。

（2）证候分析：外感湿热、情志不畅、恣食辛热肥甘、肾阳不足等因素导致湿热蕴结下焦，下焦的气机失于畅通，膀胱气化失司，开合失利，发生热淋，多为实证，故见小便频急短涩，尿道灼热刺痛，尿色黄赤；若湿热内蕴，邪正相争，可见寒热往来、口苦；腰为肾之府，若湿热之邪侵犯于肾，则腰痛拒按；热甚波及大肠，则大便秘结；舌红苔黄腻，脉滑数，均系湿热之象。

（3）治疗法则：清热泻火，利湿通淋。

（4）方药选用：龙胆泻肝汤合八正散加减。常用组方：龙胆草、栀子、黄芩、柴胡、车前子、泽泻、当归、萹蓄、瞿麦、大黄、白茅根、生地黄、牛膝等。

（5）用药特点：龙胆泻肝汤清肝经实火，利下焦湿热，方中龙胆草上泻肝胆实火、下清下焦湿热；黄芩、栀子苦寒泻火；泽泻、车前子清热利湿；生地黄、当归滋阴养血，防苦燥渗利之品损伤阴液；柴胡疏畅肝胆。八正散是治疗湿热下注疾病的代表方之一，方中瞿麦、萹蓄利水通淋，清热凉血；大黄通腑泻热；白茅根清热利尿通淋；牛膝利尿通淋，引火下行。两方合用，共奏清热泻火、利湿通淋之功。

长期反复感染复发者，应另从湿热蕴结大肠论治，方用白头翁汤合葛根芩连汤加减。

【石淋证】

（1）主要表现：尿中时夹砂石，小便艰涩，或排尿时突然中断，尿道窘迫疼痛，少腹拘急，或腰腹绞痛难忍，痛引少腹，连及外阴，尿中带血，舌红苔薄黄。

（2）证候分析：外感湿热、饮食辛辣肥甘、情志不畅、久病体虚、劳欲过度等因素导致湿热蕴结下焦，日久成石，湿热下注，煎熬尿液，结为砂石，结石乃有形之物，反过来又可阻滞气机运行，不通则痛，故常见剧痛难当。另外，结石每易损伤血络，引起尿血，久则产生瘀血阻滞。脾主运化水湿，肾主一身之水，结石梗阻，水湿内停，常可影响脾肾功能，且久病之后，疾病性质可由实转虚，容易出现脾肾亏虚。

（3）治疗法则：清热利尿，通淋排石。

（4）方药选用：石韦利石汤。常用组方：石韦、海金沙、萹蓄、滑石、瞿麦、车前子、白茅根、黄柏、小蓟、川牛膝、延胡索、甘草等。

（5）用药特点：石韦利石汤系刘氏经验方，该方清热利尿、通淋排石，重用石韦利尿通淋；滑石、车前子、白茅根清热，利湿，排石；海金沙清热排石通淋；小蓟清热凉血止血；萹蓄、瞿麦利尿通淋配伍延胡索理气止痛；黄柏清热利湿、泻火解毒；川牛膝利尿通淋、引血下行；甘草止痛并调和诸药。诸药同用，共奏清热利尿、通淋排石之效。

【气淋证】

（1）主要表现：实证小便涩痛，淋漓不尽，小腹胀满疼痛，苔薄白，脉沉弦；虚证尿时涩滞，小腹坠胀，尿有余沥，面白不华，舌质淡，脉细无力。

（2）证候分析：饮食不当、情志失调、外感湿热、脾肾虚衰、气机不畅等原因导致下焦不畅，而少腹乃足厥阴肝经循行之处，情志抑郁，肝失条达，气机郁结，膀胱气化不利，故见小便涩痛，淋漓不尽，小腹胀满疼痛，脉沉弦为肝郁之象，属气淋实证。如病久不愈，或过用苦寒疏利之品，耗伤中气，气虚下陷，故见小腹坠胀，气虚不能摄纳，故尿有余沥。面色白，舌淡，脉细无力，均为气血亏虚之象，属气淋虚证。

（3）治疗法则：实证宜疏肝行气、清热利湿；虚证宜补中益气。

（4）方药选用：实证选用大柴胡汤加减。常用组方：柴胡、黄芩、大黄、枳实、半夏、白芍、川楝子、延胡索、车前子、泽泻、白茅根等。虚证选用补中益气汤加减。常用组方：黄芪、白术、党参、陈皮、茯苓、升麻、山萸肉、熟地黄、牛膝、白茅根等。

（5）用药特点：大柴胡汤可以内泻热结，方中柴胡疏肝行气；黄芩清热解毒；枳实、大黄泻阳明热结；白芍养血柔肝；半夏消痞散结；川楝子疏肝泻热，行气止痛；延胡索活血行气止痛；车前子、泽泻、白茅根清热利湿通淋。

补中益气汤方中黄芪补中益气；党参、白术、茯苓益气健脾；陈皮理气和胃；升麻升阳举陷；熟地黄、山萸肉、牛膝补益肝肾；白茅根清热利湿通淋。

【血淋证】

（1）主要表现：实证为小便赤热疼痛，尿色深红，或夹有血块，疼痛剧烈，或见心烦，舌红苔黄，脉滑数；虚证为尿色淡红，尿痛涩滞不明显，腰酸膝软，神疲乏力，舌淡红，脉细数。

（2）证候分析：情志郁结、饮食不当、湿热下注、瘀血阻络等各种原因导致湿热蕴结下焦，灼伤脉络，迫血妄行，以致小便涩痛有血；血块阻塞尿路，故疼痛剧烈；如心火亢盛，则可见心烦，舌红苔黄，脉数，为实热之象。病延日久，肾阴不足，虚火灼络，络伤血溢，则可见尿色淡红，涩痛不明显，腰膝酸软，为血淋之虚证。

（3）治疗法则：实证宜清热通淋，凉血止血；虚证宜滋阴清热，补虚止血。

（4）方药选用：实证用小蓟饮子加减。常用组方：小蓟、藕节炭、车前子、焦栀子、黄柏、生地黄、淡竹叶、白茅根等。虚证用知柏地黄汤加减。常用组方：知母、黄柏、熟地黄、山药、丹皮、泽泻、酒萸肉、茯苓、车前子、小蓟、地榆等。

（5）用药特点：小蓟饮子是治疗下焦热结、血淋尿血的代表方，方中小蓟凉血止血；藕节炭止血不留瘀；车前子、焦栀子、黄柏清泻三焦之火；生地黄清热养阴；淡竹叶、白茅根利尿通淋，使热从下而去。

知柏地黄汤由六味地黄汤加知母、黄柏组成，六味地黄汤中熟地黄滋阴补肾，酒萸肉养肝补肾，山药健脾益阴，三药合用三阴并补，泽泻清泻肾火并利尿祛湿，丹皮清泻肝火制酒萸肉之温，茯苓健脾利湿助山药补益脾气，六味合用，滋阴补肾不留邪，清热利湿不伤正；知母清热泻火滋阴；黄柏清热泻火解毒；车前子利尿通淋；小蓟、地榆凉血止血。

【膏淋证】

（1）主要表现：实证表现为小便浑浊如米泔水，或伴有絮状凝块物，甚则小便黏稠，置之沉淀，上有浮油，尿道热涩疼痛，舌红苔黄腻，脉濡数。虚证表现为病久不已，反复发作，淋出如脂，小便涩痛不堪，但形体日渐消瘦，头昏乏力，腰酸膝软，舌淡，苔腻，脉细弱无力。

（2）证候分析：实证是湿热蕴结下焦的表现，湿热下注，气化不利，脂液失于约束，故见小便混浊如米泔水，尿道热涩疼痛等实证症状。虚证是脾肾两虚的表现，如日久反复不愈，肾虚下元不固，不能制约脂液，脂液下泄，故见淋出如脂，形瘦、头昏乏力、腰酸膝软等虚证症状。

（3）治疗法则：实证宜清热利湿，分清泄浊；虚证宜补虚固涩。

（4）方药选用：实证用萆薢分清饮加减。常用组方：萆薢、石菖蒲、乌药、益智仁、车前子、茯苓、黄芩、白茅根、黄芪等。虚证用膏淋汤加减。常用组方：山药、芡实、生龙骨、生牡蛎、生地黄、白芍、党参、黄芪、杜仲、牛膝等。

（5）用药特点：萆薢分清饮方中萆薢利湿去浊；石菖蒲芳香化湿；益智仁暖肾温脾固气；乌药行气止痛；茯苓健脾利水渗湿；车前子、黄芩、白茅根清热利湿通淋；黄芪补气升阳。

膏淋汤方中山药、芡实补虚收摄；生龙骨、生牡蛎固脱化滞；生地黄、白芍清热养阴；党参、黄芪、杜仲、牛膝健脾益气补肾。

【劳淋证】

（1）主要表现：小便不甚赤涩，但淋漓不已，时作时止，遇劳即发，腰酸膝软，神疲乏力，舌质淡，脉细弱。

（2）证候分析：诸淋日久，或过服寒凉，或久病体虚，或劳伤过度，以致脾肾两虚。湿浊留恋不去，故小便不甚赤涩，但淋漓不已，遇劳即发。气血不足，故舌淡脉弱。

（3）治疗法则：健脾益气补肾。

（4）方药选用：四君子汤合五子衍宗丸加减。常用组方：人参、茯苓、白术、甘草、黄芪、泽泻、薏苡仁、枸杞子、菟丝子、覆盆子、五味子、车前子、山萸肉、桑螵蛸等。

（5）用药特点：四君子汤为补气第一方，方中人参健脾养胃；白术健脾燥湿，加强益气助运之力；茯苓健脾渗湿；甘草益气和中，调和诸药。五子衍宗丸为补肾名方，方中枸杞子、菟丝子补肾精；覆盆子养真阴；五味子补肾水；车前子利小便，与上述四子相配，补中寓泻，补而不腻。四君子汤加黄芪、泽泻、薏苡仁益气健脾利湿；五子衍宗丸加山萸肉、桑螵蛸培元补肾固摄。两方合用，共奏健脾益气补肾之功。

五、临床体会

郭某，女，47岁，以“子宫颈癌术后3个月，放疗后尿频尿急尿痛15天”为主诉就诊。3个月前确诊为子宫颈癌，并行手术治疗，术后行20次放疗，15天前出现尿频尿急尿痛，尿道灼热感，伴口苦，小腹下坠感，大便秘结，无血尿。舌红苔黄腻，脉滑数。体格检查：体温36.7℃；下腹压痛阳性，肾区叩击痛阴性。尿常规示：白细胞（+），隐血（+）。尿液显微镜检查：红细胞37个/HPF，白细胞112个/HPF。血常规正常，C反应蛋白15mg/L。泌尿系彩超未见明显异常。西医诊断：放射性膀胱炎。中医诊断：热淋证。

证属热淋。治疗法则：清热泻火，利湿通淋。

方药选用：龙胆泻肝汤合八正散加减。常用组方：龙胆草12g，栀子12g，黄芩15g，柴胡12g，车前子15g，泽泻9g，当归12g，萹蓄15g，大黄6g，白茅根15g，生地黄15g，牛膝15g，白花蛇舌草15g。7剂，每日1剂，水煎服400mL，早晚分服。

二诊：服上方7剂后，尿频尿急尿痛、尿道灼热感、小腹下坠感明显好转，加黄芪15g、党参12g以益气扶正，继服7剂。

三诊：尿频尿急明显缓解，小腹下坠感明显减轻。复查尿常规：白细胞（−），隐血（+）。尿液显微镜检查：红细胞20个/HPF，白细胞23个/HPF。C反应蛋白9mg/L。继服原方7剂，巩固疗效。

按语：放射性膀胱炎是盆腔恶性肿瘤放射性治疗引起的一种常见并发症。临床表现为尿频、尿急、尿血甚至排尿困难，膀胱镜检可见膀胱滑膜充血、水肿、弹性减弱或消失，毛细血管扩张，甚至出现溃疡。中医认为放射线为热毒，耗气伤阴，灼伤膀胱脉络，损伤膀胱功能，影响气血生化之源，膀胱气化失常，湿热内蕴，肾失开阖，水道不利，故导致尿频尿急尿痛等症，该患者辨证符合湿热下注，故宜清热利湿通淋。龙胆泻肝汤清热利湿泻火功效显著，八正散为治疗热淋常用方，两方合用疗效显著，并加入白花蛇舌草、黄芪、党参清热解毒、益气扶正抗肿瘤。从另一角度看，中医药在减轻肿瘤患者放化疗不良反应方面有独特的优势。

（曹丽君）

第十七节　慢性肠炎

一、慢性肠炎的定义

慢性肠炎是肠道的慢性炎症性疾病，其发病慢，病程长。病因可为细菌、真菌、病毒、原虫等微生物感染，也可为变态反应等。其临床表现为长期慢性或反复发作的腹痛、腹泻及消化不良等症状，重者可有黏液便或水样便。由于慢性肠炎的病程较长，营养丢失较多，对患者身体消耗较大，严重时由于失水、失盐，可引起虚脱。很大一部分患者仅间断出现轻度腹痛、腹胀、腹泻等症状，因为症状尚可忍受，常常不能及时就诊，逐渐转为长期疾病。

二、病因病机

古代医家称慢性肠炎为“泄泻”，《黄帝内经》中强调“湿邪”是导致泄泻的重要病因，认为泄泻的发生与脾胃功能失调密切相关，脾胃受损则清浊不分，升降失和，导致水谷混杂而下，形成泄泻。同时，强调了肾阳对脾胃运化的重要作用，肾阳虚衰则脾阳不足，运化失司，也可导致泄泻。宋元时期，医家普遍认为泄泻的发生与外感六淫、饮食不节、情志失调、脾胃虚弱、肾阳虚衰等因素有关，强调脾胃升降功能失调在泄泻发病中的重要作用。认为泄泻的发生与脾胃运化功能失调、水液代谢失常、气血生化不足等因素密切相关。

脾胃功能失调，进而引起气机升降逆乱、脏腑失调。其中，脾胃虚弱和肾阳虚衰是慢性肠炎的主要病机。脾胃虚弱使得清浊不分，升降失和，导致水谷混杂而下，形成泄泻；肾阳虚衰则导致脾阳不足，运化失司，形成泄泻。

三、辨证论治

临床常见证型：脾胃虚弱证、肾阳虚衰证、肝郁脾虚证、湿热蕴结证。

【辨证要点】

泄泻的辨证要点需立足整体、审察虚实寒热与脏腑关联。

首辨寒热虚实：急性泄泻多实证，若泻下急迫、臭秽灼肛、烦热口渴、小便短赤、苔黄腻脉滑数，属湿热壅滞，肠道气机逆乱；若暴起腹痛、泻下清稀如水、恶寒发热、苔白脉浮紧，为寒湿外侵，脾阳受遏。慢性泄泻多虚证，大便清稀、完谷不化、腹痛喜温喜按、神疲肢冷、舌淡苔白脉沉细，是脾肾阳虚，温化失职；若反复泄泻、稍进油腻即作、面色萎黄、舌淡脉细弱，则为脾胃气虚，运化无权。此外，若泻下黄褐、臭如败卵、腹痛拒按、泻后痛减、苔厚腻脉滑，属食积胃肠，浊气内停。

再察脏腑定位：肠鸣腹痛、泻后痛减、情志不舒时加重，责之肝郁乘脾；黎明前腹痛泄泻、腰膝酸软、形寒肢冷，乃肾阳亏虚、命门火衰；胸胁胀闷、嗳气食少、腹痛即泻与情绪相关，为肝脾不和。

【施治大法】

脾胃虚弱导致的泄泻，给予健脾益气、化湿止泻；肝郁脾虚导致的泄泻，给予疏肝健脾、调气止泻；肾阳虚衰导致的泄泻，给予温肾健脾、固涩止泻。

湿热蕴结导致的泄泻，给予清热燥湿、分利止泻。在不同证型之中，对于湿邪的施治和重视，必贯穿采用燥湿祛湿的思路遣方用药。

同时，强调对患者的具体病情和体质状态进行个体化的治疗方案的制订，综合考虑病因、病性、病位等多方面因素，在治疗过程中，除了药物治疗外，还需注意饮食调养、情志调护等方面的综合调理。饮食应以清淡易消化为主，避免进食生冷、辛辣、油腻等刺激性食物；同时要保持心情舒畅，避免过度劳累和情绪波动等不良因素的刺激。

四、分证施治

【脾胃虚弱证】

（1）主要表现：大便时溏时泻，迁延反复，完谷不化，饮食减少，食后脘闷不舒，稍进油腻食物则大便次数增多，面色萎黄，神疲倦怠，舌淡苔白，脉细弱。

（2）证候分析：大便次数增多，大便稀溏，完谷不化是由于脾胃虚弱，运化无力，导致水湿下注肠道所致。患者往往伴随食欲不振、食后脘闷不舒的症状，这是因为脾气虚弱，运化功能减退，胃的受纳和腐熟水谷功能也受到影响，从而导致食欲下降，进食后感觉胃部不适。此外，患者还可能出现面色萎黄、神疲倦怠、舌淡苔白、脉细弱等全身症状。这是因为脾胃虚弱，气血生化无源，导致全身气血不足，进而出现面色无华、精神疲乏等表现。舌淡苔白、脉细弱则是脾胃虚弱在舌脉上的反映。

（3）治疗法则：健脾益气，化湿止泻。

（4）方药选用：参苓白术散加减。常用组方：人参、茯苓、白术（炒）、山药、白扁豆（炒）、莲子、薏苡仁（炒）、砂仁、桔梗、甘草。

（5）用药特点：该方药以名方参苓白术散为基础，具有补气健脾、和胃渗湿的功用。重在健脾，其次益气，不仅可调理，且治大病。药性中和，甘温而不燥不热，淡润而不腻不寒。方中用山药、白扁豆、莲子、薏苡仁、砂仁、桔梗等药，以增强四君中的茯苓、白术的健脾胜湿作用。方内各药多属甘温甘淡之品。味甘入脾；温能散寒祛湿，健脾燥湿；淡能淡渗利水；甘温益气，甘淡育阴。白术、山药、扁豆、莲子、砂仁健脾化湿，和胃理气；茯苓、薏苡仁健脾渗湿；人参（党参代）、甘草益气补脾；此外，山药、莲子、薏苡仁尚有益肾之功，故本方实为健脾扶正之良方。若脾阳虚衰，阴寒内盛者，可配伍附子理中汤，以温中散寒；若久泻不愈，中气下陷，而见脱肛者，可加黄芪、升麻、柴胡等益气升清，提肛止泻。

【肾阳虚衰证】

（1）主要表现：黎明之前脐腹作痛，肠鸣即泻，泻后则安，形寒肢冷，腰膝酸软，舌淡苔白，脉沉细。

（2）证候分析：由于肾阳虚衰，脾胃失于温煦，运化失常，导致水湿下注肠道。黎明之前，阳气未振，阴寒较盛，因此患者往往在这个时间段出现脐下或腹部作痛，肠鸣即泻的症状。泻后，由于腑气通利，患者的不适感会有所减轻。同时，患者还会表现出一些肾阳虚衰的典型症状，如腰膝酸软、形寒肢冷，这是由于肾阳不足，不能温养全身所致。此外，患者还可能伴有舌淡苔白、脉沉细等舌脉表现，这也是肾阳虚衰之象。在日常生活中，肾阳虚衰的患者还可能表现为腹部喜暖、喜按，对寒冷刺激较为敏感。此外，由于肾阳不足，患者还可能出现夜尿频繁、性欲减退等症状。

（3）治疗法则：温肾健脾，固涩止泻。

（4）方药选用：五子衍宗丸合四神丸加减。常用组方：补骨脂、吴茱萸、煨肉豆蔻、五味子、菟丝子、枸杞子、车前子、覆盆子、诃子。

（5）用药特点：该方药以名方五子衍宗丸合四神丸为基础，直至病因，五子衍宗丸的配方包括枸杞子、菟丝子、覆盆子、五味子和车前子五味中药。其中，枸杞子能补肾益精、养肝明目、润肺滋阴；菟丝子、枸杞子能够补肝肾、益精髓；覆盆子固精益肾，帮助改善遗精、遗尿、阳痿、早泄等症状；五味子补中寓涩，敛肺补肾，且有滋补五脏的作用；车前子则泻而通之，涩中兼通，补而不滞。四神丸的组成包括肉豆蔻、补骨脂、五味子和吴茱萸四味中药。它主要用于治疗脾肾阳虚引起的泄泻，包括五更泻、久泻不愈、腹痛喜温等症状。其中，补骨脂和肉豆蔻温补命门之火和脾土，吴茱萸温暖脾肾以散阴寒，五味子则温敛收涩，固肾益气。另入诃子涩肠止泻。虽然五子衍宗丸和四神丸分别针对肾和脾的不同症状，但两者在中医理论上都属于温补类药物，都强调对肾阳的补充和固涩作用。两者合用，以协同治疗肾阳不足导致的多种症状。若形寒肢冷等肾阳虚衰症状较甚，可加附子、炮姜，以增强温肾散寒之力；若泄泻较重，可加白术、茯苓、薏苡仁以健脾止泻。

【肝郁脾虚证】

（1）主要表现：腹痛即泻，泻后痛减，常因情志或饮食因素诱发，胸胁胀闷，嗳气食少，舌淡红，苔薄白，脉弦。

（2）证候分析：腹痛即泻是由于肝气郁结，疏泄不利，导致脾气运化失职，从而引起脾胃运化功能失常。具体来说，肝气郁结会使气机不畅，横逆犯脾，进一步影响脾胃的正常功能。脾气虚弱则不能运化水谷，从而导致食物无法被充分消化吸收，出现嗳气食少等症状。同时，气机郁滞还会影响肠道的正常蠕动，导致大便在肠道内堆积，形成大便不成形的现象。此外，肝郁脾虚的患者还常常伴有胸胁胀闷、急躁易怒等症状。这是因为肝气郁结，疏泄不利，导致情绪无法得到有效的调节和疏导。在舌脉方面，肝郁脾虚的患者通常表现为舌淡苔白、脉弦或缓。舌淡苔白反映了脾气虚弱，脉弦或缓则是肝气郁结的表现。

（3）治疗法则：抑肝扶脾。

（4）方药选用：痛泻要方加减。常用组方：陈皮、白术、白芍、防风。

（5）用药特点：该方药以名方痛泻要方为基础，扶脾疏肝，缓痛止泻，白术作为君药，具有苦甘而温的特性，主要功能是健脾燥湿和中，可以补脾燥湿以培土，改善脾胃的功能，调理胃肠道的状态。白芍为臣药，其酸甘而寒的特性能够抑肝而扶脾，柔肝缓急而止痛。陈皮为佐药，辛苦而温，具有理气燥湿、醒脾和胃的作用。防风具有升散之性，能散肝郁，醒脾气，又有风能胜湿的作用，与白芍合用可助疏散肝郁，与白术合用可鼓舞脾之清阳，同时还有祛湿以助止泻的作用，并可作为脾经引经药。四药相合，通过健脾、柔肝、理气、祛湿等综合作用，达到治疗泄泻的目的。若脾虚较甚，可加茯苓、山药以健脾止泻；若兼食滞者，可加山楂、神曲以消食导滞；若腹痛较甚者，可加甘草以缓急止痛；若情志抑郁、肝气郁结者，可加柴胡、郁金、香附以疏肝理气。

【湿热蕴结证】

（1）主要表现：泄泻腹痛，泻下急迫，或泻而不爽，粪色黄褐而臭，肛门灼热，烦热口渴，小便短黄，舌质红，苔黄腻，脉滑数或濡数。

（2）证候分析：湿热蕴结会使气机阻滞，气血不通，从而引起腹痛。同时，湿热邪气侵袭脾胃，导致脾胃的运化功能失常，食物和水液无法被正常消化吸收，进而形成泄泻。此外，湿热下注，还会引起肛门灼热感。患者还可能出现身体乏力、小便发黄等症状，这是由于泄泻导致体内水分大量流失。在舌脉方面，湿热蕴结的患者通常表现为舌质红、苔黄腻、脉滑数或脉濡数。

（3）治疗法则：清热燥湿，分利止泻。

（4）方药选用：葛根黄芩黄连汤加减。常用组方：葛根、黄芩、黄连、甘草。

（5）用药特点：该方药以名方葛根黄芩黄连汤为基础，直至病因，解表清里，该方剂重用葛根，为君药。葛根具有甘辛而凉的特性，主要能够进入阳明经。它既可以解肌表之邪，又能清阳明之热，同时还有升发脾胃清阳的作用，可以止泻升津，使表解里和。黄芩和黄连作为臣药，具有苦寒清热的功效，可以厚肠止利，清里热，与葛根共同作用，使得表里两解，清热止利。此外，甘草作为佐药，甘缓和中，调和诸药，协调葛根、黄芩、黄连的作用，增强方剂的整体效果。综合来说，葛根黄芩黄连汤的配伍特点是辛凉升散与苦寒清降共施。

这种配伍方式形成了“清热升阳止利”的治疗方法，对于外感表证未解、邪热入里的病证具有很好的疗效。若湿热伤阴，可加生地黄、玄参、麦冬以养阴生津。

五、临床体会

梁某，男，56岁，以“反复腹泻6个月”为主诉就诊。患者近6个月来反复出现腹泻，每日排便3~5次，大便稀溏，无脓血。伴有腰膝酸软，畏寒肢冷，夜尿频繁，性欲减退。曾自行服用止泻药，症状无明显改善，故来求诊。患者既往体健，否认高血压、糖尿病等慢性病史。舌质淡胖，苔白滑，脉沉细。

证属肾阳虚衰。治疗法则：温肾健脾，固涩止泻。

方药选用：附子理中汤加减。常用组方：附子、干姜、党参、白术、炙甘草、补骨脂、肉豆蔻、吴茱萸、五味子、茯苓、泽泻。7剂，每日1剂，水煎取汁400mL，分早晚两次温服。

并嘱其注意饮食调养，避免生冷油腻食物，多食用温补之品。注意保暖，避免受凉。保持心情舒畅，避免过度劳累。一周后复诊，根据病情变化调整用药。

二诊：患者腹泻次数减少，大便成形，腰膝酸软、畏寒肢冷等症状也有所缓解。舌脉较前有所改善。继续守方治疗，调整药物剂量，巩固疗效。

按语：本例患者泄泻日久，脾肾阳虚，治疗以温肾健脾、固涩止泻为主。附子理中汤温中散寒，健脾益气。同时，注意饮食调养和保暖，以促进康复。

（赵 娇）

第十八节 糖 尿 病

一、糖尿病的定义

糖尿病是一种由胰岛素分泌绝对或相对不足，和/或胰岛素作用缺陷（胰岛素抵抗）引起的以慢性高血糖为特征的代谢性谢疾病。长期存在的高血糖，导致各种组织，特别是眼、肾、心脏、血管、神经的慢性损害及功能障碍。目前，糖尿病的发病率以惊人的速度上升，在西方国家其死亡率仅次于恶性肿瘤、心脑血管疾病。我国有1亿多糖尿病患者，其中2型糖尿病约占90%。

糖尿病的症状包括多尿（尤其是夜间多尿）、口渴、体重减轻、疲劳和视物模糊，若不及时治疗，会引发许多严重的并发症，如心血管、肾脏和神经系统疾病等。中医药在改善症状、防治并发症等方面均有较好的疗效。

二、病因病机

糖尿病属于中医“消渴”病之范畴。消渴是以多饮、多食、多尿、身体消瘦为特征的一种疾病。最早见于《黄帝内经·素问·奇病论》:“肥者令人内热,甘者令人中满,故其气上溢,转为消渴。”著名中医学家张仲景在《金匮要略》中将消渴分为三种类型:渴而多饮者为上消;消谷善饥者为中消;口渴、小便如膏者为下消。

禀赋不足与过剩、情志失调、饮食不节、过食肥甘、过劳过逸、滥用温补药物等因素均可导致消渴。该病的基本病机是阴虚燥热,以阴虚为本,以燥热为标,且两者互为因果,燥热甚则阴越虚,阴越虚则燥热更甚。消渴病位虽有肺、胃、肾的不同,但常常互相影响,如肺燥津伤,津液失于输布,则胃失濡润,肾乏滋助;中焦胃热炽盛,则上灼肺津,下耗肾阴;肾阴不足则阴虚火旺,上灼肺胃,终致肺燥胃热肾虚,则同时出现多饮、多食、多尿等症状。糖尿病的病程较长,常常日久不愈,且糖尿病患者多痰湿多瘀血,在合并慢性并发症时更为显著,瘀血贯穿糖尿病病程的始终。

综上所述,糖尿病的病因主要为禀赋不足与过剩、情志失调、饮食不节、过食肥甘、过劳过逸和滥用温补药物等,基本病机为阴虚燥热。

三、辨证论治

临床常见证型:肺热津伤证、胃热炽盛证、气阴两虚证、阴阳两虚证、痰瘀互结证、瘀血阻络证。

【辨证要点】

辨病位:消渴病的三多症状,往往同时存在,但根据其表现程度的轻重不同,有上、中、下三消之分,以及肺燥、胃热、肾虚之别。以肺燥为主,多饮症状较突出者,称为上消;以胃热为主,多食症状较为突出者,称为中消;以肾虚为主,多尿症状较为突出者,称为下消。

辨标本:本病以阴虚为主,燥热为标,两者互为因果,常因病程长短及病情轻重而不同,一般初病多以燥热为主,病程较长者则阴虚与燥热互见,日久则以阴虚为主。进而由于阴损及阳,最常见气阴两虚,并可导致阴阳俱虚之证。

辨本证与并发症:多饮、多食、多尿、消瘦为消渴病本证的基本临床表现,而易发生诸多并发症为本病的另一特点。本证与并发症的关系,一般以本证为主,并发症为次。多数患者,先见本证,随病情的发展而出现并发症。但亦有少数患者与此相反,“三多一少”的本证不明显,常因痈疽、眼疾、心脑疾病等并发症就诊,最后确诊为本病。

【施治大法】

本病的基本病机是阴虚为本，气阴两虚，燥热为标，故养阴生津、清热润燥，兼以益气为本病的治疗大法。

四、分证施治

【肺热津伤证】

（1）主要表现：烦渴多饮，随饮随渴，口干舌燥，尿频量多，舌红少津，苔薄黄而干，脉数。

（2）证候分析：多见于糖尿病的早期。肺主气为水之上源，可调节水液，输布津液。肺受燥热所伤，则津液不能输布而直趋下行，随小便排出体外，故尿频量多；肺不布津，津液亏损不足则口渴多饮，口干舌燥。

（3）治疗法则：养阴清热，生津止渴。

（4）方药选用：增液白虎汤加减。常用组方：生地黄、元参、麦冬、知母、生石膏、甘草、玉竹、沙参、葛根、黄连、丹参等。

（5）用药特点：增液白虎汤方中的元参、生地黄清热凉血，滋阴泻火；麦冬养阴生津；石膏和知母清热泻火、滋阴润燥；黄连清热燥湿、泻火解毒；玉竹、葛根生津止渴；沙参养阴清肺、益胃生津；丹参活血化瘀；甘草调和诸药。诸药同用，能起到滋阴润燥、清热生津之功效。

【胃热炽盛证】

（1）主要表现：以多食易饥为主，且伴有口渴、尿多、形体消瘦，大便燥结，舌红苔黄，脉滑数有力。

（2）证候分析：胃为水谷之海，主腐熟水谷，脾为后天之本，主运化水谷和运化水液，为胃行其津液。脾胃受燥热所伤，胃火旺盛，脾阴不足，则多食善饥，口渴；脾气虚不能转输水谷精微，水液输布失常，则尿多；水谷精微下流注入小便，则不能濡养肌肉，故形体日渐消瘦。

（3）治疗法则：清胃泻火，养阴增液。

（4）方药选用：玉女煎加减。常用组方：石膏、知母、生地黄、麦冬、牛膝、黄连、栀子、白术、茯苓、葛根、丹参等。

（5）用药特点：玉女煎以石膏、知母清泻胃热；生地黄、麦冬养阴生津；白术、茯苓健脾以助生化之源；黄连、栀子助清热之力；牛膝引热下行；葛根生津止渴；丹参活血化瘀。全方共奏清胃泻火、养阴生津、健脾养血之功。

【气阴两虚证】

（1）主要表现：乏力，气短，自汗，动则加重，口干舌燥，多饮多尿，五心烦热，大便秘结，腰膝酸软，舌淡或舌红暗，舌边有齿痕，苔薄白少津，或少苔，脉细弱。

（2）证候分析：多见于糖尿病的中期。肾为先天之本，主藏精，为脏腑阴阳之本。肾阴亏虚则虚火内生，上灼肺津，则见口干多饮；中灼脾胃，致中气不足，则乏力气短；气虚无力固摄营阴，故见自汗；津液不足，大肠失于濡润，传导失司则大便秘结；肾阴虚骨骼失养则腰膝酸软，肾气不固则多尿。

（3）治疗法则：益气养阴，滋肾健脾。

（4）方药选用：参芪麦味地黄汤加减。常用组方：党参或太子参、黄芪、麦冬、五味子、生地黄、山药、茯苓、泽泻、牡丹皮、山茱萸、丹参、墨旱莲、黄精、桑椹等。

（5）用药特点：参芪麦味地黄汤方中党参、黄芪健脾益气；麦冬养阴生津；五味子益肾固精；生地黄滋阴清热；山药、茯苓、泽泻健脾利湿、养阴益气；牡丹皮、丹参清热凉血、活血化瘀；山茱萸、墨旱莲补肝益肾、固涩收敛；黄精补气养阴；桑椹滋阴补血、生津润肠。全方共奏益气养阴、滋肾健脾之效。

【阴阳两虚证】

（1）主要表现：乏力自汗，形寒肢冷，腰膝酸软，多饮多尿，或浮肿少尿，或五更泻，阳痿早泄，舌淡苔白，脉沉细无力。

（2）证候分析：见于糖尿病病程较长者。由于阴阳互根，阳生阴长，若消渴病日久，阴液亏损，阴损及阳，则致阴阳俱虚之证。

（3）治疗法则：温阳育阴、补肾固涩。

（4）方药选用：金匮肾气丸加减。常用组方：桂枝、制附子、熟地黄、茯苓、山茱萸、山药、牡丹皮、泽泻、丹参、葛根、生黄芪、补骨脂、墨旱莲、黄精等。

（5）用药特点：金匮肾气丸方中桂枝、附子、补骨脂温肾助阳；熟地黄、山茱萸和山药滋补肝、脾、肾三脏之阴，阴阳相生，刚柔相济，使肾之元气生化无穷；生黄芪益气健脾；泽泻、茯苓利水渗湿；牡丹皮和丹参清热凉血、活血化瘀；葛根生津止渴；墨旱莲、黄精补益五脏，益气养阴。诸药合用，助阳之弱以化水，滋阴之虚以生气，达到温阳育阴、补肾固涩之效。

【痰瘀互结证】

（1）主要表现：多饮、多食、多尿症状不明显，形体肥胖，胸闷腹胀，下肢乏力、沉重、疼痛，舌暗或有瘀斑，苔厚腻，脉滑。

（2）证候分析：糖尿病日久，阴虚燥热，损伤脾胃，脾虚运化无力，易于酿生痰湿，痰湿之邪郁久化热，湿热之邪相互搏结，又可耗伤阴液，脾气虚影响血液运行，湿热之邪可损伤脉络，导致血行不利，留滞为瘀，痰瘀互结，出现本证。

（3）治疗法则：理气化痰通络。

（4）方药选用：黄连温胆汤合桃红四物汤加减。常用组方：黄连、竹茹、枳实、半夏、陈皮、甘草、干姜、茯苓、桃仁、红花、熟地黄、赤芍、当归、川芎等。

（5）用药特点：黄连温胆汤奏理气化痰之功，桃红四物汤起活血通络之效。方中半夏燥湿化痰；干姜散寒化痰；陈皮燥湿化痰、理气健脾；枳实破气消积、化痰除痞；黄连泻火解毒、清热燥湿；竹茹清热化痰、除烦止呕；甘草补脾益气；茯苓健脾利湿；桃仁、红花活血化瘀；熟地黄、当归滋阴补肝养血；赤芍养血和营；川芎活血行气、调畅气血。

【瘀血阻络证】

（1）主要表现：面色晦暗，消瘦乏力，胸中闷痛，肢体麻木或刺痛，夜间加重，口唇发绀，舌暗或有瘀斑，或舌下络脉迂曲青紫，脉弦或沉涩。

（2）证候分析：络脉瘀阻，是糖尿病后期的主要病机，主要由气虚、阴虚所致，气为血之帅，血为气之母，气虚推动无力，血行不畅，缓慢涩滞，而成瘀血，即所谓“气虚浊留”。阴虚火旺，煎熬津液，津亏液少，则血液黏稠不畅，故形成瘀血，即所谓“阴虚血滞”。

（3）治疗法则：益气活血通络。

（4）方药选用：血府逐瘀汤加减。常用组方：桃仁、红花、当归、生地黄、牛膝、川芎、赤芍、桔梗、枳实、甘草、柴胡、莪术、地龙、皂角刺、丝瓜络、鸡血藤、益母草等。

（5）用药特点：血府逐瘀汤方中桃仁、红花活血化瘀；川芎、赤芍、牛膝活血行气止痛；当归、生地黄滋阴养血；枳实、桔梗升降结合，宽胸理气止痛；柴胡疏肝理气；莪术、地龙、皂角刺、丝瓜络、鸡血藤、益母草破血逐瘀通络；甘草调和诸药。诸药合用，共奏活血化瘀、行气止痛的功效。

五、并发症的防治

糖尿病治疗的最终目的是防止慢性并发症的发生和发展，中医药在治疗糖尿病并发症方面有很好的效果。

（1）糖尿病合并周围神经病变：糖尿病周围神经病变患者常感觉四肢末端麻木、怕凉、疼痛，严重者可引起坏疽，多为气虚、痰浊瘀血阻络所致。治宜益气活血、化痰通络，可选用黄芪桂枝五物汤加减：黄芪、桂枝、白芍、赤芍、威灵仙、鸡血藤、牛膝、伸筋草、透骨草等，此方还可用于中药熏洗。

（2）糖尿病合并周围血管病变：糖尿病周围血管病变患者可出现下肢皮肤干燥，肢体麻木发凉、酸胀、静息痛及间歇性跛行等症状，严重者可出现坏疽。基本病机为消渴病日久，久病必瘀、瘀血阻络所致。治宜益气活血通络，可选用桃红四物汤加减：桃仁、红花、川芎、鸡血藤、水蛭、丹参、川牛膝、三七、苏木、皂角刺、益母草、黄芪等。糖尿病周围神经病变和周围血管病变常合并出现，治疗需兼顾气虚、痰浊、血瘀等多种病理因素。

（3）糖尿病合并脑梗死：糖尿病合并脑梗死在临床上多见，其主要症状有神经功能障碍、乏力、肢体麻木等。基本病机为肝肾阴虚、瘀血内阻。益气养阴活血是治疗糖尿病性脑梗死的重要法则。可选用补阳还五汤加减：黄芪、当归、赤芍、川芎、红花、桃仁、地龙、僵蚕、生地黄、山茱萸、石斛、麦冬、三七、川牛膝等。

（4）糖尿病合并冠心病：糖尿病是冠心病常见的危险因素，合并冠心病后患者常出现胸闷胸痛、心慌气短乏力等症状。基本病机为痰瘀互结、痹阻心脉。治宜通阳泄浊、豁痰宣痹、化瘀通络和痰瘀并治。可选用瓜蒌薤白半夏系列方汤合桃红四物汤加减：瓜蒌、薤白、枳实、桂枝、黄芪、法半夏、降香、桃仁、红花、川芎、当归、丹参、鸡血藤等。

（5）糖尿病肾病：糖尿病肾病患者初期常无明显症状，实验室检查可发现微量蛋白尿，中期症状有水肿、乏力、腰酸，以及尿中泡沫增多、尿液浑浊等；严重者可发展成终末期肾病。基本病机为本虚标实，本虚以脾肾虚衰为主，标实主要有气滞、痰浊、血瘀等。可采用健脾固肾、活血利水化浊法治疗，方选益肾饮加减：丹参、制首乌、黄芪、党参、猪苓、茯苓、淫羊藿、牛膝、泽泻、泽兰、积雪草、金蝉花、黄蜀葵花等。

（6）糖尿病合并视网膜病变：糖尿病合并视网膜病变患者的主要临床表现有视力减退、视物模糊、眼前黑影；眼底可出现微血管瘤、视网膜渗出及出血、视网膜脱离、玻璃体积血、黄斑水肿及新生血管等病理改变，是造成患者失明的主要原因。基本病机为肝肾阴虚，瘀阻络脉。治宜滋肾养肝，活血通路，可选用杞菊地黄丸加减：枸杞子、菊花、生地黄、山萸肉、牡丹皮、山药、茯苓、决明子、青葙子、密蒙花、谷精草、木贼、三七、丹参等。

（7）糖尿病合并胃肠功能紊乱：糖尿病合并胃肠功能紊乱导致的便秘是糖尿病患者的常见症状，多为胃肠积热或阴虚肠燥。胃肠积热患者应滋阴增液，泻热通便，可选用增液承气汤加减：生地黄、玄参、麦冬、大黄等。阴虚肠燥患者应润肠泻热，行气通便，可选用麻仁丸加减：麻仁、大黄、生地黄、枳实、厚朴、黄芪等。部分患者出现腹泻，多为脾虚夹湿，应健脾化湿，可选用七味白术散加减：党参、白术、茯苓、木香、山药、葛根等。部分患者合并胃轻瘫，表现为反复呕吐，可用健脾和胃法治疗。

六、临床体会

缑某，男，73 岁，以“口干多饮多尿 9 年，双下肢麻木怕冷半年”为主诉就诊。9 年前体检时发现血糖升高，空腹血糖 12mmol/L，餐后 2 小时血糖 14mmol/L，伴口干多饮多尿，无消瘦，诊断为 2 型糖尿病。先后口服二甲双胍、阿卡波糖、达格列净控制血糖。1 年前因血糖控制不佳，换用门冬胰岛素三餐前皮下注射 + 甘精胰岛素睡前皮下注射治疗。近半年来无明显诱因出现双下肢麻木疼痛，以双足趾明显，双下肢怕凉。查肌电图提示：周围神经损害，以感觉受累为主，以轴索受损为著。口服甲钴胺、依帕司他营养神经治疗，效果欠佳。刻下症见：口干，多饮，乏力，大便干结，舌暗苔黄腻，舌下脉络青紫迂曲，脉弦。查体：双下肢皮温较低，双下肢不肿。测空腹血糖 6.4mmol/L，餐后 2 小时血糖 9.4mmol/L，糖化血红蛋白 7%；肝肾功检查未见明显异常。

证属瘀血阻络。治疗法则：益气养血、活血通络。

方药选用：黄芪桂枝五物汤加减。常用组方：黄芪 30g，桂枝 15g，白芍 15g，赤芍 15g，当归 15g，葛根 30g，鸡血藤 30g，丝瓜络 15g，地龙 12g，生地黄 12g，知母 12g，黄连 12g，玄参 15g，火麻仁 12g。14 剂，每日 1 剂，水煎服 400mL，早晚分服。

二诊：口干、乏力较前好转，大便正常，双下肢麻木疼痛、怕冷较前减轻，舌暗苔薄黄，脉弦。上方去火麻仁、玄参，加用苏木 9g、延胡索 12g。14 剂，水煎，每日 1 剂，早晚温服。继续规律使用四段胰岛素降糖治疗，并根据血糖情况调整胰岛素用量。

三诊：双下肢疼痛缓解，麻木、怕冷明显减轻，继服上方 14 剂。

按语：该患者糖尿病病程久，并发周围神经病变，表现为双下肢麻木疼痛、怕凉。糖尿病日久，气阴两虚，气为血之帅，血为气之母，气虚推动无力，血行不畅，缓慢涩滞，而成瘀血；阴虚火旺，煎熬津液，津亏液少，则血液黏稠不畅，形成瘀血，瘀血阻络，不通则痛，故出现双下肢麻木疼痛；年逾七旬，病程长，阳气不足，阴血凝滞，故出现双下肢怕冷。黄芪桂枝五物汤具有益气温经，和血通痹之功，加入赤芍清热凉血，散瘀止痛；当归入肝经，补肝血，血行风自灭；葛根味辛，可加强益气活血之效；地龙为虫类药，通络功效显著，和鸡血藤、丝瓜络共同起到清热活血通络之功；大便干结，苔黄腻为胃肠实热表现，故加入黄连、玄参、火麻仁清热泻火、滋阴通便；糖尿病基本病机为阴虚燥热，使用生地黄、知母起滋阴清热之效。二诊加入苏木、延胡索，加强活血化瘀、行气止痛功效。现代药理学研究表明苏木具有很强的抗炎、抗菌、抗肿瘤、抗氧化、免疫抑制以及改善血糖的药理作用，临床常用于治疗糖尿病周围神经病变。

（曹丽君）

第十九节 癫 痫

一、癫痫的定义

癫痫是由多种病因引起的，以脑神经元过度放电导致的突然、反复和短暂的中枢神经系统功能失常为特征的慢性脑部疾病。而癫痫发作是指脑神经元异常和过度超同步化放电所引起的临床现象。其特征是突然和一过性症状，由于异常放电的神经元在大脑中的部位不同，而有多种多样的表现。可以是运动感觉神经或自主神经的伴有或不伴有意识或警觉程度的变化。其主要表现为阵发性的神智突然丧失、四肢抽搐和感觉麻木等神经功能刺激现象。

中医称癫痫为“痫证”。对于痫证的临床表现，历代也有确切的描述。如《古今医鉴·五痫》曰：“发则卒然倒仆，口眼相引，手足搐搦，背脊强直，口吐涎沫，声类畜叫，食顷乃苏。”

二、病因病机

本病的病因多由先天因素、脑部外伤、七情失调、饮食不节、劳累过度等造成脏腑失调、痰浊阻滞、气机逆乱、风阳内动，而尤以痰邪最为重要。《医学纲目·癫痫》曰：“癫痫者，痰邪逆上也。”即是此意。

跌仆撞击，或出生时难产，均能导致脑部外伤。《本草纲目》指出“脑为元神之府”，外伤之后，则神志逆乱，昏不知人，气血瘀阻，则络脉不和，肢体抽搐，遂发癫痫。

本病的主要病因为痰郁化火，由火生风所致，痰迷心窍则可口吐黏沫；化火则两眼发红，目见火光，头痛；生风则抽搐，周身颤动。如病史较久，反复发作，正气渐衰，痰浊不化，互为因果，则可发展为心肾亏虚证。

三、辨证论治

临床常见证型：风痰闭阻证、痰火内扰证、心肾亏虚证。

【辨证要点】

本病发作时间不定，患者于发作前自觉头晕、心慌，眼前出现火光或可嗅到奇味，此后即发声尖叫，猝然昏倒，神志不清，两眼直视，头向后仰，四肢僵硬，上肢弯曲，下肢伸直，呼气闭气，继之口吐涎沫，眼红，小便失禁，抽搐 1~3 分钟后，患者则自行停止，继之昏睡、烦躁，醒后头痛，记忆减退，初犯时间隔较长，严重者则逐渐增加，舌质胖嫩，舌苔黄腻，脉象在犯病时弦数，平时沉缓。此外，因脑病而继发的癫痫，则由轻加重，应中西医结合，紧急处理，否则可致死亡。

【施治大法】

实证当以祛痰、降火、安神镇痉为法；虚证当以补益心肾为主。

四、分证施治

【风痰闭阻证】

（1）主要表现：发病前后多有眩晕、胸闷乏力等先兆症状，发作时猝然仆倒，昏不识人，喉中痰鸣，口吐白沫，手足抽搐，舌质红，苔白腻，脉多弦滑有力。

（2）证候分析：痰浊上扰，清阳不展，则发作前后常有眩晕、胸闷乏力等症状；风痰上涌，则痰多苔白腻，脉滑，此均为肝风挟痰浊之象。

（3）治疗法则：涤痰息风，止痉定痫。

（4）方药选用：定痫丸加减。常用组方：天麻、川贝母、胆南星、半夏、陈皮、茯苓、琥珀、朱砂、茯神、丹参、石菖蒲、远志、全蝎、僵蚕、竹沥、姜汁、甘草。

（5）用药特点：该方药以名方定痫丸为基础，直至病因，化痰息风以治本。方中竹沥、川贝母、胆南星苦凉性降，清热化痰，其中竹沥尚能镇惊利窍；川贝母开郁散结；石菖蒲芳香开窍；琥珀、朱砂镇惊定痫；茯神、远志安神定志；丹参凉血安神；胆南星兼具息风解痉；半夏、陈皮、茯苓相合，温燥化痰，理气和中，是取二陈汤之义；全蝎、僵蚕、天麻平肝息风而止痉；姜汁、甘草调和诸药。

【痰火内扰证】

（1）主要表现：平日情绪急躁，心烦失眠，咳痰不爽，口苦而干，便秘，发作时昏迷、抽搐、吐涎，或有叫吼，舌红，苔黄腻，脉弦滑数。

（2）证候分析：平素性情急躁，肝火偏旺，火动生风，煎熬津液，结而为痰，风动痰升，阻塞心窍，则昏迷、抽搐、吐涎。肝气不舒，则情绪急躁。口苦而干，便秘，舌红，苔黄腻，脉弦滑数，此均为肝火痰热偏盛之象。

（3）治疗法则：化痰清热，开窍定痫。

（4）方药选用：刘氏定痫汤。常用组方：天麻、钩藤、天竹黄、竹沥、胆南星、橘红、姜半夏、栀子、黄芩、远志、茯苓、川贝母、生甘草。

（5）用药特点：刘氏定痫汤系刘氏经验方，该方药以天麻钩藤饮合温胆汤为基础加减而成。方中天麻、钩藤入肝和心经，能平肝息风止痉。天竹黄、胆南星、竹沥清热豁痰定痫；黄芩清热化痰，镇惊息风；茯苓甘淡渗湿；川贝母清热化痰；远志安神祛痰；栀子清心除烦。佐以橘红、姜半夏增强燥湿化痰之效，同时能防寒凉太过。生甘草甘平，归十二经，能祛痰扶正，又能解半夏、胆南星之毒。以上诸药相加，共奏清热化痰、开窍息风之效。

【心肾亏虚证】

（1）主要表现：癫痫屡发，发作时手足颤抖，但不甚强直，叫声如嘶；发作后精神萎靡或昏睡，平时智力减退，言语不清；面色无华，头目昏眩，腰酸腿软，食少，痰多，舌苔薄白，脉细弱。

（2）证候分析：由于癫痫屡发，日久不愈，导致心血不足，肾气亏虚，故面色无华，头目昏眩，腰酸腿软，食少。精气亏耗，故见发作后精神萎靡或昏睡，脉象细弱。

（3）治疗法则：培补心肾，健脾化痰。

（4）方药选用：河车大造丸加减。常用组方：党参、炒白术、茯神、丹参、远志、橘红、枸杞子、制首乌、炙甘草、鹿角胶、紫河车。

（5）用药特点：该方药以河车大造丸为基础，直至病因，培补心肾以治本。河车大造丸由紫河车（干燥）、鹿角胶、枸杞子等药物组成，其中紫河车是用人胎盘制作而成的中药材，其性温味甘咸，归肺经、肝经以及肾经，具有补精髓、养元阳的功效，而鹿角胶是由鹿角熬制而成的固体动物胶，可以补益肾脏；党参、炒白术、茯神、橘红、炙甘草补后天脾胃；枸杞子、制首乌滋补肝肾；远志养心安神；丹参活血化瘀、安定心神。因此服用河车大造丸后可起到滋补肝肾的作用。

五、临床体会

霍某，男，60岁，以“继发性癫痫3年”为主诉就诊。3年前，患者骑自行车时不慎摔倒，当时头部着地，就诊于当地医院急诊科，行头颅CT提示：头皮血肿，右侧颞叶脑挫裂伤，蛛网膜下腔出血（少量）。给予住院治疗后好转出院。出院1个月后，无明显诱因出现四肢抽搐，意识丧失，再次住院治疗，行检查后考虑：继发性癫痫，给予口服丙戊酸钠缓释片，0.5g，2次/日，病情基本平稳。2个月前患者出现左手不自主抽动，就诊于当地医院，建议抗癫痫药物加量，患者不愿继续加量，故来诊于中医。刻下症见：左手不自主抽动（未出现），时间无规律，伴头晕头重，口苦口黏，心烦，大便偏干，小便淋漓难解，舌暗红，苔腻微黄，脉弦滑、稍数。

证属风痰闭阻。治疗法则：涤痰息风，止痉定痫。

方药选用：定痫丸加减。常用组方：菖蒲15g，郁金15g，大黄12g，钩藤30g，陈皮15g，清半夏15g，葛根30g，煅龙骨30g，煅牡蛎30g，龟甲15g，柴胡15g，酸枣仁15g，合欢皮30g，夜交藤30g，五味子15g。7剂，每日1剂，水煎取汁400mL，分早晚两次温服。

二诊：患者服药后自觉左手不自主抽动程度较前减轻，头晕头重、口苦口黏较前好转，大便正常，小便淋漓，舌暗红，苔腻，脉弦滑。上方加萹蓄 15g，瞿麦 15g，再予 7 剂。

三诊：左手不自主抽动未再出现，二便基本正常，效不更方，继续以上方加减，前后治疗月余。

按语：此患者为老年男性，外伤后出现继发性癫痫。本次出现新的症状，考虑药量不足，可加药量解决，但患者不愿加量，故给予中药口服，协助治疗。在服用中药过程中，并没有停用丙戊酸钠缓释片，中西药结合，协同治疗，取得了良好的效果。

（李少为）

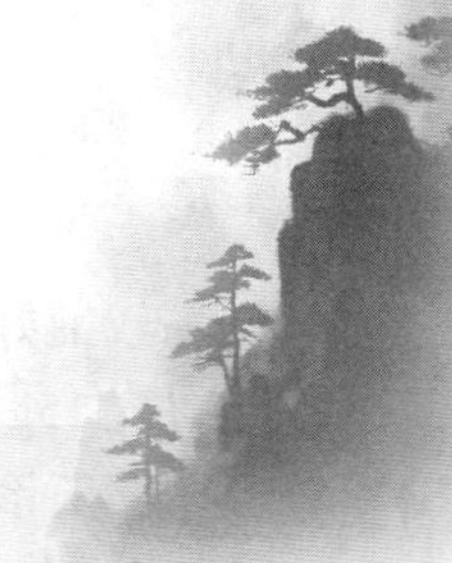

第四章

妇科及男科疾病

第一节 月经不调

一、月经不调的定义

月经不调又称月经失调，病名始见于《备急千金要方》，当时已经认识到月经不调包括月经周期的异常和经量的异常。宋元时期出现了“月水不调”“月候不调”“经候不调”等相关病名，月经不调指月经周期、经期、经量、经色、经血等方面发生改变的一类疾病。

《妇科玉尺》曰：“经贵乎如期，若来时或前或后，或多或少，或月二三至，或数月一至，皆为不调。”临床表现为经期提前、经期延迟、经期延长、月经先后无定期、月经过多、月经过少、月经中期出血（又称经间期出血、排卵性出血）等。其病因可能是器质性病变或功能失常。本病属于中医学“月经先期、月经后期、月经延长、月经先后无定期、月经过多、月经过少”等范畴。

“月经先期”之名首见于《校注妇人良方》。此外还有“经行先期”“经水不及期”“经早”等名称。“月经后期”之名始见于《女科秘要》，医家多称为“过期”与“后期”，《圣济总录》最早将其称为“月水过期”“后期而至”。月经先后无定期的病名有“或前或后”“经乱”“愆期”“经水先后无定期”等不同，孙思邈最早使用“月水或前或后”之名来描述月经先后无定期，“经水先后无定期”最早见于《傅青主女科》，“经乱”之名最早见于《景岳全书》，“愆期”之名最早见于《产育宝庆集》，后世多沿用“愆期”指月经先后无定期。而“月经过多”之名最早见于《圣济总录》，但只是作为一类证候，至刘完素才将月经过多作为独立的疾病，首次提出“经水过多”之病名。月经过少的病名出现较早，《脉经》中最早提出“经水少”，后世也均以“少、涩少、微少”指代月经过少。

二、病因病机

先秦两汉时期主张人体经脉与天地相应，外感寒暑之邪可致月经不调。晋唐时期开始注重外感、内伤合而致病。《诸病源候论》最早明确提出月经不调的病因在于劳伤气血兼外感风冷之邪，宋元时期大多沿袭此说。明代以后，对月经不调病因的认识有了极大的突破。《女科撮要》首次从内伤七情、外感六淫、饮食失节、起居失常等4个方面论述了月经不调的病因。《景岳全书》将月经不调的病因归结为情志、劳倦、冲任不守、外感、误治、先天禀弱、纵情亏损等7个方面，且以情志致病为首。《医宗金鉴》以三因致病说为基础，认为外因经病多因于寒、热、风邪所致，内因经病主要在于七情所伤，不内外因经病则包括脾胃损伤、房劳损伤和产子过多等。

月经不调的病机论述最早见于《金匮要略》，其首次提出因虚、寒、结气所伤，血寒积结胞门，寒伤经络的观点。《圣济总录》最早提出妇人“以血为本，以气为用”的理论，认为月经不调总的病机在于气血失调，损伤冲任。而月经病的发生与痰湿、血热等病机相关可见于朱震亨、朱丹溪的论述。明清时期，逐渐主张从肾论治。《古今医统大全》认为月经先期为肾阴虚，不能镇守。

肾为先天之本，元气之根。肾又为冲任之本，肾藏精，化生血，主生殖；肝主藏血，《杂病源流犀烛·肝病源流》中记载肝“其职主藏血而摄血”；脾主统血，气血生化之源，其功能是气的统摄作用与气血生化的具体体现。若禀赋薄弱，肾气不盛，天癸不至，冲任失养，或房劳多产伤肾，精血亏少，冲任虚损；肝不藏血，摄血异常；脾不健运，气血乏源，血不循经，均可导致月经病。月经病的病因病机与肾密切相关。《景岳全书》曰：“女人以血为主，血旺则经调，而子嗣，身体之盛衰，无不肇端于此，故治妇人之病，当以经血为先。”故月经之病，与肝脾肾相关，最为重要的是在于肾，其治疗法则必应注重补肾、养血活血。

三、辨证论治

临床常见证型：气滞血瘀证、气血亏虚证、阴虚血热证、脾虚痰湿证。

【辨证要点】

主要从月经的期、量、色、质以及伴随症状等方面进行综合判断，具体如下：

辨月经周期：①月经先期。月经周期提前7天以上，甚至十余日一行。多因气虚不能摄血，或血热迫血妄行所致。气虚者常伴有神疲乏力、气短懒言等症状；血热者可见心烦易怒、口干咽燥等表现。②月经后期。月经周期推迟7天以上，甚至3~5个月一行。多因血虚、血寒、气滞等因素导致血海不能按时满溢。血虚者常面色苍白或萎黄，头晕眼花；血寒者可见小腹冷痛，得热痛减；气滞者则胸胁、乳房胀痛。③月经先后无定期。月经周期或提前或推迟，先后不定。多因肝郁、肾虚导致冲任失调，血海蓄溢失常。肝郁者常情志抑郁，善太息；肾虚者多伴有腰膝酸软，头晕耳鸣。

辨月经量：①月经过多。月经量较以往明显增多，而周期基本正常。多因气虚冲任不固，或血热迫血妄行，或瘀血阻滞，血不归经所致。气虚者经色淡红，质清稀，伴有神疲乏力等；血热者经色鲜红或深红，质黏稠，常有心烦口渴等；瘀血者经色紫黯，有血块，小腹疼痛拒按。②月经过少。月经量较以往明显减少，或点滴即净。多因血虚、肾虚、血瘀、痰湿等因素导致血海空虚或经脉阻滞。血虚者经色淡红，质稀，面色萎黄；肾虚者经色淡黯，质稀，腰膝酸软；血瘀者经色紫黯，有血块，小腹胀痛；痰湿者经色淡红，质黏腻，形体肥胖，带下量多。

辨月经颜色：①经色鲜红或深红，多属血热。热邪灼伤脉络，迫血妄行，故经色鲜红或深红，常伴有口干舌燥、大便干结等热象。②经色淡红，多为气虚或血虚。气血不足，血海空虚，经血色淡，常伴有面色苍白、头晕乏力等症状。③经色紫黯，多为血瘀。瘀血阻滞，血行不畅，故经色紫黯，常伴有血块，小腹疼痛拒按。

辨月经质地：①经质稠黏，多属热。热邪煎熬血液，使其质地稠黏，常伴有口渴、心烦等热象。②经质清稀，多属虚寒或气血不足。阳气不足，不能温煦血液，或气血亏虚，血海不充，故经质清稀，常伴有畏寒肢冷、神疲乏力等症状。③经质有血块，多为血瘀。瘀血内停，阻滞脉络，血行不畅，形成血块，常伴有小腹疼痛。

此外，还需结合患者的全身症状和舌象进行辨证论治。

【施治大法】

临床中月经病虚实夹杂之证较多，施治原则应注重辨虚实标表。对月经不同周期进行分期辨治，如排卵期注重温阳补肾，活血促使卵泡成熟排出；经间期重视补肾益精，养血活血，同时善用血肉有情之品加强养血活血之效。同时针对不同证型进行用药。

四、分证施治

【气滞血瘀证】

（1）主要表现：月经先后无定期，量少不畅，经行腹痛拒按，伴有血块，甚者出现闭经，偶或崩漏，月经量多，舌质紫暗，或有瘀点，脉沉弦或沉涩。

（2）证候分析：肾气亏虚，精血亏少，冲任虚损，气血推动无力，气机郁滞而引起血液运行缓慢甚至滞缓，则形成瘀血，见经血不能应时而下。

（3）治疗法则：理气活血，化瘀调经。

（4）方药选用：逍遥散合桃红四物汤加减。常用组方：柴胡、白术、茯苓、当归、香附、薄荷、川芎、白芍、桃仁、红花、熟地黄、牡丹皮、川牛膝、益母草、泽兰。

（5）用药特点：柴胡为肝经的引经药，可疏肝，配当归养血补肝，配白芍主疏肝柔肝；薄荷增强疏肝行气之功；脾胃为气血生化之源，白术、茯苓补脾燥湿。四物汤方以甘温之熟地黄、当归滋阴补肝，养血调经；白芍养血和营，以增补血之力；川芎活血行气、调畅气血，以助活血之功。香附具有疏肝解郁，调经止痛，理气宽中的功效，桃仁、红花、牡丹皮、泽兰、益母草、川牛膝均具有活血祛瘀功效，桃仁最擅长祛有形的瘀滞，红花擅长祛无形的瘀滞；牡丹皮偏清热凉血，退虚热；川牛膝活血祛瘀，有引血下行、补肝肾、强筋骨之功；益母草、泽兰均活血利水，益母草辛散苦泄之力较强，性偏寒可清热解毒，泽兰偏温可温经活血利水，以上配伍使瘀血祛、新血生、气机畅，化瘀生新是该方的显著特点。对于月经量多者，在活血行血同时应注意益气温阳止血，可加五子衍宗丸及仙鹤草 30g。对于郁而化火者，加栀子、郁金可疏肝解郁，清热泻火。

【气血亏虚证】

（1）主要表现：月经先后无定期，或月经频发，经量少，色淡，质清稀，经行小腹绵绵作痛，伴有面色萎黄，头晕眼花，失眠，心悸，面色苍白，神疲乏力，爪甲不荣，舌淡、苔薄，脉细弱。

（2）证候分析：精血亏少，经血运行不畅，冲任虚损，见月经先后无定期，经血量少。

（3）治疗法则：补血填精，益气调经。

（4）方药选用：八珍汤合当归补血汤加减。常用组方：熟地黄、当归、川芎、白芍、黄精、党参、茯苓、白术、牛膝、鸡血藤、黄芪。

（5）用药特点：八珍汤由补气基本方四君子汤和补血基本方四物汤二方衍化而来，是一个气血双补的名方，也是调经的基本方。全方既能通过党参、茯苓、白术健脾养胃以益气，又通过熟地黄、当归、白芍、川芎补血行滞。当归味厚，为阴中之阴，故能养血；而黄芪则味甘，为补气者也，今黄芪多于当归数倍，当归补血汤黄芪和当归两味药以 5∶1 比例组成，有形之血不能自生，生于无形之气故也。熟地黄被视为滋阴补血的重要药物。黄精益肾填精，补脾润肺；白芍滋阴养血；当归辛温行散；川芎性温，味辛，可活血行气，祛风止痛，调畅气血；牛膝具有补肝益肾、强壮筋骨、通经络、散恶血的作用。临床根据患者病情，需补益肝肾者用怀牛膝，需行血通络者用川牛膝。鸡血藤具有散气活血、舒筋活络、养血调经的功效。全方共奏补血填精、益气调经之功。

【阴虚血热证】

（1）主要表现：月经先后无定期，或月经频发，经量多，色深红或紫红，质稠或有块，伴心烦口渴，腰腹胀痛，身热面赤，尿黄，或有灼热感，大便干，舌红绛，苔黄，脉滑数。

（2）证候分析：或素体阴虚，加之嗜食辛香或热毒之邪侵袭，久积化热阻滞气机、血行失常，经血运行失常。

（3）治疗法则：清热凉血，止血调经。

（4）方药选用：知柏地黄汤加减。常用组方：知母、黄柏、生地黄、酒萸肉、山药、泽泻、茯苓、牡丹皮、醋鳖甲、龟甲。

（5）用药特点：生地黄补肾滋阴；山药、酒萸肉固精敛气。虚火内生，又宜泻其有余之阳，故用知母、黄柏泻其相火，牡丹皮凉其血热。滋阴清热，双管齐下，正合《黄帝内经·灵枢·终始》所说“阴虚而阳盛，先补其阴，后泻其阳而和之”的治疗法则。至于茯苓、泽泻之用，非为利水，实欲借其降泄作用引导虚热下行而已。同时可加入醋鳖甲、龟甲等血肉有情之品补益精血，明代韩懋《韩氏医通》曰：“血气有情，各从其类，非金石草木例也。”清代叶天士《临证指南医案·虚劳》亦曰：“夫精血皆有形，以草木无情之物为补益，声气必不相应……血肉有情，栽培身内之精血，多用自有益。”

【脾虚痰湿证】

（1）主要表现：月经后期，量少甚至闭经，带下量多，婚久不孕，形体肥胖，多毛，头昏，胸闷，喉间痰多，四肢倦怠无力，大便溏薄，舌体胖大，色淡，苔厚腻，脉沉滑。

（2）证候分析：平素饮食不节，肥甘厚腻阻碍脾胃气机运化，运化失司聚湿成痰阻滞冲任见月经异常。

（3）治疗法则：化痰除湿，通络调经。

（4）方药选用：苍附导痰丸加减。常用组方：苍术、香附、胆南星、枳壳、制半夏、陈皮、茯苓、神曲、生姜、甘草。

（5）用药特点：苍术辛苦气温，芳香燥烈，辛味开散，芳燥化湿，内化湿浊之郁；香附辛开苦降，芳香走窜，疏肝解郁，理气止痛，为气病之总司；所谓气行则津液行，气滞则津液停，留而为痰，导致痰气互结；二者理气化痰，同为君药。枳壳、陈皮理气行滞，茯苓渗湿健脾，助脾运化水湿，使之无以生痰；胆南星清热化痰，以治痰郁化热，共为臣药。制半夏燥湿化痰、降逆止呕、消痞散结；生姜温中化痰，神曲消食导滞，而为佐药。甘草益气，调和诸药，而为使药。群药配合，共奏理气化痰之功。

五、临床体会

李某，女，37 岁，以“月经推迟 6 个月”为主诉就诊。患者 6 个月前因工作劳累、压力大、情绪不佳出现月经推迟，月经周期 30~70 天，又因饮食贪凉出现行经腹痛，有血块，量少，伴腰痛、足跟痛、乳房及小腹胀痛。平素夜休一般，二便正常，纳食正常。既往月经规律。舌暗红，舌边瘀点，舌下脉络迂曲，苔薄，脉沉。

证属气滞血瘀。治疗法则：行气活血调经。

方药选用：逍遥散合四物汤加减。常用组方：柴胡15g，白术15g，茯苓15g，当归15g，香附15g，薄荷12g，川芎15g，赤芍15g，桃仁12g，红花15g，熟地黄15g，川牛膝15g，益母草15g，泽兰15g，小茴香15g，三棱9g。7剂，每日1剂。水煎取汁400mL，分早晚两次温服。

二诊：患者服用上方后月经来潮，行经腹痛、乳房胀痛较前好转，月经量少、血块情况好转，舌脉同前，患者目前经期结束逐渐至排卵期，可给予逍遥散合五子衍宗丸加减行气温阳助精，14剂。

三诊：舌脉同前，调整方药为逍遥散合桃红四物汤，加醋鳖甲、醋龟甲、黄精补肾益精。患者2次月经周期已较前改善，月经量增多，行经腹痛、乳房胀痛、足跟痛等症状明显减轻。

上方加减，患者再调理2个月经周期后，悉数不适症状已明显减轻，月经周期正常，经量较前增多。

按语：古人云“宁治十男子，莫治一妇人。”讲的是妇女在经、孕、带、胎、产等方面，不仅生理上比男子复杂，病情上亦是如此。此患者因工作劳累、压力大、情绪不佳出现月经推迟，又因饮食贪凉出现诸症，舌脉可见肝郁肾虚血瘀之象，故予以逍遥散合桃红四物汤加减。此后结合患者月经不同周期予以选方用药，患者经调理月经周期完全恢复正常，且经间期诸症均得以好转。

（宋　瑞）

第二节　复发性流产

一、复发性流产的定义

复发性流产是指自然流产连续发生2次或2次以上者。复发性流产是妊娠常见的并发症之一。西医学认为，复发性流产的原因复杂，主要包括遗传因素、解剖因素、感染因素、内分泌因素、环境因素、免疫因素、血型因素等。据相关统计，自然流产的风险随流产次数的增加而上升，有2次或以上流产史的患者，若不进行有效治疗，多数会再次流产。

复发性流产可归属于中医学“滑胎”范畴，亦称“数堕胎”“屡孕屡堕”。早在《黄帝内经》中就有女性气血不足导致反复胎堕的记载。宋代《妇人大全良方·妊娠数坠胎方论》中明确提出了“数堕胎”的概念，并提出“若气血虚损者，子脏为风寒所苦，则血气不足，故不能养胎，所以数堕胎也。”认识到气血虚弱是数堕胎的病因之一。明代张介宾《景岳全书·妇人规》始对滑胎的病因病机及辨证施治进行了较为全面的论述，指出：“凡妊娠之数见堕胎者，必以气脉亏损而然，而亏损之由，有禀质之素弱者，有年力之衰残者，有忧怒劳苦而困其精力者，有色欲不慎而盗损其生气者。此外，如跌扑、饮食之类皆能伤其气脉”。

二、病因病机

滑胎的发生主要有母体和胎元两方面原因，一则母体冲任虚损，系胎无力，二则胎元不健，不能成形。胎元因素是指胚胎先天缺陷，不能成形。多由于父母先天之精亏损，异常之精虽能相合，然先天禀赋不足，以致无法形成正常胎元，屡孕屡堕。

《黄帝内经·素问》中提到，只有肾与冲任二脉的功能正常，才能维持胎儿的生长发育。清代医家叶桂也认为肾气亏损，便不能固摄胎元。肾为先天之本，主生殖，胎儿的孕育有赖于母体先天之精的充盛，若母体肾气不足，可致胎元不固而滑胎。

父母先天禀赋不足肾气亏虚，或早婚、多产、婚后房事不节，或大病久病气血虚弱累及肾脏，均可致肾气亏虚，冲任虚损，无力系胎，从而导致滑胎；患者素体阴虚，阴血虚弱则胎失所养，或肝郁化火热扰冲任、胞宫，以致胎元不固。

母体胞宫可有癥瘕痼疾，或跌仆损伤致瘀血停滞于内，或感寒饮冷以致寒凝血瘀等均可引起瘀滞于内，患者可因气机不舒，气滞血凝成血瘀进而损伤冲任，冲任受损则胎失所养，胎元不固而致滑胎，如《黄帝内经·灵枢·邪气脏腑病形》曰：“有所堕坠，恶血留内”，《医林改错》曰：“子宫内先有瘀血占其地……血既不入胞胎，胎无血养，故小产。”

脾胃为后天之本，母体素体脾胃虚弱，不足化生气血，或因大病久病耗气伤血，或因既往流产，以上均可致气血两虚，气虚则胎无所载，血虚则胎无以养，以致滑胎；现代生活饮食可致过食滋腻厚味之品进补，有碍脾运，水湿内停，或致脾气亏虚，运化失司，湿邪下注伤及任、带之脉，伤及肾脉亦可致滑胎；屡次滑胎可引起过度焦虑，过度思虑则伤脾，脾伤则气血生化之源受损。

反复滑胎可因情绪紧张、恐惧导致肝气不舒，肾气亏虚，损伤冲任，皆可致胎元不固而致滑胎。以上均为临床中常见滑胎发生的病因病机。

三、辨证论治

临床常见证型：肝郁肾虚证、肾阴虚证、肾阳虚证、气血两虚证、肾虚血瘀证。

【辨证要点】

复发性流产在中医范畴中多与肾、脾、肝等脏腑功能失调以及气血虚弱、血瘀等因素有关，其辨证要点主要从全身症状、舌象、脉象等方面综合判断。张景岳曰："凡治堕胎者必当察此养胎之源，而预培其损，保胎之法无出于此。"滑胎治疗中注重诊尺脉以辨肾精亏虚多少。

【施治大法】

临床在随症加减的同时，常配伍桑寄生、续断、骨碎补、黄精、韭菜子补肾填精安胎，配以四物汤养血活血。

同时对男女双方还应进行系统检查及相关的免疫、子宫内环境等检查，进一步辨证施治。免疫相关性不孕在临床用药时，应关注西药免疫抑制剂的药性，在中西医协同治疗时选方用药应尤为注意。

同时孕后可根据辨证进行中西医协同保胎治疗，对患者顺利孕产有着重要意义。

四、分证施治

【肝郁肾虚证】

（1）主要表现：屡孕屡堕连续发生 2 次或 2 次以上，或有应期而堕，时喜叹息，胸胁胀满，烦躁易怒，舌淡红或有瘀斑，苔白薄，脉弦细。

（2）证候分析：情志不遂、气机郁滞，失于疏泄，冲任受损则胎失所养，胎元不固而致滑胎。

（3）治疗法则：疏肝益肾，养血安胎。

（4）方药选用：逍遥散加减。常用组方：柴胡、白芍、白术、当归、川芎、丹参、茯苓、薄荷、桑寄生、牛膝、香附、青皮、合欢花。

（5）用药特点：柴胡是君药，疏肝、解肝郁，而且是肝经的引经药。当归是臣药，养血补肝，调血行滞。柴胡主疏肝，白芍主柔肝，符合"肝体阴而用阳"的生理特点。当归也是以入肝为主，既能补血，也能活血，配上白芍有养血柔肝、缓中止痛等功效。川芎与丹参二者均能活血祛瘀，广泛用于各种瘀血证。川芎味辛性温，为血中之气药，具有活血行气、祛风止痛等功效；丹参更擅养血安神，川芎为血中之动品，二者配伍，动中有静，静中有动，使人体气血直达缺血部位。合欢花活血止痛、解郁安神、理气开胃；白术、茯苓是补脾的代表药物，"脾喜燥恶湿"，这两味药都可以补脾，一味燥湿、一味渗湿，符合脾的生理特征；薄荷性凉，可疏肝散肝热；香附、青皮增强疏肝行气之功；桑寄生、牛膝增强补肾益精之功。

【肾阴虚证】

（1）主要表现：屡孕屡堕连续发生 2 次或 2 次以上，或有应期而堕，心烦少寐，五心烦热，口干咽燥，面赤唇红，形体消瘦，经量或多或少，色深红，质稠，孕后可见阴道出血，色深红，质稠，舌质红，少苔，脉细数。

（2）证候分析：素体阴虚，阴虚血亏冲任受损则胎失所养，胎元不固而致滑胎。

（3）治疗法则：滋肾育阴，凉血调冲。

（4）方药选用：六味地黄汤。常用组方：熟地黄、酒萸肉、山药、泽泻、茯苓、牡丹皮、桑寄生。

（5）用药特点：六味地黄汤配方，其特点为"三补三泻"。以熟地黄滋肾阴、益精髓，为君药，以酒萸肉酸温滋肾益肝，山药滋肾补脾共为臣药，共成三阴并补以收补肾固本之功，此即"壮水之主，以制阳光"之义。"补中有泻"，即泽泻配熟地黄从而泻肾降浊，牡丹皮配酒萸肉以泻肝火，茯苓配山药渗脾湿，此即所谓"三泻"。如此配伍，虽是补泻并用，但是配"泻"是为了防止滋补之药产生腻滞之弊，总体上还是以"补"为主。可配伍桑寄生祛风湿，补肝肾，强筋骨，安胎元。肾阴虚明显者，可加醋鳖甲、醋龟甲增强滋阴潜阳之功效；热象明显者可少佐以黄芩清热安胎。

【肾阳虚证】

（1）主要表现：屡孕屡堕连续发生 2 次或 2 次以上，或有应期而堕，平素腰膝酸软，头晕耳鸣，夜尿频多，月经后期或稀发，经量少，色淡黯，可自觉怕冷，舌淡，脉沉迟。

（2）证候分析：肾气不足，肾阳亏损，命门火衰，封藏不固，冲任失约，故屡孕屡堕；阳衰火微，而有畏寒怕冷，腰膝酸软，头晕耳鸣，夜尿频多，月经后期或稀发，经量少等症。

（3）治疗法则：温补肾阳。

（4）方药选用：五子衍宗丸加减。常用组方：枸杞子、菟丝子、女贞子、覆盆子、韭菜子、杜仲、牛膝。

（5）用药特点：五子衍宗丸中枸杞子性味甘平；覆盆子有补肾助阳之功；女贞子补肾精；菟丝子温肾壮阳力强，补肾益精。配伍牛膝、杜仲增强补益肝肾、强筋壮骨之功。韭菜子补肾益精、补阳固精。诸药配合，共奏温补肾阳填精之功。

【气血两虚证】

（1）主要表现：屡孕屡堕连续发生 2 次或 2 次以上，头晕眼花，神疲乏力，气短懒言，面色苍白或萎黄，或动则汗出，月经后期，量少，质稀，色淡，舌质淡，苔薄白，脉细无力。

（2）证候分析：素体气血亏虚，或久病气血损伤，不可充养冲任，胎失所养。

（3）治疗法则：益气养血，固肾调冲。

（4）方药选用：寿胎丸合四物汤加减。常用组方：熟地黄、当归、白芍、川芎、菟丝子、阿胶、续断、桑寄生、杜仲。

（5）用药特点：寿胎丸方以菟丝子为君药，其性甘温，具有补肾填精、固摄冲任之功效。桑寄生、杜仲、续断均有补肝肾之功效。桑寄生益血安胎，杜仲、续断可强筋骨、续折伤，止崩漏。《药性论》曰："能令胎牢固，主怀妊漏血不止。"《本草再新》指出其"补气温中，治阴虚，壮阳道，利骨节，通经水，补血和血，安胎定痛。"阿胶为血肉有情之品，甘温质润，补血作用强。后世医家常称"四物汤"为"妇科第一方"，其中熟地黄长于滋阴养血；当归补血养肝，活血调经；白芍养血柔肝和营；川芎活血行气，调畅气血。李时珍言川芎乃"血中气药也。肝苦急，以辛补之，故血虚者宜之。辛以散之，故气郁者宜之。"因瘀血阻滞，往往会影响新血的生成，而新血不生，瘀血亦不能自去，所以治疗血瘀证常配伍养血之品。本方既能活血，又能养血，攻补兼施是其特点。四物汤补血和血，以补血而不滞血，和血而不伤血为特点，血虚者可用之以补血，血瘀者可用之以行血。

【肾虚血瘀证】

（1）主要表现：屡孕屡堕连续发生 2 次或 2 次以上，腰膝酸软，小腹刺痛，或有包块，皮肤粗糙，甚或甲错，月经后期或稀发，经行痛剧，色紫黯，夹血块，舌质紫暗或有瘀斑瘀点，苔薄白，脉弦涩。

（2）证候分析：先天禀赋亏虚，或素体有癥瘕痼疾，或孕产受损、跌仆损伤致瘀血停滞于内，损伤冲任，冲任受损则胎失所养。

（3）治疗法则：祛瘀消癥，补肾调冲。

（4）方药选用：桃红四物汤合血府逐瘀或桂枝茯苓丸加减。常用组方：桃仁、红花、熟地黄、当归、白芍、川芎、赤芍、桂枝、茯苓、牡丹皮、牛膝、柴胡、桔梗、枳壳、甘草。

（5）用药特点：桃红四物汤方中以强劲的破血之品桃仁、红花为主，力主活血化瘀；以甘温之熟地黄、当归滋阴补肝，养血调经；白芍养血和营，以增补血之力；川芎活血行气、调畅气血，以助活血之功。全方配伍得当，使瘀血祛、新血生、气机畅，化瘀生新是该方的显著特点。血府逐瘀汤方重桃仁、红花，二者共为君药，一上一下，逐瘀活血，通行全身，相得益彰。臣药以大队活血化瘀之品，如赤芍、川芎、当归、牛膝等，助君药以逐瘀；行气解郁之辈柴胡、枳壳等，助君药以宣畅气血。君臣相伍，则气行血畅，瘀除病退。柴胡兼为佐药，伍桔梗以行气宽胸，载药于上，引诸药趋向胸中"血府"；牛膝亦兼为佐药，性善趋下，能引瘀血下行，使邪气有外解之路；甘草为使，调和诸药，使攻逐不致过猛，瘀化正气无伤。桂枝茯苓丸方中白芍和营调血，牡丹皮、桃仁化瘀消癥，茯苓健脾利水，桂枝色赤入血，味辛，散结、化气，不但散气分之结以下气，尤能散血分之结以行瘀。

五、临床体会

王某，女，34 岁，以“反复性流产 2 次”为主诉就诊。患者既往有 2 次不良孕产史，除常规检查外，患者已完成了胎儿染色体、基因检测、内分泌、感染、男方因素等检查，结果显示正常。然而，免疫系统和血栓方面的检查结果显示异常。就诊时口服西药治疗免疫、血凝等异常，同时口服复合维生素片、碳酸钙 D_3 片等多种药物，因服药胃肠刺激不耐受，且寻求保胎，经人介绍前来就诊。自觉腰膝酸软，疲劳，夜休差，噩梦多，时喜叹息欲哭，纳食差，二便正常。既往体质尚可，既往月经色、量、周期尚可，此次引产后月经色暗，量少。舌淡红，舌下脉络迂曲，苔白薄，脉弦细。否认慢性病史及家族遗传病史。

证属肝郁肾虚。治疗法则：疏肝解郁，益肾安胎。

方药选用：逍遥散合四物汤加减。常用组方：当归 15g，酒白芍 15g，柴胡 12g，茯苓 15g，白术 15g，薄荷 9g，川芎 9g，郁金 12g，合欢花 30g，香附 15g，牡蛎 30g，夜交藤 30g，熟地黄 15g，当归 15g，桑寄生 15g，杜仲 15g，续断 15g，川牛膝 15g，黄芪 18g。7 剂，每日 1 剂。水煎取汁 400mL，分早晚两次温服。

二诊：患者腰膝酸软、疲劳、夜休多梦较前稍好转，舌脉同前，继服上方 14 剂。

三诊：患者月经已至，经色、量较前稍好转，舌淡红，舌下脉络迂曲，苔白薄，双尺脉弱。给予四物汤合六味地黄汤加减。

后根据患者月经周期，以上两方加减调理 2 个月经周期后，患者自觉腰酸疲劳、夜休均明显好转，月经量、色均较前明显好转。因患者既往免疫相关检查异常，患者选择进行辅助生殖，其间以中西医协同治疗，妊娠后同时进行中西医保胎治疗，后顺利生产 1 子。

按语：此患者屡孕屡堕，四诊合参后辨证为肝郁肾虚之证，屡孕屡堕损伤肾气，加之情志不遂、气机郁滞，因此前两诊予以逍遥散合四物汤加减。后予以四物汤合六味地黄汤加减补肾养血，调补冲任。

（宋　瑞）

第三节　闭　　经

一、闭经的定义

闭经分为原发性闭经和继发性闭经。原发性闭经是指女子年满 16 周岁，女性第二性征已发育但月经尚未来潮者，或女子年满 14 周岁而无女性第二性征发育者。继发性闭经是指正常月经建立后，月经中断6个月，或停经3个周期者。妊娠期、哺乳期或更年期的月经停闭属生理现象，不作闭经论，以及少女初潮2年内偶尔出现月经停闭现象，可不予治疗。

我国古代医籍中对"闭经"有较多的记载和论述。女子闭经最早见于《黄帝内经》，《黄帝内经·素问·阴阳别论》称"女子不月"，《黄帝内经·素问·评热病论》谓"月事不来"。《妇人大全良方》《陈素庵妇科补解》提出"月水先闭"和"先期经断"概念。《黄帝内经·素问·上古天真论》曰："女子七岁，肾气盛……七七，任脉虚，太冲脉衰少，天癸竭，地道不通，故形坏而无子也。"指出了女子正常绝经的年龄应在49岁左右。"年未至七七而经水先断者"，《傅青主女科》称之"经水早断""年未老经水断"。

二、病因病机

薛立斋曰："夫经水，阴血也。属冲任二脉，主上为乳汁，下为月水。"脏腑气血经络的正常生理活动是月经得以产生的基础，而肾气、天癸、冲任、胞宫之间的相互协调是产生月经和维持月经周期性和规律性的重要环节。虽然闭经的病因复杂，但概括起来，主要是由冲任气血失调所致，有虚、实两个方面，虚者由于冲任亏败，源断其流；实者因邪气阻隔冲任，经血不通。

历代对妇女月经先闭的病因病机研究颇多，最早在《黄帝内经·素问·阴阳别论》中提到"二阳之病发心脾，有不得隐曲，女子不月"，认为脾胃功能及精神情志与月经不至有直接关系，这也是最早对此病病因病机的认识。《金匮要略》则提出了气血虚弱、肝郁气滞也是月经停闭的重要因素，称之为"经水断绝"，并将其病因概括为"因虚、积冷、结气"等；杨仁斋认为女子经脉不行有三：一则血气盛实，经络遏闭……一则风冷内伤，七情内贼，以致经络痹滞……一则形体憔悴，经络涸竭。《丹溪心法》有"躯脂满，经闭者"的记载；《景岳全书》中有"血枯之与血隔，本自不同，盖隔者，阻隔也，枯者，枯竭也"的论述，将闭经分为虚实两类。《傅青主女科》则提出"年未老经水断"应从肾论治，提出了"经本于肾""经水出于肾"的观点。

此病的病机主要有"血枯"和"血隔"两种类型，前者为虚证，后者为实证。血枯者以补其虚，常见的有肾气虚证、肾阴虚证、肾阳虚证、脾虚证、阴血亏虚证；血隔多指气滞血瘀证、寒凝血瘀证和痰湿阻滞证，血瘀、痰饮阻滞经脉不通者，以通为法。因先天性生殖器官缺如，或后天器质性损伤致无月经者，因药物治疗难以奏效，不属本节讨论范围。

三、辨证论治

临床常见证型：肾气亏虚证、阴虚血燥证、气血虚弱证、气滞血瘀证、痰湿阻滞证。

【辨证要点】

肾为先天之本，主生殖，若先天禀赋不足、肾气亏虚，天癸匮乏，则冲脉不盛、任脉不通而经水早断；或房事不节，或流产多次，损伤肾亏，精血匮乏，则冲任失养、血海不足而致经水早断；若素体阴虚精亏，或产后大失血伤阴，或盆腔手术致营阴亏乏，阴虚则火旺，灼伤津血，血海枯竭则可致经断；气血虚弱，素体脾胃虚弱或思虑，饮食损伤脾胃，气血化生不足，营血亏虚，肝肾失养、冲任不充，血海空虚，无血可下而致经闭。

素体脾虚或饮食伤脾胃，脾主运化，脾虚则运化失司，痰湿聚生，阻于冲任二脉，使血不得下行而致经水早断；素体情绪抑郁，七情所伤，肝失疏泄，气为血帅，气结则血滞，瘀血阻于冲任，血行不畅，故经闭不行。

《医学正传》曰："月经全借肾水施化，肾水既乏，则经血日以干涸。"《傅青主女科》曰："经水早断，似乎肾水衰涸，吾以为心肝脾气之郁者……肾气本虚，又何能满盈而化经水外泄耶！"

【施治大法】

临床中治疗上当首辨虚实，若为虚证则不可急于通经，当以"补"为首，调节脏腑阴阳功能，待气血平衡，再酌以行血通经。若为实证，则当辨明"血滞"之因，血瘀者活血化瘀，痰湿阻者健脾除湿。

四、分证施治

【肾气亏虚证】

（1）主要表现：40 岁或以前断经，月经稀少渐至闭经，或忽然停经，B 超显示双侧卵巢偏小，未见小卵泡，子宫体积小，伴有腰腿酸软，头晕耳鸣，倦怠乏力，夜尿频多，舌淡暗，苔薄白，脉沉细。

（2）证候分析：先天禀赋亏虚，或后天肾精损耗，冲任失滋见断经，月经稀少渐至闭经诸症。

（3）治疗法则：补肾益气，调理冲任。

（4）方药选用：归肾丸加减。常用组方：熟地黄、山药、山萸肉、茯苓、当归、枸杞子、杜仲、菟丝子。

（5）用药特点：熟地黄滋阴养血，益精填髓为主药；山萸肉滋补肝肾，涩精止遗，山药滋肾补脾，助君药滋阴之力，杜仲补肾阳，强筋骨，菟丝子补肾益精，共为辅药；枸杞子养阴补血，益精明目，当归补血调经，活血止痛，茯苓渗湿健脾，合为佐使药。全方以滋阴为主，兼补肾阳，共奏滋阴补肾之功。

【阴虚血燥证】

（1）主要表现：40 岁或以前断经，月经稀少渐至闭经，或忽然停经，B 超显示双侧卵巢偏小，未见小卵泡，子宫体积小，五心烦热，失眠盗汗，舌红，少苔，脉细数。

（2）证候分析：体质阴虚性躁多火，或嗜食辛辣，暗耗阴血，导致阴虚精血不足，冲任失滋见断经、月经稀少渐至闭经诸症。

（3）治疗法则：养阴清热，补肾调经。

（4）方药选用：六味地黄汤合四物汤加减。常用组方：熟地黄、山药、山茱萸、泽泻、茯苓、牡丹皮、当归、白芍、川芎、牛膝。

（5）用药特点：六味地黄汤以熟地黄滋肾阴、益精髓，山茱萸酸温滋肾益肝，山药滋肾补脾共成三阴并补以收补肾固本之功，泽泻配熟地黄泻肾降浊，牡丹皮配山茱萸以泻肝火，茯苓配山药而渗脾湿，为了防止滋补之药腻滞。四物汤中熟地黄长于滋阴养血；当归补血养肝，活血调经；白芍滋阴养血；川芎活血行气，调畅气血，四物汤补血和血，以补血而不滞血。牛膝兼佐药，性善趋下，能引瘀血下行，使邪气有外解之路。两方合用滋阴养血调经。

【气血虚弱证】

（1）主要表现：40 岁或以前月经周期延迟，量少，色淡红，质稀，渐至经闭不行，B 超显示双侧卵巢偏小，子宫体积小，伴神疲乏力，头晕眼花，心悸气短，面色萎黄，舌淡，苔薄，脉细弱。

（2）证候分析：素体气血亏虚，或久病气血损伤，不可充养冲任，冲任失滋见断经，月经稀少渐至闭经诸症。

（3）治疗法则：益气养血调经。

（4）方药选用：人参养荣汤加减。常用组方：人参、黄芪、白术、茯苓、陈皮、甘草、熟地黄、当归、白芍、五味子、远志、肉桂。

（5）用药特点：古人治气虚以四君，治血虚以四物，气血俱虚者以八珍，更加黄芪、肉桂，名十全大补，宜乎万举万当也。而用之有不获效者，盖补气而不用行气之品，则气虚之甚者，无气以受其补，补血而仍用行血之物于其间，则血虚之甚者，更无血以流行。四君子汤出自《太平惠民和剂局方》，组成为人参、白术、茯苓、甘草，为补益剂，具有补气、益气健脾之功效。四物汤是补血的基础方，由熟地黄、当归、芍药、川芎四味药组成。四物汤被后世医家称为“妇科第一方”“妇女之圣药”等。甘温味厚的熟地黄为君，补肾滋阴养血。配伍当归补血养肝，和血调经；白芍养血和营，以增强补血之力。人参养荣汤由八珍汤加减而成，加陈皮以行气，而补气者，悉得效其用；去川芎行血之味，而补血者，因以奏其功。五味子、远志安神益智；全方脾、肺、心三脏并补，气、血、神三者均调，有益气生血之功。

【气滞血瘀证】

（1）主要表现：40 岁之前月经突然停闭不行，伴胸胁、乳房胀痛，精神抑郁，少腹胀痛拒按，烦躁易怒，舌紫暗，有瘀点，脉弦涩。

（2）证候分析：平素气机不舒，或有癥瘕痼疾，或孕产受损、跌仆损伤致瘀血停滞于内，气滞血凝成血瘀进而损伤冲任，经血失调。

（3）治疗法则：理气活血，祛瘀通经。

（4）方药选用：桃红四物汤、桂枝茯苓丸合血府逐瘀汤。常用组方：桃仁、红花、熟地黄、当归、川芎、赤芍、牛膝、柴胡、桔梗、枳壳、甘草、桂枝、牡丹皮、茯苓。

（5）用药特点：桃红四物汤方中以强劲的破血之品桃仁、红花为主，力主活血化瘀；以甘温之熟地黄、当归滋阴补肝，养血调经；赤芍养血活血；川芎活血行气、调畅气血，以助活血之功。全方配伍得当，使瘀血祛、新血生、气机畅，化瘀生新是该方的显著特点。血府逐瘀汤方重桃仁、红花，二者共为君药，一上一下，逐瘀活血，通行全身，相得益彰。臣药以大队活血化瘀之品，如赤芍、川芎、当归、牛膝等，助君药以逐瘀；行气解郁之辈柴胡、枳壳等，助君药以宣畅气血。君臣相伍，则气行血畅，瘀除病退。柴胡兼为佐药，伍桔梗以行气宽胸，载药于上，引诸药趋向胸中“血府”；牛膝亦兼为佐药，性善趋下，能引瘀血下行，使邪气有外解之路；甘草为使，调和诸药，使攻逐不致过猛，瘀化正气无伤。桂枝茯苓丸方中芍药和营调血，牡丹皮、桃仁化瘀消癥，茯苓健脾利水，桂枝色赤入血，味辛，散结、化气，不但散气分之结以下气，尤能散血分之结以行瘀。

【痰湿阻滞证】

（1）主要表现：40 岁之前月经延后，量少，色淡，质黏腻，渐至月经停闭，伴形体肥胖，胸闷泛恶，神疲倦怠，纳少，痰多，或带下量多，舌质淡，苔白腻，脉滑。

（2）证候分析：平素饮食肥甘厚腻，脾胃运化失司，聚湿成痰，痰湿闭阻经脉损伤冲任，经血失调。

（3）治疗法则：燥湿化痰，活血调经。

（4）方药选用：苍附导痰丸加减。常用组方：茯苓、半夏、陈皮、甘草、苍术、香附、胆南星、枳壳、生姜、神曲。

（5）用药特点：苍术辛苦气温，芳香燥烈，辛味开散，芳燥化湿，内化湿浊之郁；香附辛开苦降，芳香走窜，疏肝解郁，理气止痛，为气病之总司；所谓气行则津液行，气滞则津液停，留而为痰，导致痰气互结；二者理气化痰，同为君药。枳壳、陈皮理气行滞，茯苓渗湿健脾，助脾运化水湿，使之无以生痰，胆南星清热化痰，以治痰郁化热，共为臣药。半夏燥湿化痰，降逆止呕，消痞散结，生姜温中化痰，神曲消食导滞，共为佐药。甘草益气，调和诸药，而为使药。群药配合，共奏理气化痰之功。

五、临床体会

王某，女，39岁，以“月经稀发2年，停经50天”为主诉就诊。患者2年前因工作强度及压力大出现月经逐渐量少，此次无明显诱因出现停经50天，否认怀孕。自觉腰腿酸软，头晕，疲倦，夜尿频多。既往体质一般，否认慢性病史。否认家族遗传病史。舌淡暗，苔薄白，脉沉弦细。

证属肾亏肝郁。治疗法则：补肾养血，疏肝调经。

方药选用：逍遥散加减。常用组方：柴胡15g，白芍15g，白术15g，当归15g，薄荷12g，香附15g，牛膝15g，五味子12g，醋鳖甲15g，益母草15g，熟地黄15g。14剂。

二诊：患者舌红苔薄脉沉，予以归肾丸加活血通经之品。

三诊：患者月经已来潮，量少，3天结束，患者舌脉同前，继续予以上方加四物汤以益肾精之源，活血通经，共14剂。

四、五诊时予以温补肾阳行气之方20余剂，其间患者月经来潮，量较前增多。

按语：《黄帝内经·素问·上古天真论》提到“女子七岁肾气盛，齿更发长，二七而天癸至，任脉通，太冲脉盛，月事以时下，故有子。”王冰注解“月事”为“常以三旬而一见”，十日为一旬，三旬一见符合正常的女性月经规律。宋代齐仲甫所著《女科百问》中对“经候”作了相似解释：“然经者，常也。候者，谓候一身之阴阳也。经常之气，伺候而至，若潮候之应乎时也，天真之气与之流通，故一月一次行，平和则不失乎期，所以谓之经候，又名月水也。”《傅青主女科·调经》中提到：“妇科调经尤难，盖经调则无病，不调则百病丛生。”清代医家唐容川所著《血证论》中称“月经名曰信水”，用“信”字来指周期规律的胞宫出血现象。《世医得效方》曰：“月水者，经络之余也。盖妇人以血为本……荣卫四体，如环无端，灌注百脉，余者为月候，以时而行。”

（宋　瑞）

第四节　崩　　漏

一、崩漏的定义

崩漏是月经的周期、经期、经量发生严重失常的病证，是指经血非时暴下不止或淋漓不尽，前者谓之崩中，后者谓之漏下。崩与漏出血情况虽不同，然二者常互相转化，交替出现，且其病因病机基本相同，故概称崩漏。本病属妇科常见病，也是疑难急重病证。可发生于从月经初潮后至绝经的任何年龄，足以影响生育，危害健康。

崩漏者，一名而两病。经血非时暴下不止谓之崩，经血非时淋漓不止谓之漏。历代医著对崩漏的论述不断深化。早在《黄帝内经·素问·阴阳别论》中就有记载："阴虚阳搏谓之崩"。这是崩字首见于书中，而《黄帝内经》论崩为后世医家研究崩漏奠定了理论基础。漏首见于《金匮要略》，其中记载："妇人宿有癥病，经断未及三月，而得漏下不止"。

崩和漏既有区别又有联系，常相互转化：有血崩之久，气血虚衰，或经过止血处理等，由暴注而渐至淋漓不断，变为漏者；有久漏不止，治疗不效，病势骤进，由漏下而至大量出血，变为崩者。崩和漏由于病理基本相同，性质相似，治疗相近，加之出血量多少又难以严格区分，所以临床上历来习惯于崩漏之称。正如《济生方》所说："崩漏之疾，本乎一证，轻者谓之漏下，甚者谓之崩中。"崩漏以青春期、更年期或大小产后为多见，是妇科许多病的共同表现。

现代医学的排卵障碍性异常子宫出血、女性生殖器炎症及肿瘤等所致的阴道出血，都属崩漏范畴，而且较多见；再者全身出血性疾病，如血小板减少、再生障碍性贫血等所致的阴道出血，也属崩漏范畴，治宜求本。宫颈息肉、异位妊娠、葡萄胎、流产、避孕环移位等所导致的子宫异常出血，也应属此范畴。不过近代所说的崩漏渐趋向于排卵障碍性异常子宫出血。

二、病因病机

崩漏之发病机制非常复杂，常是因果相干，气血同病，多脏受累，临床上常难以单因而论之。指导临床治疗中应当从经典出发论述崩漏。

《黄帝内经》中记载"邪气盛则实，正气夺则虚"，如感受外邪，侵袭胞脉，冲任受损，瘀血阻滞而外溢发为崩漏。

寒热之中，亦有多少之别，"阳虚则外寒，阴虚则内热，阳盛则外热，阴盛则内寒"，实热者多素体阳盛，或过食辛辣甘助阳之品，又感热邪，酿成实火；或情志过激，肝火内炽；或素性抑郁，郁热于内，久而化火，热伤冲任，迫血妄行而致崩漏。虚热者多素体阴虚，虚火内生；或久病、失血、阴伤，心肝失养，虚火内炽，扰动血海，经血非时妄行而致崩漏，宜用清热之品止血理血。

气为阳，血为阴，气为血之帅，血为气之母。当阴阳气血失衡，如气病及血，血流阻滞可外溢成瘀血性出血。亦有瘀阻不行，新血不生，发为崩漏，可见于经期产后，余血未尽，即行房事，瘀阻冲任。

肾虚则封藏失司，而肾又分肾阴、肾阳。若肾阴虚则阴虚失守，可虚火动血，阴络伤，血内溢见崩漏。《兰室秘藏》曰："妇人血崩，是肾水阴虚，不能镇守包络相火，故血走而崩也。"若阴阳两虚，肾失封藏，血随气下而致崩漏。

肾为先天之本，五脏六腑之根。肾虚可使人体阴阳失调，脏腑功能失职，气、血、津液代谢紊乱，而络脉是气血运行的通道，也是病邪传变的通道。当肾的封藏功能受损，冲任失固，不能制经则发生崩漏。肾的封藏功能受损可因先天不足，冲任未盛，或因纵欲过度，数产伤情等后天虚损，伤及冲任，或处更年之期，肾气渐衰，致肾气损伤、冲任不固，导致崩漏。而肾是藏精舍志之脏，“恐则气下，惊则气乱”，惊慌伤肾，使肾功能紊乱，肾气虚损封藏失固，不能升腾而虚陷，冲任固摄无权，肾为五脏六腑之根，久病及肾。如突然受到外界刺激，大惊卒恐，可进一步伤及心肾。因此在崩漏治疗中应重视补肾。肾阳虚者应重温补肾阳，选五子衍宗方加减以补肾温阳止血。肾阴虚者选知柏地黄汤加减以养阴清热止血。但应注意失血之后，阳气亦馁，不可频进寒凉之药。

脾统血，脾主后天，为化生精气之源，或因先天不足，体质素弱；忧思过度，劳倦伤脾；饮食失宜，损伤及脾；大病、久病，虚损伤脾；见脾胃虚损，正气失于固摄，脾虚则气陷，统摄无权，血海不固，经血失约而致崩漏。因脾之统血有乖不能摄血归源，则血下如崩也，脾经郁热，热伤冲任，血伤而不归经。而心生血，当血不养心，心无所主，患者常常心脾两虚，可见面黄形瘦，脉微细无力，心跳头昏。当崩血量大甚则可见面唇均白、昏厥，脉可见虚数、浮大或伏。此非急用归脾之大补其气，不可救矣。常用归脾汤加黄芪 30g，重用黄芪之意在于有形之血难速生，无形之气当急固，配阿胶、白及、地榆炭养血，止血无不应手而愈。

《黄帝内经》曰：“肝藏血”“怒伤肝”，或因肝虚不能藏血，或因肝经有热，血得热而下行；或因肝经有风，血得风而妄行；或因怒动肝火，肝气横逆而暴涨，气郁化火，火热伤络，冲任被灼，迫血妄行；或因郁结，疏泄失常而导致崩漏，或郁而化火，热迫血行。

《黄帝内经》曰：“诸气膹郁，皆属于肺。”《黄帝内经·素问·痿论》曰：“悲哀太甚，则胞络绝，胞络绝，则阳气内动，发则心下崩，数溲血也。”患者悲忧不已，忧愁不解，致脾胃纳化呆滞，运行无力，脾气亦虚，统摄失权，冲任不固，则崩漏难愈。

《黄帝内经·灵枢·经脉》中记载：“经脉者，所以能决死生，处百病，调虚实，不可不通。”经络是运行气血，联络脏腑、体表及全身各部位的通道，具有沟通内外、网络全身、协调阴阳、调整虚实等作用。而冲为血海，冲脉为十二经脉之海，当五脏六腑气血运行正常，充养有余则注入冲脉。当脏腑气血虚衰或运化失常，冲脉血海功能失司则可发为崩漏。

《黄帝内经·素问·阴阳应象大论》曰：“善诊者，察色按脉，先别阴阳，审清浊而知部分”，亦如《黄帝内经·素问·脉要精微论》曰：“微妙在脉，不可不察，察之有纪，从阴阳始”。脏腑气血，虚实阴阳，全现于脉，因此对于崩漏辨证治疗应察色按脉，辨气血阴阳之虚实，辨脏腑气血之虚实。如《黄帝内经·灵枢·终始》曰：“虚者脉大如其故而不坚也。”《脉经》曰：“迟大而软，按之不足，隐指豁豁然空。”实脉主实证，如《诊家枢要》曰：“实，不虚也。”《景岳全书》曰：“举按皆强，鼓动有力。”

三、辨证论治

临床常见证型：血热之实热证、肾阳虚证、肾阴虚证、心脾两虚证、血瘀证。

【辨证要点】

崩漏首先要注意其出血的量、色、质的变化，通过察色按脉，确定寒热虚实的性质；其次是要同月经病、带病、产后病等各种阴道出血性疾病相鉴别，以求因审证；再是多从年龄特点、体质方面分析情况，以助于对崩漏的病因、性质作出正确的判断。

【施治大法】

《古今医统》曰：“妇女崩漏，最为大病……斯疾若不早治，则如颓圮之厦，斜倒倾欹，势难支撑而使之正；又如苗槁而后灌溉，何可使之秀耶？”指出了治崩之急、之难、之重任。急病之治，必须掌握“急则治其标，缓则治其本”的原则，灵活运用“两步三法”：第一步，控制出血，第二步，调整月经周期；三法即塞流、澄源、复旧。此法系明代方广在《丹溪心法附余》中首先提出的：“初用止血以塞其流，中用清热凉血以澄其源，末用补血以复其旧。”迄今仍为临床所习用。

塞流：即在大量出血的紧急情况下，应千方百计地止血防脱。常用固气摄血法，以归脾汤、五子衍宗、生脉散、独参汤类治之。必要时给予输血，以防气随血脱，为下一步治疗赢得时间。

澄源：即在急塞止流之后，或对病情缓和者，则应正本清源，求因治本，这是施治中的基本原则，可根据病因，采取补气、补虚、活血化瘀等法，选方治之。

复旧：是在塞流、澄源的有效治疗后，针对病情，固本善后，合理调养，以恢复先天和后天之本。当然二步三法，密切相关，不可截然分开，塞流需要澄源，澄源又当固本。

临床用药如《医宗金鉴·崩漏门》曰：“崩漏血多物胶艾，热多知柏少芩荆，漏涩香附桃红破，崩初胀痛琥珀攻。日久气血冲任损，八珍大补养荣宁。思虑伤脾归脾治，伤肝逍遥香附青。”

四、分证施治

【血热之实热证】

（1）主要表现：经血多来势凶猛，非时而下，日久淋漓不净，血质黏稠而颜色深红，口渴烦热，或有发热，大便干结，小便黄赤，舌质红，苔黄或腻，脉洪或滑而数。

（2）证候分析：素体阳盛，热盛于内，冲任为热所迫，热血妄行而经血崩下，或淋漓不净，色红而深；血得热则胶结，故黏稠甚或紫黑有块；热扰心神而烦热，耗津而口渴，内蕴而发热。舌红苔黄，脉洪或滑而数，皆为血热炽盛之象。若苔黄腻，是热挟有湿邪之故。

（3）治疗法则：清热凉血，止血调经。

（4）方药选用：龙胆泻肝汤加减。常用组方：龙胆草、柴胡、黄芩、栀子、通草、车前子、泽泻、当归、生地黄、蒲公英、紫花地丁、蒲黄炭。

（5）用药特点：方中龙胆草大苦大寒，既能泻肝胆实火，又能利肝胆湿热，泻火除湿，两擅其功，故为君药。黄芩、栀子苦寒泻火，燥湿清热，增君药泻火除湿之力，用以为臣。泽泻、通草、车前子渗湿泄热，导肝经湿热从水道而去。肝乃藏血之脏，若为实火所伤，阴血亦随之消灼，且方中诸药以苦燥渗利伤阴之品居多，故用当归、生地黄养血滋阴，使邪去而阴血不伤。肝性喜疏泄条达而恶抑郁，火邪内郁，肝胆之气不疏，且骤用大剂苦寒降泄之品，既恐肝胆之气被抑，又虑折伤肝胆升发之机，遂用柴胡疏畅肝胆之气，与生地黄、当归相伍以适肝体阴用阳之性，并能引药归于肝胆之经，以上皆为佐药。使火降热清，湿浊得利，循经所发诸症皆可相应而愈。配紫花地丁、蒲公英清热泻火解毒，蒲黄炭性涩起止血作用。全方共奏清热凉血、止血调经之功。

【肾阳虚证】

（1）主要表现：经来无期，出血量多，或淋漓不断，色淡红而质清，面色㿠白，精神萎靡，畏寒怕冷，小腹冷痛，腰腿酸软，小便频数清久，大便溏薄，舌质淡，苔薄白，脉沉细或迟弱。

（2）证候分析：肾气不足，肾阳亏损，命门火衰，封藏不固，冲任失约，故经量多或淋漓不断；阳虚不能温煦血液，故面色不华而㿠白，舌淡；阳衰火微，而有畏寒怕冷，精神萎靡，少腹冷痛；阳气不化而致小便频数清长；脾失温健，而致大便溏薄。

（3）治疗法则：补肾助阳，止血调经。

（4）方药选用：五子衍宗丸加减。常用组方：菟丝子、枸杞子、女贞子、覆盆子、车前子、仙鹤草、蒲黄炭、阿胶。

（5）用药特点：五子衍宗丸中枸杞子性味甘平，配女贞子补肾精，覆盆子、菟丝子补肾助阳，补肾益精，佐以车前子利水泻火，配以仙鹤草、蒲黄炭、阿胶补血，凉血，止血。

【肾阴虚证】

（1）主要表现：经血非时突然而下，量多势急或量少淋漓，血色鲜红质稠，心烦潮热，或小便黄少，大便干结，舌质嫩红，苔薄黄，脉细数。

（2）证候分析：阴虚失守，冲任不固，内热迫血妄行，故经血非时而下。虚热所致，经色鲜红；尿黄便结，苔薄黄，脉细数，皆为虚热之象。

（3）治疗法则：滋阴清热，止血调经。

（4）方药选用：知柏地黄汤加减。常用组方：知母、黄柏、生地黄、酒萸肉、炒山药、泽泻、茯苓、牡丹皮、五味子、阿胶、蒲黄炭、白及。

（5）用药特点：生地黄补肾滋阴，山药、酒萸肉固精敛气。虚火内生，又宜泻其有余之阳，故用知母、黄柏泻其相火，牡丹皮凉其血热。滋阴清热，双管齐下，正合《黄帝内经·灵枢·终始》所说“阴虚而阳盛，先补其阴后泻其阳而和之”的治疗法则。至于茯苓、泽泻之用，非为利水，实欲借其降泄作用引导虚热下行而已。配以五味子、阿胶、蒲黄炭、白及以补血，凉血，止血。

【心脾两虚证】

（1）主要表现：经血非时而至，量多或继而淋漓不断，色淡、质稀薄，面色㿠白，虚浮，气短懒言，心悸怔忡，饮食不佳，便溏腹胀，舌质淡红，舌体胖嫩，舌苔薄白，脉弱虚大，或沉弱无力。

（2）证候分析：脾虚而统摄无权，故血非时而下，或崩而不止，久延成漏，量多或淋漓不断；脾虚中气不足，致神疲懒言；脾阳不振，故面色㿠白、纳差便溏；脾虚火亦不足，而显血色淡而质薄。舌、脉之症皆为脾阳不足之象。

（3）治疗法则：益气温中，养血调经。

（4）方药选用：归脾汤加减。常用组方：白术、茯苓、黄芪、龙眼肉、党参、木香、酸枣仁、蒲黄炭、白及、阿胶。

（5）用药特点：人参“补五脏，安精神，定魂魄”，可补气生血、养心益脾；黄芪、茯苓、白术益气补脾；木香可行气健脾，使补而不滞；龙眼肉养血补益心脾；酸枣仁宁心安神。配以阿胶、蒲黄炭、白及，诸药合用有益气健脾、补血养心、安神定志、摄血止血之效。

【血瘀证】

（1）主要表现：经血非时而下，或突然大量下血，或淋漓不断，或时下时止，甚或停经日久又突然崩下，色紫挟有血块，少腹疼痛或胀痛，拒按，舌质紫暗，边或有瘀点，苔薄白，脉涩沉或沉紧。

（2）证候分析：经脉为瘀血阻滞，新血不守，离经而崩，量多或淋漓不止；离经之血时瘀时流，故经血时来时止；血蓄积胞宫；时久色紫成块；瘀阻不通，致少腹疼痛，痛而拒按；舌脉皆为血瘀之象。

（3）治疗法则：活血化瘀，理气止痛。

（4）方药选用：桃红四物汤加减。常用组方：熟地黄、当归、炒白芍、川芎、炒桃仁、红花、香附、蒲黄炭、阿胶。

（5）用药特点：瘀血日久，阻塞脉络，阻碍血液正常运行，终致血涌络破而出血。瘀血所致的出血颜色暗紫，有时候伴有血块，当归引血归肝经，川芎引血归肺经，白芍引血归脾经，熟地黄引血归肾经，让血得以濡养全身百脉；而在药性上，熟地黄和白芍是静养营血，当归、川芎则是活血和营，一动一静，补中有通，配以桃仁、红花补血活血。配伍香附血中之气药，以疏肝行气行血；阿胶补血止血，配蒲黄炭增强止血之功。

五、临床体会

赵某，女，45 岁，以“月经量大 1 个月”为主诉就诊。患者 1 个月前于流行性感冒后突发月经量大，不能自行停止，前往我院妇科予以口服药物后月经干净，此次经间期再次出血，月经已至 15 天仍未干净，现前来就诊。既往体质一般，既往月经周期尚规律，月经色暗量少，经期 2~4 天。否认慢性病史。否认家族遗传病史。舌淡红苔白，脉浮大，双尺弱。

证属脾肾两虚，脾不统血。治疗法则：补益脾肾，统血摄血。

方药选用：归脾汤合五子衍宗丸加减。常用组方：黄芪 30g，麸炒白术 15g，茯苓 12g，当归 15g，龙眼肉 9g，远志 12g，酸枣仁 12g，菟丝子 15g，枸杞子 15g，女贞子 15g，覆盆子 15g，仙鹤草 30g，地榆炭 15g，阿胶 6g。7 剂，每日 1 剂。水煎取汁 400mL，分早晚两次温服。

二诊：患者月经已停止，舌淡红苔白，脉缓。上方去地榆炭，加麦冬 15g、五味子 15g，继服 7 剂，巩固脾肾亏虚。

按语：流行性感冒后咳嗽、疲劳、月经不调是门诊常见疾病。疫毒挟寒、湿之淫邪外侵，疫毒侵袭人体，正邪相争，气血亏虚，气不摄血，月经淋漓不尽；气血亏损，气血瘀滞加重，血不循经或瘀滞亦会出现异常月经出血；亦有患者于流行性感冒后热退津伤，气随液脱，血随液损，津伤则火旺，耗血动血，也可出现异常月经出血。此患者四诊合参辨证脾肾两虚，脾不统血，《难经·四十二难》曰：“（脾）主裹血，温五脏”；脾主中焦，化生营气，营行脉中，血由气摄，脾虚则营气化生不足。患者双尺脉弱，加之时值女子六七，肾气开始亏损，遇寒湿之邪，进一步损耗肾阳。肾阳无力温煦，寒水泛滥，则脾土无以得温，脾肾亏虚则血无所统。选归脾汤合五子衍宗丸为底方，增加仙鹤草、地榆炭统血止血。患者服药后症状明显缓解，继服 7 剂培补脾肾养血调经。

（宋　瑞）

第五节 多囊卵巢综合征

一、多囊卵巢综合征的定义

多囊卵巢综合征是一种发病多因性、临床表现多态性，以月经不规律、高雄激素血症等为特征的疾病。临床主要表现为月经稀发、闭经、不规则阴道出血、多毛、肥胖、不孕、双侧卵巢增大并发多囊性变等。本病属于中医“闭经”“月经后错”“不孕”“月经失调”“癥瘕”等范畴，临床以多囊卵巢综合征导致的闭经、不孕症尤为多见，且难以治愈。

二、病因病机

多囊卵巢综合征临床多为本虚标实之证，肾虚为本，痰湿、瘀血、肝郁为标，涉及肝、脾、肾、心等四脏。

肾藏精，主生殖，五行属水，为天癸化生之源。“人始生，先成精。”“盖精者，先天之胚胎，生生种子也。”肾主先天与生殖，妇科疾患应首辨肾脏功能。而难治疾病皆有痰瘀作怪，痰瘀致病，其病情缠绵，不易根治，此与多囊卵巢综合征发病特点相似。

肝藏血，主疏泄，司情志，五行属木。《黄帝内经》记载女子“二七而天癸至，任脉通，太冲脉盛，月事以时下”。若心境不畅，肝不条达，气阻血滞，水不涵木则有月经先后期不定、不孕、乳房胀痛、面部痤疮、双侧卵巢增大并发多囊性变和肥胖等临床表现。肝郁气滞易致痰湿凝聚，气郁痰凝，久病致瘀，癥瘕乃成。血癥益深，闭经愈顽，则受孕益艰。

脾虚气弱则气血生源匮乏，血海不能按时满盈或脾失健运，水湿流注下焦，聚湿生痰，痰湿阻滞冲任、胞宫均可导致月经不调和不孕等疾病。《丹溪心法》中指出：“若是肥盛妇人，禀受甚厚，恣于酒食之人，经水不调，不能成胎，谓之躯脂满溢，闭塞子宫，宜行湿燥痰”。

《黄帝内经·素问·评热病论》曰：“月事不来者，胞脉闭也，胞脉者属心而络于胞中，今气上迫肺，心气不得下通，故月事不来也。”讲述了心气不通，胞脉闭塞月经不能按期而潮。

三、辨证论治

临床常见证型：肾阴虚证、肾阳虚证、肾虚血瘀证、痰湿阻滞证、肝郁脾虚证。

【辨证要点】

由于多囊卵巢综合征为多症状的综合征，临床辨证诊治中应重视四诊合参，结合患者症状体征确定具体方案。本病病机总属虚实夹杂，在确定治法前需辨明虚实主次。

【施治大法】

治疗本病首重补肾，肾虚血瘀是基本病机，补肾活血贯穿始终。肾、肝、脾三者共同参与水液、血液生成及运行代谢，三者其中一个脏腑功能失调，都有可能导致水液、血液代谢异常，壅塞形成痰湿、瘀血，而致多囊卵巢综合征的发生。《黄帝内经·素问·逆调论》曰："肾者水脏，主津液"，说明肾对津液的生成、输布和排泄起着主宰作用。肾精虚衰，阳气不足，不能助脾阳，脾阳虚则失于健运；肾不能纳气，肺气失宣降，津液的升清降浊失常，津水停于体内成痰饮瘀血，同时气血亏损亦加重痰饮血瘀形成。

《多囊卵巢综合征中国诊疗指南》中提到多囊卵巢综合征的主要症状为月经异常。在调经的同时，应重视结合月经不同周期选方；结合兼症者，如痤疮严重加紫花地丁、蒲公英等，清热解毒、凉血消疮；对体型肥胖者选方后可加浙贝母、茯苓、泽泻，以利湿行水；合并胰岛素抵抗者可参照消渴前期诊治重补肾养阴。

四、分证施治

【肾阴虚证】

（1）主要表现：月经延后，量少渐至闭经，不孕，乳房发育差，身体肥胖，多毛，腰膝酸软，心烦少寐，五心烦热，口干咽燥，面赤唇红，形体消瘦，舌质红，少苔，脉细数。

（2）证候分析：素体阴虚，加之日久肾气减亏，可见腰膝酸软，心烦少寐，五心烦热，肾精匮乏可见月经延后，量少渐至闭经，不孕，乳房发育差。五心烦热，口干咽燥，面赤唇红，形体消瘦。舌质红，少苔，脉细数皆虚热之象。

（3）治疗法则：滋肾育阴，益精调经。

（4）方药选用：六味地黄汤。常用组方：熟地黄、酒萸肉、山药、泽泻、茯苓、牡丹皮、醋鳖甲、龟甲、川牛膝、泽兰、益母草。

（5）用药特点：方中重用熟地黄，滋阴补肾，填精益髓，为君药。酒萸肉补养肝肾，并能涩精；山药补益脾阴，亦能固精，共为臣药。三药相配，滋养肝脾肾，称为"三补"，但熟地黄的用量是山萸肉与山药两味之和，故以补肾阴为主，补其不足以治本。配伍泽泻利湿泄浊，并防熟地黄之滋腻恋邪；牡丹皮清泄相火，并制酒萸肉之温涩；茯苓淡渗利湿，并助山药之健运。三药为"三泻"，渗湿浊，清虚热，平其偏胜以治标，均为佐药。六味合用三补三泻，其中补药用量重于"泻药"，是以补为主；肝脾肾三阴并补，以补肾阴为主。加入醋鳖甲、龟甲等血肉有情之品，补益精血，增强滋阴潜阳之功效，同时配伍川牛膝、泽兰、益母草增强补肾活血之功效。治疗肾虚，冲任虚损，偏于肾阴虚之多囊卵巢综合征有较好疗效。

【肾阳虚证】

（1）主要表现：月经延后，量少渐至闭经，不孕，乳房发育差，身体肥胖，多毛，腰膝酸软，怕冷，身疲倦息，舌淡苔薄，脉沉细。

（2）证候分析：先天禀赋不足，或病久肾精匮乏，逐渐损伤肾阳，可见月经延后，量少渐至闭经，不孕，乳房发育差等症，怕冷，身疲倦息，舌淡苔薄，脉沉细均为肾阳虚表现。

（3）治疗法则：补肾温阳，养血调经。

（4）方药选用：五子衍宗丸加减。常用组方：枸杞子、菟丝子、女贞子、覆盆子、车前子、黄精、熟地黄、当归、川牛膝、泽兰、益母草。

（5）用药特点：五子衍宗丸中枸杞子性味甘平，配当归以填精补血，女贞子滋补肝肾；覆盆子补肾助阳，菟丝子温肾壮阳力强，补肾益精，该方佐以车前子利水泻火，使方补而不滞，邪气排出更利于滋补，配以黄精、熟地黄、当归补肾养血，配伍川牛膝、泽兰、益母草增强补肾活血之功效。

【肾虚血瘀证】

（1）主要表现：月经延后，量少渐至闭经，或月经周期紊乱，经量多或淋漓不净，或婚久不孕，腰腿酸软，面色不华，多毛，舌暗，舌下脉络迂曲，苔薄，脉沉细。

（2）证候分析：先天禀赋不足，或病久肾精匮乏，损伤肾气，血液运行不畅，见月经延后，量少渐至闭经，或月经周期紊乱，经量多或淋漓不净等症。

（3）治疗法则：补肾活血，养血调经。

（4）方药选用：桃红四物汤加减。常用组方：熟地黄、当归、白芍、川芎、炒桃仁、红花、香附、川牛膝、泽兰、益母草。

（5）用药特点：瘀血日久，阻塞脉络，阻碍血液正常运行，终致血涌络破而出血。瘀血所致的出血颜色紫暗，有时候伴有血块，当归引血归肝经，川芎引血归肺经，白芍引血归脾经，熟地黄引血归肾经，让血得以濡养全身百脉；在药性上，熟地黄和白芍是静养营血，当归、川芎则是活血和营，一动一静，补中有通，配以桃仁、红花补血活血。配以香附增强行气活血之功，配伍川牛膝、泽兰、益母草增强补肾活血之功效。

【痰湿阻滞证】

（1）主要表现：月经周期延后，经量少，色淡质黏稠，渐至闭经，或婚久不孕，带下量多，胸闷泛恶，形丰满或肥胖，喉间多痰，毛发浓密，神疲肢重，苔白腻，脉滑或沉滑。

（2）证候分析：平素饮食肥甘厚腻，脾胃运化失司，聚湿成痰，痰湿闭阻经脉损伤冲任，经血失调。

（3）治疗法则：化痰燥湿，活血调经。

（4）方药选用：苍附导痰丸加减。常用组方：茯苓、清半夏、陈皮、苍术、香附、枳壳、浙贝母、胆南星、川牛膝、泽兰、益母草生姜、甘草。

（5）用药特点：苍术辛苦气温，芳香燥烈，辛味开散，芳燥化湿，内化湿浊之郁；香附辛开苦降，芳香走窜，疏肝解郁，理气止痛，为气病之总司；所谓气行则津液行，气滞则津液停，留而为痰，导致痰气互结；二者理气化痰，同为君药。枳壳、陈皮理气行滞；茯苓渗湿健脾，助脾运化水湿，使之无以生痰；胆南星清热化痰，以治痰郁化热，共为臣药。浙贝母配半夏以燥湿化痰，生姜温中化痰，为佐药。川牛膝、泽兰、益母草活血通络；甘草益气，调和诸药，而为使药。群药配合，共奏理气化痰、活血调经之功。

【肝郁脾虚证】

（1）主要表现：月经延后，量少渐至闭经，经行不畅，不孕，乳房发育差，身体肥胖，多毛，胸胁胀满，烦躁易怒，舌淡红或有瘀斑，苔白薄，脉弦细。

（2）证候分析：情志不遂、气机郁滞，失于疏泄，肝木气郁横克脾土，气血运化失常，冲任受损则见经血失调诸症。

（3）治疗法则：疏肝健脾，养血调经。

（4）方药选用：逍遥散加减。常用组方：柴胡、白芍、白术、当归、川芎、丹参、茯苓、薄荷、桑寄生、牛膝、香附、青皮、合欢花。

（5）用药特点：柴胡疏肝解郁、调畅气机；薄荷助柴胡疏肝散热；当归养血和血，补肝之血亏，白芍养血敛阴、柔肝缓急，与当归配伍，气血双补，使肝血得养、肝体得柔；白术、茯苓健脾益气、祛湿止泻；香附、青皮、合欢花增强疏肝行气解郁功效；桑寄生补肝肾、强筋骨；丹参、川芎、牛膝增强活血行气调经之功。群药配合，共奏疏肝健脾、活血调经之功。

五、临床体会

高某，女，21岁，以“月经不规律3年余”为主诉就诊。3年余前因月经推迟就诊后诊断为多囊卵巢综合征，3年间间断口服炔雌醇环丙孕酮片，月经周期30~60天，1个月前于工作劳累后出现月经周期提前，月经淋漓不尽，就诊于妇科。超声检查示：子宫内膜7.1mm，子宫体略小，双侧卵泡数增多。既往检查有胰岛素抵抗。西医就诊后建议继续规律口服炔雌醇环丙孕酮片，患者为求中医治疗前来就诊。症见：月经先后期不定，量少，月经淋漓不尽，经行不畅，多毛，乳房胀满，腰酸腰痛。舌淡红，舌下脉络迂曲，苔白薄，脉弦细。

证属肝肾亏虚。治疗法则：滋补肝肾，活血调经。

方药选用：逍遥散合四物汤。常用组方：柴胡15g，白芍15g，白术15g，当归15g，薄荷12g，香附15g，牛膝15g，熟地黄15g，川芎12g，醋鳖甲15g，女贞子 15g，覆盆子 15g，仙鹤草 30g。7 剂，每日 1 剂，水煎取汁 400mL，分早晚两次温服。

二诊：患者舌脉基本同前，患者月经已结束，上方去仙鹤草，加黄芪 18g，继服 14 剂。

三诊：患者诉月经再次来潮，前两日量少，目前经期第 5 天，患者舌红，舌下脉络迂曲，苔薄，脉沉，予以五子衍宗丸加减温阳止血，后根据患者月经周期，灵活调整上述方案，患者经 3 个月经周期调理，月经提前较前明显好转，经色、量较前改善。

按语：此患者病程 3 年余，1 个月前又出现月经提前，淋漓不尽，整体情志郁滞，加之久病症见肾虚，故选疏肝养血、温阳止血之法，使止血而不壅滞，疏肝养血调理整体月经周期。此后可根据患者月经周期灵活调整方案，患者经 3 个月经周期调理，月经提前较前明显好转，经色、量较前改善。目前多囊卵巢综合征尚无特效治疗方案，患者口服西药停药后症状易反复，且难以长期坚持服药。而中医辨证治疗对多囊卵巢综合征的整体调理具有优势。

（宋 瑞）

第六节 高催乳素血症

一、高催乳素血症的定义

高催乳素血症是最常见的腺垂体疾病，系由内外环境因素引起的，以催乳素升高、闭经、泌乳、无排卵和不孕为特征的综合征。根据其临床症状，应属中医学“乳泣”“不孕”“闭经”“月经后期”等范畴。

二、病因病机

《景岳全书》中有“产后乳自出……无火而泄不止，由气虚也”的论述。从脏腑论，肾—天癸—冲任—胞宫之间平衡是维持月经及正常生育的基础；在经络上，乳房与足少阴肾、足阳明胃、足厥阴肝三经以及冲任二脉有密切的联系。女子乳头属肝，乳房属胃；男子乳头属肝，乳房属肾。足少阴肾经，上贯肝膈而与乳相连；足阳明胃经之直者，从缺盆下而贯乳中，足厥阴肝经上膈，布胸胁绕乳头而行。冲脉任脉均起于胞中，为气血之海，上行为乳，下行为经。冲脉挟脐上行，至胸中而散；任脉循腹里，上关元至胸中。正是由于这些经脉的通调和灌养作用，共同维持乳房的正常生理功能。若肾精亏虚，肝失疏泄，脾胃失养，则致乳汁分泌异常，月经失信。此病以泌乳、闭经为主要特点，因此又称“闭经泌乳综合征”。中医认为，乳汁与经血同源，泌乳异常多由月经失调所致，因此在治疗时重在调经。

在临床上闭经溢乳综合征与肝脾肾尤为相关。肾的精气决定着人体的生殖功能，肾虚是该病的基本病机。另外，本病的发生还与肝的功能失调密切相关。中医认为，肝主疏泄，主藏血，对于调理全身气血的正常运行有着重要作用。若肝气郁结，疏泄失常，或怒火上冲，则气血紊乱，随肝气上入乳房而为乳汁。或肾水不足，肝木失养，肾虚肝旺，肝经疏泄太过，气血紊乱，亦致泌乳。总之，本病的病机为肝郁肾虚。

三、辨证论治

临床常见证型：肝郁气滞证、脾肾两虚证、脾虚湿阻证、肾虚血瘀证。

【辨证要点】

《景岳全书·妇人规》曰："妇人乳汁，乃冲任气血所化，故下则为经，上则为乳。"可见，高催乳素血症之病，闭经与泌乳可能病源相同，均与肝之疏泄有关。本病病机以肝郁气滞为主，因肾虚、脾虚影响肝之疏泄，致肾—天癸—冲任生殖轴紊乱而导致本病发生。

【施治大法】

本病治疗应多从肝经论治，以疏肝解郁、健脾补肾。中医药对该病具有一定效果，尤其对特发性高催乳素血症，联合西药治疗可提高疗效和减少不良反应等。在辨证治疗的前提下，务要重视"肝""肾"的重要地位，注意调理气血。

四、分证施治

【肝郁气滞证】

（1）主要表现：泌乳，胸胁胀满，烦躁易怒，月经先后期不定、稀发或闭经，舌淡红或有瘀斑，苔白薄，脉弦细。

（2）证候分析：情志不遂、肝气瘀滞，失于疏泄，横逆犯胃，脾胃升降逆乱，气机郁滞，乳汁排泄失司。

（3）治疗法则：疏肝健脾，行气调乳。

（4）方药选用：逍遥散加减。常用组方：柴胡、白芍、白术、当归、川芎、丹参、茯苓、薄荷、生麦芽、香附、牛膝。

（5）用药特点：柴胡是君药，疏肝、解肝郁，而且是肝经的引经药。当归为臣药，养血补肝，调血行滞。柴胡主疏肝，白芍主柔肝，符合"肝体阴而用阳"的生理特点。当归也是以入肝为主，既能补血，又能活血，配上白芍有养血柔肝、缓中止痛等功效。白术、茯苓是补脾的代表药物，"脾喜燥恶湿"，这两味药都可以补脾，一味燥湿、一味渗湿，符合脾的生理特征；薄荷性凉可疏肝散肝热，为增强疏肝行气活血之功效增加香附、牛膝，丹参、川芎、牛膝活血行气调经；生麦芽退乳消胀。

【脾肾两虚证】

（1）主要表现：泌乳，不孕，神疲乏力，头晕耳鸣，腰膝酸软，纳少便溏，舌质淡，苔薄白，脉沉细。

（2）证候分析：素体先天禀赋不足，或病久肾精匮乏，加之后天饮食不节，脾虚气血失运见泌乳诸症。

（3）治疗法则：健补脾肾，填精摄乳。

（4）方药选用：归肾丸合补中益气汤加减。常用组方：菟丝子、枸杞子、山茱萸、当归、熟地黄、山药、茯苓、炙甘草、黄芪、柴胡、白术、党参、陈皮、升麻、杜仲。

（5）用药特点：熟地黄滋阴养血，益精填髓；山茱萸滋补肝肾，涩精止遗；山药滋肾补脾，助君药滋阴之力；杜仲补肾阳，强筋骨；菟丝子补肾益精；枸杞子养阴补血，益精明目；当归补血调经，活血止痛；茯苓渗湿健脾。全方以滋阴为主，兼补肾阳，共奏滋阴补肾之功。补中益气汤方中黄芪味甘微温，入脾肺经，补中益气，升阳固表。配伍党参、炙甘草、白术，补气健脾。当归养血和营，协人参、黄芪补气养血；陈皮理气和胃，使诸药补而不滞；少量升麻、柴胡升阳举陷；炙甘草调和诸药。两方合用健补脾肾，填精摄乳。

【脾虚湿阻证】

（1）主要表现：泌乳，体胖，胸胁满闷，头重痰多，月经稀发，甚或闭经，不孕，舌胖大，苔白腻，滑脉。

（2）证候分析：平素饮食不节，脾虚气血失运，痰湿阻滞经脉见泌乳诸症。

（3）治疗法则：健脾燥湿，化痰通经。

（4）方药选用：平胃散合二陈汤加减。常用组方：陈皮、苍术、白术、半夏、茯苓、香附、贝母、车前子、泽泻、麦芽、厚朴。

（5）用药特点：半夏、陈皮属二陈汤的君药，半夏味辛性温而燥，为燥湿化痰、温化寒痰要药，善治脏腑湿痰，兼降逆和胃，除满消痞；陈皮辛性温通，苦温而燥，理气健脾，燥湿化痰，与半夏合用燥湿化痰，健脾和胃之功著。苍术、厚朴苦辛性温、燥湿化痰，苍术兼能醒脾和胃，厚朴又善下气除满；白术健脾益气、燥湿利水；香附调经止痛；贝母清热润肺；车前子利湿泄浊；泽泻利水渗湿；麦芽回乳消胀；茯苓味甘而淡、健脾渗湿。

【肾虚血瘀证】

（1）主要表现：泌乳，闭经或月经量少，不孕，乳房发育差，月经延后，量少渐至闭经，腰膝酸软，乳房胀痛、怕冷，舌暗苔薄，舌下脉络迂曲，脉沉细。

（2）证候分析：素体先天禀赋不足，或病久肾精匮乏，气血生化失源，运化失司留而为瘀，精血运行失常见泌乳诸症。

（3）治疗法则：补肾活血调经。

（4）方药选用：五子衍宗丸合四物汤加减。常用组方：枸杞子、菟丝子、女贞子、覆盆子、车前子、当归、熟地黄、川芎、白芍、麦芽。

（5）用药特点：《黄帝内经·素问》提到“阳化气、阴成形”，中药五子衍宗丸中枸杞子、菟丝子、覆盆子温肾壮阳，共奏温阳化气之效；女贞子滋补肝肾，益精血；车前子利湿泄浊，防止滋补药物过于滋腻、体现“补中有泻”的配伍思想。《景岳全书》曰：“妇人乳汁，乃冲任气血所化，故下则为经，上则为乳。”配以四物汤（当归、熟地黄、川芎、白芍）以养阴血、活血改变气血的分布，使上行化为乳汁的气血下行化为经血可回乳；麦芽回乳消胀、行气散结。诸药合用，共奏行气活血、回乳消胀之功。

五、临床体会

汤某，女，39岁，以“月经不规律3个月”为主诉就诊。查体后发现乳头泌乳。头颅磁共振检查示：垂体增大，拉克囊肿。患者就诊神经内科，建议定期观察暂不处理。患者为求诊治遂来寻求中医。症见：泌乳，月经量少，月经延后，腰酸，倦怠怕冷，纳食可，二便正常，夜休差。舌淡苔薄白，舌下脉络稍迂曲，脉沉细。

证属肾阳血瘀。治疗法则：温阳补肾、调经回乳。

方药选用：五子衍宗丸合四物汤加减。常用组方：炒菟丝子15g，酒女贞子12g，覆盆子12g，枸杞子12g，盐杜仲15g，熟地黄15g，赤芍15g，当归15g，刘寄奴15g，远志12g，川芎15g，炒酸枣仁12g，车前子15g，麦芽30g。21剂，每日1剂，水煎服。

二诊：检查乳房已无泌乳，月经量较前好转，继服上方。

按语：此患者以月经异常就诊，查体后发现乳头泌乳。患者西医检查后无特殊处理，而患者有症状及查体异常，予以补肾疏肝调乳为法，患者二诊查体泌乳已无，先后补肾疏肝调经2个月经周期，月经量较前明显好转，月经周期已正常，停药后嘱患者定期复查头颅磁共振，随诊。

（宋　瑞）

第七节　良性前列腺增生

一、良性前列腺增生的定义

良性前列腺增生，是引起中老年男性排尿障碍最常见的一种良性疾病。

这种疾病在组织学和解剖学上的主要表现是前列腺腺体的增生和体积的增大，在功能上主要表现为排尿相关的异常，如进行性排尿困难、尿频、尿急等下尿路症状。良性前列腺增生为临床常见的老年病之一，属中医“癃闭”范畴。“癃闭”之名，首见于《黄帝内经》，并对癃闭的病位、病机作了论述，如《黄帝内经·素问·宣明五气》曰：“膀胱不利为癃，不约为遗溺”；《黄帝内经·素问·标本病传论》曰：“膀胱病，小便闭”；《黄帝内经·灵枢·本输》曰：“三焦者……实则闭癃，虚则遗溺，遗溺则补之，闭癃则泻之。”

二、病因病机

癃闭的病因：①湿热蕴结过食辛辣肥腻，酿湿生热，湿热不解，下注膀胱，或湿热素盛，肾热下移膀胱，或下阴不洁，湿热侵袭，膀胱湿热阻滞，气化不利，小便不通，或尿量极少，而为癃闭。②肺热气壅肺为水之上源。热邪袭肺，肺热气壅，肺气不能肃降，津液输布失常，水道通调不利，不能下输膀胱；又因热气过盛，下移膀胱，以致上下焦均为热气闭阻，气化不利，而成癃闭。③脾气不升劳倦伤脾，饮食不节，或久病体弱，致脾虚清气不能上升，则浊气难以下降，小便因而不通，而成癃闭。故《黄帝内经·灵枢·口问》曰：“中气不足，溲便为之变。”④肾元亏虚年老体弱或久病体虚，肾阳不足，命门火衰，气不化水，是以“无阳则阴无以化”，而致尿不得出；或因下焦炽热，日久不愈，耗损津液，以致肾阴亏虚，水府枯竭，而成癃闭。⑤肝郁气滞七情所伤，引起肝气郁结，疏泄不及，从而影响三焦水液的运行和气化功能，致使水道通调受阻，形成癃闭。且肝经经脉绕阴器，抵少腹，这也是肝经有病，可导致癃闭的原因。所以《黄帝内经·灵枢·经脉》提出：“肝足厥阴之脉………是主肝所生病者……遗溺，闭癃。”⑥尿路阻塞瘀血败精，或肿块结石，阻塞尿道，小便难以排出，因而形成癃闭。即《景岳全书·癃闭》所说：“或以败精，或以槁血，阻塞水道而不通也。”

癃闭病机属三焦气化失职。《黄帝内经·素问·灵兰秘典论》曰：“膀胱者，州都之官，津液藏焉，气化则能出矣。”小便的通畅，有赖于膀胱的气化，因此，本病的病位在膀胱。《黄帝内经·素问·经脉别论》又曰：“饮入于胃，游溢精气，上输于脾，脾气散精，上归于肺，通调水道，下输膀胱，水精四布，五经并行”。水液的吸收、运行、排泄，还有赖于三焦的气化和肺脾肾的通调、转输、蒸化，故癃闭的病位还与三焦、肺脾肾密切相关。上焦之气不化，当责之于肺，肺失其职，则不能通调水道，下输膀胱；中焦之气不化，当责之于脾，脾气虚弱，则不能升清降浊；下焦之气不化，当责之于肾，肾阳亏虚，气不化水，肾阴不足，水府枯竭，均可导致癃闭。肝郁气滞，使三焦气化不利，也会发生癃闭。本病之所以为老年常见病，是与老年人肾气虚弱、邪气易于阻滞的生理病理特点密切相关，《黄帝内经》曰：“丈夫八岁，肾气实……八八，天癸竭，精少，肾脏衰，形体皆极，则齿发去。”肾主水而司二阴，肾虚则膀胱气化失司，日久湿热瘀血阻滞，故而尿淋漓而不通。治疗首当益肾，又不可忽视祛邪，只有标本兼顾，方能提高疗效。

三、辨证论治

临床常见证型：分为实证和虚证。实证：膀胱湿热证、肺热壅盛证、肝郁气滞证、尿道阻塞证。虚证：脾气不升证、肾阳衰弱证。

【辨证要点】

癃闭的辨证以辨虚实为主。因湿热蕴结、浊瘀阻塞、肝郁气滞、肺热气壅所致者，多属实证；因脾虚不升、肾阳亏虚、命门火衰、气化不及州都者，多属虚证。起病急骤，病程较短者，多属实证；起病较缓，病程较长者，多属虚证。体质较好，症见尿流窘迫，赤热或短涩，苔黄腻或薄黄，脉弦涩或数，属于实证；体质较差，症见尿流无力，精神疲乏，舌质淡，脉沉细弱者，多属虚证。

【施治大法】

癃闭的治疗根据“六腑以通为用”的原则，着眼于通，即通利小便。但通之法，有直接、间接之分，因证候的虚实而异。实证治宜清湿热，散瘀结，利气机而通利水道；虚证治宜补脾肾，助气化，使气化得行，小便自通。同时，还要根据病因病机及病变在肺在脾在肾的不同，进行辨证论治，不可滥用通利小便之药物。此外，尚可根据“上窍开则下窍自通”的理论，用开提肺气法，开上以通下，即所谓“提壶揭盖”之法治疗。

四、分证施治

（一）实证

【膀胱湿热证】

（1）主要表现：小便点滴不通，或量少而短赤灼热，小腹胀满，口苦口黏，或口渴不欲饮，或大便不畅，舌质红，苔黄腻，脉数。

（2）证候分析：湿热蕴结膀胱，热迫尿道，故小便时有灼热疼痛感；湿热相搏，膀胱气化不利，所以尿液量少而短赤；膀胱位于小腹，湿热蕴结，故小腹胀满；舌红，苔黄腻，脉数有力，为湿热内盛之象。

（3）治疗法则：清热利湿，通利小便。

（4）方药选用：八正散。常用组方：车前子、瞿麦、萹蓄、滑石、山栀子仁、炙甘草、木通、大黄（面裹煨、去面切、焙）。

（5）用药特点：方中木通、车前子、萹蓄、瞿麦通闭利小便；山栀子仁清化三焦之湿热；滑石、甘草清利下焦之湿热；大黄通便泻火，清热解毒。舌苔厚腻者，可加苍术、黄柏，以加强其清化湿热的作用；若兼心烦、口舌生疮糜烂者，可合导赤散，以清心火，利湿热；若湿热久恋下焦，又可导致肾阴灼伤而出现口干咽燥，潮热盗汗，手足心热，舌光红，可改用滋肾通关丸加生地黄、车前子、川牛膝等，以滋肾阴，清湿热而助气化；若因湿热蕴结日久，三焦气化不利，症见小便量极少或无尿，面色晦滞，舌质暗红，有瘀点、瘀斑，胸闷烦躁，小腹胀满，恶心泛呕，口中尿臭，甚则神昏等，系尿毒入血，上攻于心脑，治宜降浊和胃，清热化湿，通闭开窍，佐以活血化瘀，方用黄连温胆汤加大黄、丹参、生蒲黄、泽兰、白茅根、木通等。

【肺热壅盛证】

（1）主要表现：全日总尿量极少或点滴不通，咽干，烦渴欲饮，呼吸急促或咳嗽，苔薄黄，脉数。

（2）证候分析：肺热气壅，出现烦渴欲饮，呼吸急促或咳嗽，热结膀胱，引起气机瘀滞，瘀腐阻塞水道，导致尿蓄膀胱而小便不利。

（3）治疗法则：清肺热，利水道。

（4）方药选用：清肺饮。常用组方：桑叶、桑白皮、薄荷（后下）、杏仁、前胡、黄芩、车前子（包煎）、桔梗、木通、紫菀、麦芽。

（5）用药特点：本方适用于热在上焦肺经气分而导致的渴而小便闭塞不利。肺为水之上源，方中以黄芩、桑白皮清泄肺热，源清而流自洁；桑叶、紫菀滋养肺阴，上源有水水自流；杏仁、前胡、桔梗作用于肺经，宣降气机；车前子、木通清热而利小便；麦芽疏肝理气，畅通局部气血。另可加金银花、虎杖、鱼腥草等以增清肺解毒之力。若症见心烦、舌尖红、口舌生疮等，乃为心火旺盛之象，可加黄连、竹叶、六一散、连翘等以清泻心火。若大便不通者，可加大黄以宣肺通便，通腑泄热；若口渴引饮，神疲气短，为气阴两伤之象，可合大剂生脉散，以益气养阴。

【肝郁气滞证】

（1）主要表现：小便不通，或通而不爽，胁腹胀满，情志抑郁，或多烦易怒，舌红，苔薄黄，脉弦。

（2）证候分析：情志失和，肝气郁结引起胁腹胀满，情志抑郁，郁久化火，多烦易怒，舌红，苔薄黄，失于调达，导致传导失司从而导致小便不利。

（3）治疗法则：疏利气机，通利小便。

（4）方药选用：沉香散。常用组方：沉香、橘皮、石韦（去毛）、滑石、当归（锉，微炒）、瞿麦、白术、甘草（炙微赤，锉）、冬葵子、白芍、王不留行。

（5）用药特点：方用沉香、橘皮疏达肝气；当归、王不留行行气活血，石韦、瞿麦、冬葵子、滑石通利水道；白术健运中焦，减少湿浊内生；白芍、甘草柔肝缓急。若肝郁气滞症状重者，可合六磨汤加减，以增强其疏肝理气的作用；若气郁化火，而见舌红、苔薄黄者，可加丹皮、山栀等以清肝泻火。

【尿道阻塞证】

（1）主要表现：小便点滴而下，或尿细如线，甚则阻塞不通，小腹胀满疼痛，舌质紫暗或有瘀点，脉细涩。

（2）证候分析：尿路阻塞瘀血败精，或肿块结石，阻塞尿道，小便难以排出，因而出现小便点滴而下，或尿细如线，不通则痛，出现小腹胀满疼痛，气机阻滞，久而生瘀，出现舌质紫暗或有瘀点，脉细涩。

（3）治疗法则：行瘀散结，通利水道。

（4）方药选用：桂枝茯苓丸合代抵当丸加减。常用组方：桂枝、肉桂、茯苓、桃仁、赤芍、丹皮、酒大黄、生地黄、当归尾、芒硝、炙穿山甲（另包研末冲）、萹蓄、瞿麦、炙甘草、大枣。

（5）用药特点：方中桂枝茯苓丸（桂枝、茯苓、赤芍、丹皮）合当归尾、穿山甲、桃仁、大黄、芒硝通瘀散结；生地黄凉血滋阴；肉桂助膀胱气化以通尿闭，用量宜小，以免助热伤阴；萹蓄、瞿麦清热利湿通淋，协同缓解尿频、尿痛；大枣、炙甘草调和诸药。若瘀血现象较重者，可加红花、川牛膝、三棱、莪术以增强其活血化瘀的作用；若病久血虚，面色不华，治宜养血行瘀，可加黄芪、丹参；若一时性小便不通、胀闭难忍，可加麝香 0.09~0.15g 置胶囊内吞服，以急通小便，此药芳香走窜，能通行十二经，传遍三焦，药力较猛，切不可多用，以免伤人正气，孕妇忌服；若由于尿路结石而致尿道阻塞，小便不通者，可加金钱草、鸡内金、冬葵子以通淋利尿排石。

（二）虚证

【脾气不升证】

（1）主要表现：时欲小便而不得出，或量少而不爽利，气短，语声低微，小腹坠胀，精神疲乏，食欲不振，舌质淡，脉弱。

（2）证候分析：脾气不升，劳倦伤脾，饮食不节，或久病体弱，致脾虚清气不能上升，则浊气难以下降，小便因而不通，而成癃闭。

（3）治疗法则：益气健脾，升清降浊，化气利尿。

（4）方药选用：补中益气汤合春泽汤。常用组方：生晒参、黄芪、炒白术、猪苓、茯苓、泽泻、桂枝、威灵仙、当归、升麻、柴胡、制乳香、制没药、甘草。

（5）用药特点：方中人参、黄芪益气；白术健脾运湿；桂枝通阳，以助膀胱之气化；当归补血活血；乳香、没药破血行气，形成“通补兼施”，既祛瘀又防耗血；威灵仙祛风湿、通经络；升麻、柴胡升清气而降浊阴；猪苓、泽泻、茯苓利尿渗湿；甘草调和诸药；诸药配合，共奏益气健脾、升清降浊、化气利尿之功。若气虚及阴，脾阴不足，清气不升，气阴两虚，症见舌质红，可改用补阴益气煎。

【肾阳衰弱证】

（1）主要表现：小便不通或点滴不爽，排出无力，面色㿠白，神气怯弱，畏寒怕冷，腰膝冷而酸软无力，舌淡，苔薄白，脉沉细而弱。

（2）证候分析：肾阳不足不能温养腰府及骨骼，则腰膝酸软疼痛；不能温煦肌肤，故畏寒肢冷。阳虚不能温煦体形，振奋精神，故面色苍白。命门火衰，气不化水，是以"无阳则阴无以化"，而致尿不得出，小便不通或点滴不爽，排出无力。

（3）治疗法则：温补肾阳，化气利尿。

（4）方药选用：济生肾气丸。常用组方：熟地黄、山药、酒萸肉、茯苓、丹皮、泽泻、牛膝、车前子（包煎）、肉桂、桃仁、红花、黄芪、大腹皮、炮附子、甘草。

（5）用药特点：方中肉桂、附子补下焦之阳，以鼓动肾气；熟地黄、山药、酒萸肉、茯苓、丹皮、泽泻属六味地黄丸，滋补肾阴；桃仁、红花活血化瘀；黄芪、大腹皮补气行气利水；牛膝、车前子补肾利水；甘草调和诸药。故本方可温补肾阳，化气行水，使小便得以通利。若兼有脾虚证候者，可合补中益气汤或春泽汤，以补中益气，化气行水；若老人精血俱亏，病及督脉，而见形神萎顿，腰脊酸痛，宜用香茸丸，以补养精血、助阳通窍；若因肾阳衰惫，命火式微，致三焦气化无权，浊阴不化，症见小便量少，甚至无尿，头晕头痛，恶心呕吐，烦躁，神昏者，宜用千金温脾汤合吴茱萸汤温补脾肾，和胃降逆。

五、临床体会

王某，男，68 岁，以"尿频、尿不尽 1 年，加重伴下腹胀痛 1 个月"为主诉就诊。患者 1 年前无明显诱因出现尿频、尿不尽，当时未予以重视，未前往医院就诊。1 个月前上述症状加重伴下腹胀痛，就诊当地医院行相关检查后诊断良性前列腺增生，给予非那雄胺口服效果不明显，遂求诊于中医治疗。症见：精神可，尿频，夜尿 6~8 次，尿不尽，微恶寒，口干，口苦，胃纳一般，夜寐差，偶胸闷，小腹胀痛，大便质稀，黏便池。舌暗，苔黄腻，寸尺脉沉无力。查体：下腹部膨隆，轻按压痛，腹股沟按压痛。前列腺彩超检查示：前列腺大小约 56mm × 53mm × 59mm，残余尿量约 330mL，输尿管、肾积水。尿常规（–），血肌酐 108μmol/L。

证属肾阳不足，湿阻中邪。治疗法则：温肾助阳，清热利湿。

方药选用：济生肾气丸合八正散加减。常用组方：炮附子 20g，熟地黄 15g，巴戟天 12g，泽泻 15g，车前子（包煎）30g，肉桂 15g，瞿麦 12g，萹蓄 12g，桃仁 15g，红花 6g，琥珀 9g，荔枝核 9g，黄芪 15g，甘草 6g。

二诊：患者反馈夜尿次数减少，平均 3~4 次，小便顺畅，量较前增多，口干、口苦明显，胃纳可，小腹部及双侧腹股沟于活动后有轻微不适感。诸中药配合下腹部火龙罐、针刺、艾灸，在原方基础上加减后再服 3 剂。组方：炮附子 20g，熟地黄 15g，泽泻 15g，车前子（包煎）30g，瞿麦 12g，萹蓄 12g，桃仁

15g，红花 6g，黄芪 20g，甘草 6g，石韦 15g，天花粉 12g，人参 10g，五味子 8g。

三诊：患者反馈口干改善，小便顺畅，夜尿 2 次，无明显尿等待，尿不尽，仍轻口苦，胃纳可，下腹及腹股沟区无明显不适。复查血肌酐（-），超声检查示：肾及输尿管无积水，膀胱残余尿量 18mL。在原方基础上加减，组成：炮附子 20g，熟地黄 15g，泽泻 15g，山药 15g，酒萸肉 15g，茯苓 30g，车前子（包煎）30g，瞿麦 12g，萹蓄 12g，桃仁 9g，红花 6g，黄芪 15g，甘草 6g。

按语：患者夜尿频，导致夜寐不安、微恶寒、寸尺脉沉无力，考虑为肾阳不足，气化无力，导致膀胱气化失常，小便排出不畅，结合老年人“五脏皆虚”，抗病能力低下，自身调节恢复能力不足的特点，方药选用以温肾助阳的济生肾气丸为主方，考虑到患者口干、口苦、胃纳一般、苔黄腻且前列腺增大有形实邪受阻，考虑体内有湿，且寒热错杂，湿邪上犯导致阻滞津液输布，所以出现口干、口苦；湿邪中阻，所以胃纳减退；湿邪犯下故而小便不畅，久而瘀滞前列腺化为有形实邪。病机：肾阳不足，膀胱气化失司，兼有湿热瘀血内阻之。故治疗以济生肾气丸为基础方，温肾助阳，加强附子肺脾肾同治，同时加用清热祛湿利尿之瞿麦、萹蓄，化瘀止痛利尿之琥珀、荔枝核等；湿热得清之后加强温肾助阳，助膀胱气化；后期患者口干明显，考虑津液丢失，加用补气生津之黄芪、人参以益气温阳利水，不伤阳之天花粉、五味子生津止渴，以本病发作时间大多较久，正气必虚，用药虽能缓解，在症状控制之后，应继续扶正固本，培补脾肾，使肺卫得固，宣发正常，脾运有权，升清降浊，肾气固摄，开闭有序，可防复发。

（王丽莎）

第八节　不孕不育

一、不孕不育的定义

不孕不育是一组由多种病因诱发导致的生殖功能障碍状态，是育龄夫妇生殖健康不良事件。女性无避孕正常性生活至少 12 个月而未孕，称为不孕症，对男性则称为不育症。不孕症分为原发性和继发性。

不孕症常见原因有输卵管不畅（输卵管阻塞、子宫内膜异位症等）、排卵障碍（无排卵性异常子宫出血、卵巢早衰、甲状腺功能异常、先天性肾上腺皮质增生症、先天卵巢发育不良）等，男性常见于精液异常（无精、少精、精子畸形、精液量异常）、不射精、性欲低下、睾丸炎、前列腺炎、免疫性不育等原因。

《黄帝内经》记载了不孕的发病原因：“督脉者……此生病……其女子不孕”。古代文献中将原发性不孕称为“无子”“全不产”；继发性不孕则称为“断绪”。

二、病因病机

肾主生殖，为天癸之源、冲任之本，肾中精气盛衰主宰着人体生育及生殖功能的盛衰。肾气盛则天癸至，任脉通冲脉盛，阴阳和而能有子。肾虚冲任失调，不能摄精成孕是不孕症的中心证候特征。肾主生殖，为天癸之源，冲任之本，又藏精系胞，经水出于肾，故不孕以肾虚最为突出。

肾为先天之本，气血生化之源，元气之根。肾又为冲任之本，肾藏精、主生殖，不孕的主要原因与肾气的盛衰，冲、任脉的气血平衡及天癸的盛竭有关。肾虚是导致本病的主要病机。

三、辨证论治

临床常见证型：肾阳虚证、肾阴虚证、肝气郁滞证、痰湿凝滞证、血瘀证。

【辨证要点】

首辨脏腑：肾藏精，主生殖，肾气的盛衰直接影响生殖功能。先天肾气不足，或房劳多产，冲任亏损，致肾精亏虚，冲任失养均可致不孕不育；而“五脏之伤，穷必及肾”，致肾精亏虚，胞宫失养难以受孕，不孕不育在不同证型治疗法则中均应注重补肾。其中偏肾阳虚者可伴畏寒肢冷、性欲减退、夜尿频多；偏肾阴虚者可伴五心烦热、失眠多梦、口干咽燥。辨五脏相关：肝藏血、主疏泄，妇人又以血为本，肝肾为子母关系，同时不孕可致肝郁不舒，肝气郁滞，留而为瘀血，瘀血宿血积于胞中，新血不能成孕，患者可见喜叹息、情志不畅等。脾为后天之本，气血生化之源，脾虚水湿不化，或因肾虚不能温煦脾土，木郁克伐脾土，脾胃运化失司，聚湿成痰，脂膜壅塞胞中，痰湿阻滞冲、任亦可致不孕。

再辨虚实寒热虚：气虚可见神疲乏力、气短懒言、自汗、月经周期提前、经量多、色淡质稀等；血虚可见面色苍白或萎黄、头晕眼花、心悸失眠、月经周期延后、经量少、色淡等。实证如气滞以情志抑郁、胸胁胀满、少腹胀痛、月经先后不定期、经行不畅、经色紫黯有块等为主要表现；血瘀常见症状有经行腹痛、拒按，经色紫黯有大量血块，块下痛减，或伴有盆腔包块等。寒证分为实寒和虚寒。实寒者多因外感寒邪，或过食生冷，表现为月经后期、量少、色黯有块，小腹冷痛、得热痛减；虚寒者多因阳虚内寒，表现为月经周期延长、经量少、色淡，小腹冷痛、喜温喜按，同时伴有畏寒肢冷等症状。热证也有实热和虚热之分。实热者多因外感热邪，或肝郁化火，表现为月经先期、量多、色深红质稠，心烦口渴，尿黄便结；虚热者多因阴虚内热，表现为月经先期、量少、色红质稠，五心烦热，潮热盗汗。

临床中应注重辨证虚实，肾中阴阳、气血盛衰，辨气滞、痰凝、血瘀邪实之多少。

【施治大法】

肾精充足、肝气主疏泄条达，肝血充盈，脾气健运，气血充足和调，正常排卵，易于受孕。

肝脾肾及冲任二脉功能正常对孕育有重要意义。

四、分证施治

【肾阳虚证】

（1）主要表现：女性婚久不孕，测基础体温上升缓慢；男子可见无精、少精、死精，精子畸形率高、活力低下，睾丸偏小；可伴有腰膝冷痛，性欲淡漠，舌淡，苔薄白，脉沉细或沉迟。

（2）证候分析：多为先天禀赋不足，肾气不充；或后天房劳过甚，冲任亏损，胞宫失于温煦，不能摄精成孕，或肾气不充，肾阳不足而精子、精液异常。

（3）治疗法则：温肾壮阳，调补冲任。

（4）方药选用：右归丸合五子衍宗丸加减。常用组方：制附子、肉桂、熟地黄、山药、山茱萸、枸杞子、菟丝子、覆盆子、女贞子、韭菜子、淫羊藿、当归、牛膝、杜仲。

（5）用药特点：右归丸方中选附子、肉桂为君药，温补肾阳，填精补髓；熟地黄、枸杞子、山茱萸、山药为臣药，滋阴益肾，养肝补脾；杜仲补益肝肾，强筋壮骨；五子衍宗丸中枸杞子性味甘平，配当归以填精补血，覆盆子补肾助阳，菟丝子温肾壮阳力强，补肾益精，女贞子滋补肝肾。牛膝配伍杜仲有增强补益肝肾，强筋壮骨之功。韭菜子与淫羊藿配伍，有补肾益精、补阳固精之功效。肾阳亏虚明显者可重用韭菜子、淫羊藿。诸药配合，共助温补肾阳填精之功。

【肾阴虚证】

（1）主要表现：女性婚久不孕，月经前期量少；男子可见死精、精子畸形率高、精液量异常；形体消瘦，五心烦热，头晕心悸，腰酸膝倦，舌质红，脉细数。

（2）证候分析：体质性躁多火，或嗜食辛辣，暗耗阴血，导致肾阴不足，冲任失滋，不能摄精成孕；或肾阴不足，精子、精液异常。

（3）治疗法则：滋阴养血，益肾填精。

（4）方药选用：养精种玉汤合六味地黄汤加减。常用组方：黄精、熟地黄、当归、白芍、酒萸肉、山药、泽泻、牡丹皮、茯苓、醋鳖甲、醋龟甲、黄芪、牛膝。

（5）用药特点：养精种玉汤由四物汤去川芎，加酒萸肉而成，有补肾养血功效，合六味地黄汤配方，特点为“三补三泻”。以熟地黄滋肾阴、益精髓，为君药，以酒萸肉酸温滋肾益肝，以山药滋肾补脾，共为臣药，共成三阴并补以收补肾固本之功，此即“壮水之主，以制阳光”之义。同时熟地黄配伍白芍养血柔肝，当归补血。六味地黄汤“补中有泻”，即泽泻配熟地黄从而泻肾降浊，牡丹皮配酒萸肉以泻肝火，茯苓配山药而渗脾湿，此即所谓“三泻”。如此配伍，虽是补泻并用，但是配“泻”是为了防止滋补之药产生腻滞之弊，总体上还是以“补”为主。配黄精补气养阴、健脾、润肺、益肾，配伍牛膝、黄芪使气机升降有常，同时增强补肾益气之功，配醋鳖甲、醋龟甲以增强滋阴潜阳之功效。

【肝气郁滞证】

（1）主要表现：女性婚久不孕，月经量少，月经先后不定期；男性可见阳痿、死精、精量异常；伴有情志不畅，易怒，喜叹息，男性可伴有少腹或睾丸胀痛，女性可伴有经前乳房胀满，或经痛，舌质暗红，脉弦。

（2）证候分析：平素肝血不足，或盼子心切，以致情怀不畅，肝气疏泄失常。血气不舒久而不孕。

（3）治疗法则：舒肝解郁，养血和冲。

（4）方药选用：逍遥散加减。常用组方：柴胡、白芍、白术、当归、茯苓、薄荷、桑寄生、牛膝、香附、青皮。

（5）用药特点：柴胡是君药，疏肝、解肝郁，而且是肝经的引经药。当归是臣药，养血补肝，调血行滞。柴胡主疏肝，白芍主柔肝；符合“肝体阴而用阳”的生理特点。当归也是以入肝为主，既能补血，也能活血，配上白芍有养血柔肝、缓中止痛等功效。白术、茯苓是补脾的代表药物，“脾喜燥恶湿”，这两味药都可以补脾，一味燥湿、一味渗湿，符合脾的生理特征；薄荷性凉可疏肝散肝热；香附、青皮增强疏肝行气之功效；桑寄生、牛膝增强补肾益精之功。

【痰湿凝滞证】

（1）主要表现：女性婚久不孕，月经量少或闭经、输卵管不畅、带下量多；男性可见遗精、不射精、阳事不举；伴形体肥胖、面目虚浮，舌胖，苔白，脉滑。

（2）证候分析：素体肥胖，恣食膏粱厚味，导致湿聚成痰，阻滞冲任胞宫，躯满脂溢，不能成孕。证见形体肥胖，婚久不孕，带下多而黏稠，时觉胸闷欲吐，经行后期，量少，或闭经。舌胖，苔白，脉滑。

（3）治疗法则：燥湿化痰，活血导滞。

（4）方药选用：二陈汤合平胃散加减。常用组方：茯苓、陈皮、半夏、苍术、厚朴、橘红、炙甘草、瓜蒌。

（5）用药特点：半夏燥湿化痰，苍术燥湿运脾，二者为君药；橘红理气化痰，气顺则痰消，厚朴行气化湿，消胀除满，共为臣药；茯苓健脾渗湿，湿去则痰无由生，陈皮理气和胃，燥湿化痰，瓜蒌清热化痰，均为佐药；炙甘草健脾和中，调和诸药，为使药。全方燥湿运脾化痰，理气和中，使脾胃健运，痰湿无从化生，达到标本兼治的目的。湿热重者可合四妙丸或黄连温胆汤加减；寒凝湿滞明显者可合用温经汤。

【血瘀证】

（1）主要表现：女性婚久不孕，月经量少，月经先后不定期；男性可见阳痿、精子质量异常、遗精、射精问题，可伴有少腹或睾丸刺痛；女性可伴有经前乳房胀满，或行经血块、经痛，舌质紫暗，或有瘀点，脉沉弦或沉涩。

（2）证候分析：素体有癥瘕痼疾，或孕产受损、跌仆损伤致瘀血停滞于内，或感寒饮冷以致寒凝血瘀等均可引起瘀滞于内，患者气机不舒，气滞血凝成血瘀进而损伤冲任，冲任受损则胎失所养、精元失养。

（3）治疗法则：理气活血，化瘀通络。

（4）方药选用：桃红四物汤加减。常用组方：当归、川芎、赤芍、桃仁、红花、熟地黄、川牛膝、益母草、泽兰、三棱、皂角刺、王不留行。

（5）用药特点：后世医家常称四物汤为“妇科第一方”，熟地黄长于滋阴养血，当归补血养肝，活血调经；赤芍活血化瘀；川芎活血行气，调畅气血，李时珍言川芎乃“血中气药也。肝苦急，以辛补之，故血虚者宜之。辛以散之，故气郁者宜之。”因瘀血阻滞，往往会影响新血的生成，而新血不生，瘀血亦不能自去，所以治疗血瘀证常配伍养血之品。桃红四物汤既能活血，又能养血，攻补兼施是其特点，补血而不滞血，和血而不伤血，血虚者可用之以补血，血瘀者可用之以行血。配桃仁、红花、川牛膝、益母草、泽兰、三棱、皂角刺、王不留行增强活血通络功效。

五、临床体会

案例1：赵某，女，37岁，以“未避孕未孕2年余”为主诉就诊。患者未避孕未孕2年余，1年前于西安某医院行性激素检查提示卵巢早衰，抗米勒管激素为0.15ng/mL，建议患者行试管婴儿助孕，患者自然人工周期取卵失败，后行降调方案取卵2枚，1枚空囊，1枚养囊移植后失败，后2次移植均失败，为求调养前来就诊。症见：不孕，月经量少，色暗，睡眠、情绪欠佳，腰酸困。舌质红苔薄，脉细数，双尺弱。既往体质一般，13岁初潮，经期3~5天，月经周期30~34天，量少色暗。否认慢性病史。否认家族遗传病史。

证属肾阴亏虚。治疗法则：补肾养阴，益肾填精。

方药选用：养精种玉汤合六味地黄汤加减。常用组方：熟地黄15g，酒萸肉15g，山药9g，当归15g，醋鳖甲15g，醋龟甲15g，韭菜子30g，香附15g，淫羊藿15g，续断15g，黄精15g，川牛膝15g。7剂，每日1剂。水煎取汁400mL，分早晚两次温服。

二诊：患者自觉腰酸困较前好转，余未诉不适，继续予以上方14剂。

三诊：患者自觉白带增多，上方加王不留行15g、刘寄奴15g，嘱经期停药。

随诊：后上方加减间断治疗半月余，患者进入试管婴儿周期治疗。随访患者试管助孕成功。

按语：中医认为女性生长、发育、生殖全周期都离不开肾的正常功能。肾在《黄帝内经》中被称为“先天之本”。《黄帝内经》中记载：“肾者主蛰，封藏之本，精之处也。”《黄帝内经太素》曰：“天癸，精气也。”肾开窍于二阴，胞宫最早记载于《黄帝内经》，《黄帝内经·素问·五脏别论》称为“女子胞”。《黄帝内经·素问·奇病论》曰：“胞络者，系于肾”，奇恒之腑女子胞地气之所生也，皆藏于阴而象于地。先天之本在肾，肾乃生殖之本，天癸之本，冲任之源，冲任、天癸、女子胞的功能均与肾相关。

《黄帝内经·素问·上古天真论》记载：“二七而天癸至，任脉通，太冲脉盛，月事以时下，故有子。三七，肾气平均……四七，筋骨坚，发长极，身体盛壮……七七，任脉虚，太冲脉衰少，天癸竭，地道不通，故形坏而无子也。”可见肾中精气充沛，气血充足，行经和胎孕作用才能得以正常发挥，即子宫内膜发育良好，血供及营养充足，为胚胎着床提供良好的内部环境，增加受孕概率。因此女性疾病在临证中尤重尺脉，四诊合参予以肾阴阳双补，同时予以行气活血。

案例 2：李某，男，32 岁，以“精液检查异常 1 年余”为主诉就诊。夫妻婚后未避孕不育 1 年余，查精液常规示：精子畸形率 85%，前向活动 30%。症见：尿频、尿等待、腰困、易疲劳，舌质红，苔薄，脉沉、两尺无力。既往体质尚可，患有良性前列腺增生，否认既往腮腺炎病史，否认慢性病史。否认家族遗传病史。

证属肾阳亏虚。治疗法则：补肾温阳。

方药选用：五子衍宗丸加减。常用组方：菟丝子 15g，枸杞子 15g，女贞子 15g，覆盆子 15g，韭菜子 30g，熟地黄 12g，五味子 15g，黄精 15g，巴戟天 15g，淫羊藿 15g，香附 15g，车前子 30g，白茅根 30g。7 剂，每日 1 剂，水煎取汁 400mL，分早晚两次温服。

二诊：患者自觉腰困较前好转、排尿较前通畅，余未诉不适，继续予以上方 14 剂。

三诊：患者脉象好转，患者考虑回当地，嘱上方去车前子、白茅根，继续服药 2 周后转为补肾中成药，择日可复查精液。

随诊：患者复查精液常规，精子前向活动度、畸形率达正常范围。

按语：肾为先天之本。《黄帝内经》记载：“肾者主蛰，封藏之本，精之处也。”肾中精气充沛，气血充足，精子形体及活力、功能才能得以正常发挥。《黄帝内经·素问·上古天真论》曰：“丈夫……二八，肾气虚，天癸至，精气溢泻，阴阳和，故能有子。”肾为先天之本，生命之根，寄寓元阴、元阳，元阳蒸化之阴则产生肾气。此患者肾气亏虚，大补阴阳，以资阳生阴长，肾气自然充盛。临床中应重尺脉，此患者四诊合参予以肾阴阳双补，一诊结合患者前列腺症状，增加白茅根、车前子以增强通利作用，后守方补肾，最终患者精子功能恢复正常。

（宋　瑞）

【第三篇】

刘氏中医学术思想脉络

刘氏中医经历137年历史，从进入中医业内经历了四代传承和发展，积淀了宝贵的经验，创立了治疗大法，总结了有效方药，特别是形成了特有的理论。

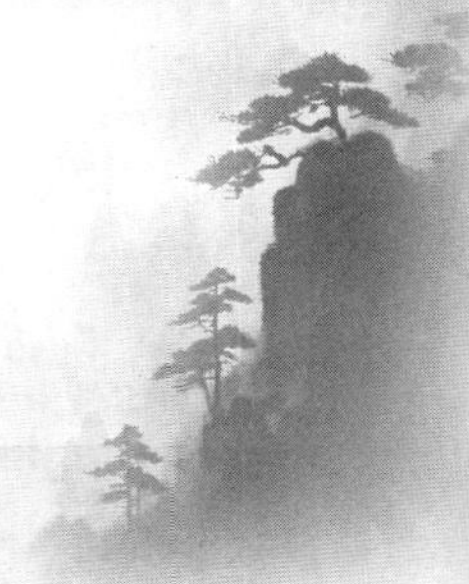

第一章

刘氏中医之祖学轩公崇尚医经，精于临床

学轩公崇尚医经，深研其道，遵《黄帝内经》之旨："察色按脉，先别阴阳"，主张临证要望闻问切，缺一不可，务须综合辨证，以寻究疾病病因、确定疾病部位、分析疾病性质、推断疾病病机，建立治疗法则，判断疾病预后。学轩公认为医者临证，当精读经书，力推汉医仲景之作《伤寒杂病论》，其病脉证治乃临证之纲领，故应领会其病机，灵活使用，以脉证并兼，尚获精准方药。学轩公身体力行，贯穿于行医立业之中，诸伺诊之芾郁等学子徒弟，获益良多。

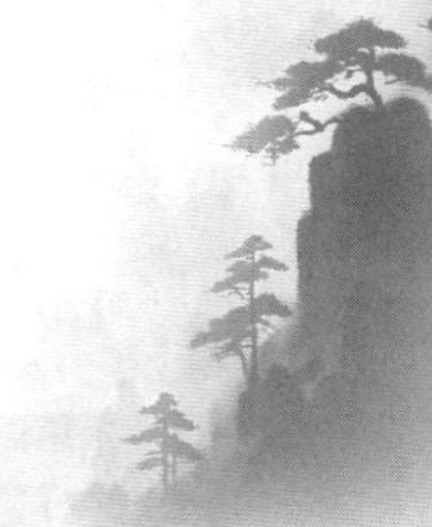

第二章

芾邨公遵师之教，尊古不泥，学验俱丰，勤于笔耕

一、关于汉代张仲景之年考

（一）张仲景生卒年考

芾邨公通过文献记载对仲景生卒之年代进行了考证。他在《张仲景生卒年代考》一文中指出，仲景生卒年代迄今所说不一，一说仲景生于东汉和平元年（公元150年），岁在庚寅，卒于建安二十四年（公元219年），岁在己亥，享年69岁；一说其生于汉安元年（公元142年），岁在壬午，卒于建安十七年（公元212年），岁在壬辰，享年70岁。文中对享年之不同说法，何之正确？据《中国医学史》记载，汉灵帝时举孝廉，孝廉按《辞海》的解释应相当于明、清时代的举人，而考中举人的年龄一般在20~22岁之间，因此认为仲景举孝廉的时间，大概为汉灵帝刘宏年号建宁三年或建宁五年。至于仲景官居长沙太守的年代，按《中国医学史》谓："建安年中期"。汉代的太守官职，相当于明、清两代的州官，州官一般管辖三四个县，比现在地区要小。汉代建安年号共计25年，大约在建安十一年，官居长沙太守时仲景年龄约为五十六岁。故认为第一种说法较为接近史实。

（二）仲景业医年代考

芾邨公研究认为，仲景从举孝廉到居长沙任太守的时间为33~34年。在人的一生中，三十多年是相当长的一段时间，他认为仲景在青中年精力旺盛时潜心研究前贤诸多医学经典名著，其中包括《黄帝内经·素问》《黄帝内经·灵枢》《胎胪药录》等医学书籍，同时还涵盖了平脉辨证的医疗实践。仲景倾尽精力，完成《伤寒杂病论》巨著。今天我们重温这段历史认为，芾邨公的考证结论系一种新的考证结果，与大多学者对仲景一生是"先居官后业医"的传统认识不同，芾邨公的研究表明张仲景实则为"先业医后居官"。

（三）仲景《伤寒杂病论》成书年代考

芾邨公对仲景所著《伤寒杂病论》的成书年代进行了研究。

芾邨公认为《伤寒杂病论》原序中的"余宗族素多，向余二百，建安纪年以来，尤未十稔，其死亡者三分有二”，揭示了仲景所著《伤寒杂病论》系建安十年之后，建安十年（公元205年），其岁在乙酉，此时开始编著《伤寒杂病论》，系统讲述伤寒病证之理、法、方、药，奠定了中医临床学基础，是仲景临证精辟理论与丰富经验的全面总结，按当年在竹简上写此巨著之条件，没有两三年工夫是不可能完成的。因此，认为《伤寒杂病论》的成书年代在建安十二年至建安十三年，即公元207—208年，或再晚2~3年（即公元209—211年）为《伤寒杂病论》的成书年代。此时仲景五十八九岁了，可以说该书为仲景之晚年著作。

据以上考证，此说应接近事实。至于其二，即认为仲景生于公元142年（汉安元年），卒于212年（建安十七年）则距史实较远，因为《伤寒杂病论》之成书年代约为209年或211年，距仲景去世时间较短，疑为不可能。

二、遵循经典之立德立言

苇郇公在长期行医中，对待贵贱贫富一视同仁，以善良之心对待患者。特别是对贫困的患者，经常不收诊费，还赞助其金钱购药，多数患者十分感激他慷慨解囊救济贫困之举。

他学识渊博，注重实践，观察敏锐，善于总结，勤于写作，突出表达自己的学术观点，著有《桐斋医科纂要》一书。该书纲目清晰，诸证要点、诊断重点和分类明晰。阐述内容均为内科疾病，共计70个病证，皆由毛笔楷体书写，阅读此书，既学习了内科病症治要，又欣赏了书法艺术。

此书亦记载了他的临证经验和心得，如“伤风伤寒辨”“阴阳表里辨”“伤寒用桂枝辨”“伤寒误药杀人辨”“伤寒用药大法”“伤寒用药相配合宜”等篇。

伤寒用桂枝辨篇：

“书曰：发汗宜桂枝汤，是用桂枝以发汗也。复曰：无汗不得服桂枝。又曰：发汗过多者，却用桂枝甘草汤，是用桂枝以敛汗也。一药二用者何居？盖桂为百药长，善通血脉，故用以止烦出汗，非桂能开腠里而发汗也。以能调营血，则卫气自和。邪无容地，遂自汗而解矣。汗多用桂枝者，亦非桂枝能开腠里而止汗也！调和营卫，则邪从外出，邪去而汗止耳。使既用桂枝，太阳伤风自汗者，及中风自汗者，固见奇效。设系太阳伤寒无汗，而骨髓无寒者，为害岂浅哉。故仲景曰：无汗得服桂枝，又曰：桂枝下咽，阳盛则毙，此也。”

苇郇公之临证经验及论述对中医机制阐述深刻，逻辑性强，对临证治疗具有较强的指导作用。

（一）东垣施药乃精准之范

苇郇公临床辨证多效仲景之细，治法多承东垣之旨，他撰写《李东垣随证用药凡例》一文，将东垣临床辨证与用药规律梳理清晰。眉棱骨痛用羌活、白芷；肢节肿痛用羌活；脘腹胀满用姜制厚朴、木香；宿食不消用黄连、枳实等。内科64症用药及妇科10症用药，芾郇公极力推崇之，今天其再传弟子们也常仿之、用之、效之。

芾郇公所著《本草汇义》一书将常用方剂编成歌诀，形象地显示药物及其功效，并且展示了他的临床经验，便于后学者迅速掌握证治经验、功效与药物组成。

（二）潜心研本草临证体会集

《本草汇义》一书中记载中药共计413种，除了书写中药性味、归经、功能、主治以外，还记录了芾郇公对每味中药的经验和体会。如“麦冬用宜去心热，降火清心，润燥滋金，入肺经气分，地黄、车前为使，恶冬花，畏苦参，便滑中寒勿使。”“连翘治血热，不同柴胡之治气热也。血凝气滞结聚者所不可无，消肿排脓亦不可废。人手少阴、厥阴而泻火，兼除手足少阳、手阳明气分之湿，盖表散之剂也。”

芾郇公对参芪功效还有一段较深刻的认识。他说人参气壮而不辛，所以能固气，味甘而纯正所以能补血。景岳曰：“阴虚而火不盛者参为君，阴虚而火稍盛者参为佐，阴虚而火盛者暂忌人参”。黄芪性味纯于气分，升多降少，故中满气滞者不宜用，表旺阴虚者亦恐升气于表而里愈虚。生者微凉，治痈疽之症；蜜炙性温，能补虚损。气虚而难汗者，服之可发，表虚而自汗者服之能止。

芾郇公对中药的功能认识的确有独到之处，由于篇幅所限，尚不能将《本草汇义》全部列出，仅取其全豹之一斑，以说明芾郇公对中药研究之深。

三、精于脉理，施治妇儿

芾郇公医学文史哲知识渊博，临证精于内科，他对妇科、儿科也有丰富的临床经验，他所编著的《妇幼秘诀》就反映了他在这两科的临证经验与学术思想。

《妇幼秘诀》一书，主要分妇产科和幼儿科两个部分。妇产科包括经、带、胎、产，但以经、产为主；幼儿科部分包括新生儿及婴幼儿各种疾病。对妇产疾病多篇论述，其中包括“四诊说明”“妇人诊科四言诗歌”“妇人症论”“室女症论”“月经见证论”“妇女白带方论”“怀胎说兼记难产·胞衣不下”“雅产七因”“护产”“产后请证”等。“月经见证论”中记载：“经水有定期，循乎常道，以象月盈则亏也。经不行其乎常者，则病也。方书以提前为热，退后为寒，其理近似，然，亦未可尽拘也，因有脏腑空虚者，其经水淋漓不断，频频数见非提前也，不可便断为热，又有内热、血枯、经脉迟迟不来者，岂可便为寒？务须察其颜色，辨其兼症，而经以红为正，其变紫黑者为热也，黄如米泔者湿也，浅淡红白者虚也，有块而紫黑色明者热积也，成块而紫黑色暗者寒凝也。行经而腹痛喜按者，气虚血少也，将行经而腹痛拒按者气滞血凝也。经前烦热者为血热，经后烦热者为血虚，腹胀者为气滞，腹痛者为血滞，血多色鲜者，血有余也。血少色淡者，血不足也。凡逆行、上溢而吐衄，错行下流而暴崩，皆属血热妄行也。然，亦有脉络损伤，瘀积肝脏所致者。以此定断，其无所失矣。今依所见各证辨证和治法，并列于左。"可见芇郇公对妇科月经病的辨证颇有见解，心中了如指掌。对婴幼儿常见病的治疗亦甚娴熟，如对新生儿胎黄、胎热、胎毒用集成亢械丹，以清热祛湿。对婴儿咳嗽气促用金栗丹，以清热化痰。对婴儿食滞用三仙丹，以和胃消导等。这些经验至今仍有借鉴的价值。

芇郇公为总结临床疗效另著《芇郇医案》一书，系他在 20 世纪 20 年代末至 30 年代初所集，其中医案 120 余例，内科病案约占 2/3，妇科病案约占 1/3，每案有病论、组方用药、复诊情况与转归状况。全书记载认真，乃后学者所鉴。

第三章

刘茂甫教授承脉道，研经典，重临床，著书立说

刘茂甫公，幼年喜阅读，善思考，敬仲景，学习汉医名著《伤寒论》时，亲聆其父刘芾郇先生按六经顺序讲解，其后系统学习、熟读、背诵病脉证治，研究了各种注释本，又对温病学名著，如吴又可《温疫论》、戴北山《广温热论》、吴鞠通《温病条辨》、王孟英《温热经纬》、雷少逸《时病论》等书进行了精读并深入探讨，奠定了坚实的中医理论基础，将其应用于临床，逐渐积累了丰富经验。中医伤寒学派、温病学派的争论历时已久，这些争论不外乎病因、辨证和治疗方法的不同，且各据一端，刘公认为“凡遇发热疾病，应辨证求因，以因施治，不能划圈自囿，以束手足，应把伤寒、温病熔于一炉。”在此认识的基础上，他多次在基层乡镇或地方病疫区，对发热性疾病以及传染病进行中医药治疗研究，积累了丰富的经验，后又对急性发热进行了临床与实验研究，他研制的“解卫气注射液”对治疗急性高热有较好的临床效果。刘茂甫教授说：“在继承我国传统医学的初级阶段，应熟读中医经典著作，弄清基本精神。”他又说：“读古书的目的是今用，如不为今用，读古书有何意义？”因此，他主张治疗应有新方法，用药要注意新发现、新功效，科研要有新设计，写文章要有新观点，这是他指导研究生的重要原则，这一观点自然也对促进中医学术发展有重要意义。他倡导中医应突破治疗急症这一关，中医对急症的诊断有其辨证之长，但也有不能充分运用近代物理仪器与生化实验之短；在用药方面有天然药物久服无不良反应之长，而给药途径单一，不能迅速发挥疗效为其短，其所长所短，有理论问题，也有实践问题，因此他在工作中将此列为主要课题，如在改善治疗手段方面，突出如何改变剂型，发挥药物速效作用，他领导研制的注射剂、口服液等剂型就是解决此类问题的内容之一，其疗效也较满意。

随着我国人口老龄化的加剧，如何利用中医应对人体衰老与老年病已成为一个重要的临床研究课题与任务。刘茂甫教授勤求古训，中西协同，善治难疾，悉心研究老年病 20 年，根据《黄帝内经·素问·上古天真论》中的人体生长和衰老等理论，从中医整体观出发，把人体衰老、老年病与肾紧密联系在一起，在临床辨证、辨病的基础上，应用中药将宏观与微观结合起来进行施治。通过临床实践，不断总结，反复改进，刘茂甫教授对人体衰老和老年病的认识逐步趋于成熟。通过“审证求因”，反复实践与探索，认为“肾虚”是老年人的生理特点，更是人体衰老的根本原因。由于肾虚可致人体阴阳失衡、脏腑功能下降，气、血、津液代谢紊乱，形成瘀血和痰饮或痰浊，进一步导致脏腑功能障碍。因此，血瘀是老年病的主要原因，痰饮是血瘀形成的主要因素。它们之间不仅可以相互导致，而且可以作为病理产物，引起新的疾病。进一步证实“肾虚血瘀”是老年病的根本病因病机，在临床辨证、辨病的基础上，在国内较早地提出补肾化瘀法是治疗老年病的基本大法，应用补肾与活血化瘀中药施治，逐步形成了以补肾、化瘀为主的一整套理、法、方、药体系。

一、肾虚血瘀是老年病病因

1. 肾虚为老年人的生理特点　《黄帝内经·素问·上古天真论》记载：“女子七岁，肾气盛，齿更发长；二七而天癸至，任脉通，太冲脉盛，月事以时下，故有子；三七肾气平均，故真牙生而长极；四七，筋骨坚，发长极，身体盛壮；五七，阳明脉衰，面始焦，发始堕；六七，三阳脉衰于上，面皆焦，发始白；七七，任脉虚，太冲脉衰少，天癸竭，地道不通，故形坏而无子也。丈夫八岁，肾气实，发长齿更；二八，肾气盛，天癸至，精气溢泻，阴阳和，故能有子；三八，肾气平均，筋骨劲强，故真牙生而长极；四八，筋骨隆盛，肌肉满壮；五八，肾气衰，发堕齿槁；六八，阳气衰竭于上，面焦，发鬓颁白；七八，肝气衰，筋不能动；八八，天癸竭，精少，肾脏衰，形体皆极，则齿发去。”这段话深刻描写了人体生长、发育、衰老的生理变化与衰老规律。中医学对肾非常重视，称“肾为先天之本”“生命之门户”“造化之枢纽”。肾的盛衰对人体的生、长、壮、老、已起着至关重要的作用。故《中藏经》曰：“肾气绝，则不尽其天命而死也”。《医学正传》曰：“肾元盛则寿延，肾元虚则寿夭”。进一步说明肾气盛则人的寿命延续，肾虚则使人寿命缩短，其主要是因为肾中所藏的精气是生命之本，肾的精气虚衰，可以影响健康，引起衰老现象或疾病。肾之精气盛衰，与其他脏腑有着密切的生理和病理关系。

2. 肾虚使人体阴阳失调、脏腑功能失常　肾藏精，精气为人体阴阳之本。肾中之精气是机体生命活动之本，对机体各方面的生理活动均起着极其重要的作用。来源于肾之精气中的元阴元阳，分别对机体各脏腑组织起着滋养、濡润、推动和温照的作用，是人体阴阳之本。各脏之阴取之于肾阴，各脏之阳取之于肾阳，《黄帝内经·素问·阴阳应象大论》曰：“阴阳者，天地之道也，万物之纲纪，变化之父母，生杀之本始，神明之府也。”正常情况下二者相互制约、相互依存、相互作用，使“阴平阳秘”，维持着各脏腑阴阳的相对平衡，肾精气虚衰，则生命就失去了物质基础，不但出现肾精虚衰之证候，而且还会出现阴虚、阳虚、阴阳俱虚等病理变化。因此，肾之精气盛衰，与肺、心、脾、肝有着密切的生理联系和病理变化关系。

3. 肾虚可致血瘀、痰饮（痰浊）内生　肾虚引起人体阴阳平衡失调，脏腑功能失常。虽是自然衰老现象，但因肾虚引起的人体阴阳失调、脏腑功能失常会产生病理产物，如血瘀、痰饮（痰浊）等，这些病理产物作为致病因素，会进一步引起新的疾病，导致各种变症。

（1）血瘀：血瘀是老年病的主要原因，是因脏腑功能失调，气血、津液代谢紊乱所产生的一种病理产物。它的产生和肾虚有关，其直接原因多由气血的病变引起，如气虚、气滞、血寒、血热以及痰浊。其特点为血液停滞于体内，或运行不畅，以肿块、疼痛、出血为主要临床表现。

血为人体的主要营养物质，多来源于脾胃所化生的水谷精微之气，如《黄帝内经·灵枢·决气》所说：“中焦受气取汁，变化而赤，是谓血。”精、气、津液均能化血，如《黄帝内经·灵枢·邪客》曰：“营气者，泌其津液，注之于脉，化以为血”。精与血能相互化生，故有“精血同源”之说。因为精、气、血、津液均来源于饮食物，是由脾胃化生的水谷之精气，故称脾胃为“后天之本”，气血生化之源。

正常情况下，心主血脉，血液的运行是在心气的推动下，沿着血管环流不息，内而脏腑经络，外而四肢百骸肌肤皮毛，无所不有，行使其“主濡之”的作用。正如《医学入门》所说，“人心动，则血行诸经”。血液在脉管的运行，除“心主身之血脉外”，还需要脾气的统摄和肝脏的疏泄作用，方能实现。另外，寒、热、痰、湿对血运的影响也很大。血属阴，得湿则行，得寒则凝。故《黄帝内经·素问·调经论》曰：“血气者，喜温而恶寒，寒则泣不能流，温则消而去之。”老年人常因脾虚，脏腑功能衰退，使血的形成、运行均受到影响。肾虚不能助脾，脾胃虚衰，食纳减少，则水谷之精气无以化生，使气血不足，心气虚推动无力，则可形成血瘀；血不养肝，因或肝血不足，疏泄不畅，致老年人易情志抑郁，使肝气郁结，则形成气滞。气滞则血行不畅，形成血瘀。若因阴虚火旺，或郁而化火，则可耗伤阴液，使血液变稠，血流缓慢，形成气血瘀滞。若火热迫血妄行，或脾不统血，肝失藏血，则可致各种出血，血溢于脉外留于体内形成瘀血。若元阳不足，或感受寒湿，可致血寒，血流行缓慢，出现血瘀。

血瘀形成后，便可阻塞脉络或压迫局部组织，或溢于脉外，出现经脉不通之病理改变，以疼痛、肿块和出血为其共同临床特点。由于血瘀阻塞部位不同，所以出现的症状亦各异。

（2）痰饮（浊）：是血瘀的主要因素，为老年人致病的主要原因之一，它的形成与肾虚有关。痰和饮都来源于水液，是因脏腑功能失常，使水液代谢紊乱，积于体内而形成的病理产物。

痰饮来源于水。津液是体内水液的总称，包括各脏腑组织器官的内在体液及分泌物，如汗、胃液、泪等。它同气血一样，是构成人体和维持人体生命活动的基本物质。其功能如《黄帝内经·灵枢·五癃津液别》记载："津液各走其道，故三焦出气，以温肌肉充皮肤，为津；其留而不行者，为液。"津液来源于饮食水谷之中，它的生成、输布和排泄如《黄帝内经·素问·经脉别论》所言："饮入于胃，游溢精气，上输于脾，脾气散精，上归于肺，通调水道，下输膀胱，水精四布，五经并行"。可见津液是通过胃的"游溢精气"和小肠的"上输于脾"而生成，再经过脾的散精，上输于肺，经肺的通调水道，下输膀胱，最后化为尿液而排出体外。但这一过程都要通过肾中元阳的气化作用才能实现。故《黄帝内经·素问·逆调论》曰："肾者水脏，主津液"，说明肾对津液的生成、输布和排泄起着主宰作用。肾精虚衰，阳气不足，不能助脾阳，脾阳虚则失于健运；肾不能纳气，肺气失宣降，津液的升清降浊失常，水津停于体内，则为痰饮或痰浊。痰饮（浊）形成后，则失去了原来津液的功能，为病理产物，这种产物再作为致病因素，引起新的疾病，特别是痰浊引起的疾病很广泛，故有"百病多由痰作祟"的说法。一般将质地较稠浊的称为痰，而清稀者为饮。痰不仅是指咳吐出的有形可见的痰液，还包括了瘰疬、痰核和停滞在脏腑经络等组织中的痰浊。沉积在脉管之内，而致气血滞流不畅形成血瘀证候，痰可随气流行，外而筋骨，内而脏腑，上下内外无所不至。因其停滞部位不同，临床表现亦各有异。若阻滞经脉，便可影响气血运行和经络的生理功能，停于脏腑，则可致脏腑功能失常，其病理表现，可因在各脏腑而表现不同。

另外，老年人因肾精虚或肾阴虚衰与肾气或肾阳不足，主水失司，水液、津液与类脂代谢失常，而阴虚火旺，灼津为痰。因此，痰浊为老年人发病的主要原因之一，故脉道不利，"痰浊"逐渐沉积和积累，愈变愈厚，范围增大，阻滞血液流通，形成瘀血。

综上所述，血瘀和痰饮是老年人的主要病因，其可阻滞气血、津液正常运行，导致脏腑功能失调，发生各种病理改变。血瘀和痰饮的形成机制虽然不完全相同，症状也有一定区别，但都来源于气、血、津液，对老年人来说，皆与肾虚相关。"肾主五液"，老年人肾虚为其生理特点；血瘀与痰饮在发病过程中，相互作用，相互促进，对人体的危害是潜在的、持续的和不断加重的。

二、补肾化瘀治法与用药

补肾化瘀法即补肾为本，化瘀治标，标本同治。补肾包括了补益精气，调补阴阳、气血，但以补益精气滋阴壮阳为主，化瘀包括祛除各种瘀邪，但以活血化瘀、化痰祛湿为主。

（一）补肾

1. 补益精气　“夫精者，生之本也”，老年人在生理过程中存在着生理性肾中精气虚衰，而出现腰膝酸软、性功能减退、滑泄、阳痿、动作迟缓、耳聋、视力下降、记忆力减退、小便失禁等临床症状，遵照“形不足者，温之以气；精不足者，补之以味”的法则，选用补益精气作用的补肾药。常用药包括：肉苁蓉、菟丝子、枸杞子、女贞子、桑寄生、何首乌、山药、五味子、覆盆子、益智仁等，其代表方剂有益肾饮。

2. 调补阴阳　肾阴、肾阳是全身阴阳之本，是以精气为物质基础的。老年人因精气虚损，肾阴肾阳之物质不足，故常出现肾阴不足、肾阳不足及阴阳互损的阴阳俱虚证。临床上，不但有“阳虚则外寒，阴虚则内热”的症状，而且还兼有其他脏腑阴虚和阳虚的临床表现。在治疗上，应根据《黄帝内经·素问·至真要大论》记载：“谨察阴阳所在而调之，以平为期”，因明不制阳，出现五心频热，咽燥口干，舌红苔少，脉沉细而数等阴虚阳亢之症状，则应“壮水之主，以制阳光”。用补肾阴之味，常用药有：生地黄、天冬、石斛、鳖甲、龟甲、胡麻仁、旱莲草等。成方多选用六味地黄汤、杞菊地黄汤，火盛者用知柏地黄汤等。

肾阳亏损，不能制阴，则阴寒相对偏盛，而出现腰膝酸痛，形寒肢冷，面浮足肿，夜尿频多，便溏，舌体淡胖，苔白润，脉沉微迟等阳虚寒胜之象。治疗当“益火之源，以消阴翳”，用温补肾阳药以除寒症，常用药有：淫羊藿、巴戟天、仙茅、阳起石、锁阳、补骨脂、续断、杜仲、狗脊等；甚则加肉桂、制附子，成方多用金匮肾气丸、右归丸。

对兼有其他脏腑阴虚、阳虚者，根据脏腑部位不同、表现不同以及出现脏腑功能障碍的临床表现不同，在补益肾之阴阳基础上，分别采用不同的补益之品。

3. 调补气血　气血为人体脏腑组织活动的主要物质基础。在生理情况下，气能生血、行血、摄血，故称“气为血之帅”。而血又为气的活动提供了物质基础，血能载气，称“血为气之母”。从阴阳讲，血属阴为物质，气属阳为功能，故经常将阴血并称，将阳气并称。临床上阴虚常包括血虚，血虚亦会引起阴虚；阳虚常包括气虚，气虚也易导致阳虚。因此，补血与补阴，补阳与补气多相兼用。在补阴中，对阴虚兼血虚的，症见面色不华、惊惕不安、皮肤干燥等，则酌加补血之味，如熟地黄、当归、白芍、阿胶等药，常用成方有四物汤、归脾汤；对阳虚兼气虚的，症见自汗、乏力、易感冒等，则加益气之品，常用药有党参、黄芪、白术、山药、黄精等，成方多选用补肺汤、六君子汤、补中益气汤。

总之，刘氏提出的补肾，实指滋补精气、补益肾阴肾阳和调补气血，并须注意各脏腑阴阳气血的虚衰情况，分别治之，已达阴阳平衡，气血和畅。

（二）化瘀

化瘀具体治法系根据瘀邪的性质、部位以及所致脏腑功能失调的临床证候等不同，采取不同的治疗法则和相应药物。

1. 活血祛瘀　此法专用于以血瘀为特征的血液运行不畅或缓慢，甚至停滞凝聚或离经之血积于体内所引起的疼痛、肿块、出血、肢体麻木或一侧偏瘫，舌质紫暗、脉象沉涩，肌肤甲错的瘀血之象，是老年病化瘀法的主要治疗法则。根据瘀血所在部位不同，轻重程度不同以及伴随症状不同而选用适当活血化瘀药，并根据气行则血行，血得温则行，得热则妄行的特点，对有气滞甚者加行气药，气虚者加补气药，对因寒因热引起者，分别加温通和凉血之剂，对于瘀久所致的血虚者则加以补血，出血者给以活血止血之味。常用药有：当归、赤芍、川芎、乳香、没药、桃仁、红花、姜黄、郁金、延胡索、丹参、益母草、牛膝、五灵脂、刘寄奴、鸡血藤、泽兰、王不留行、瓦楞子、三棱、莪术、穿山甲、皂角刺。

常用方剂以《医宗金鉴》的桃红四物汤为基础方剂，按以下灵活化裁：对于血瘀以胀痛为主的气滞偏重者，常加香附、木香、乌药、枳壳、柴胡等以行气化瘀。对于血瘀兼有畏寒、冷痛、舌质淡紫、苔白腻等寒湿盛者加炮姜、肉桂、桂枝、细辛、吴茱萸等，以温经活血。对于血瘀兼有气短、乏力、肢软麻木等气虚症状者，加黄芪、党参等益气之药。对于血瘀兼有头晕、乏力、眼睛干涩等阴血不足者，加生地黄、阿胶、白芍、麦冬等以滋阴养血活血。对于血瘀兼头项强痛，四肢屈伸不能，经脉不利者，加葛根、丝瓜络以通利经脉。对于血瘀兼出血者加三七粉、云南白药以止血，兼血热心烦者加丹皮、玄参等。

刘茂甫教授对清代王清任的活血化瘀之方非常推崇，并根据部位选方，瘀血在头多选通窍活血汤，在胸多用血府逐瘀汤，在膈下多用膈下逐瘀汤，在少腹用少腹逐瘀汤。特别对血府逐瘀汤用之甚多，并经临证化裁，用于各种瘀血症。正如他所说："此方为我国清代名医王清任先生所创，实为桃红四物汤合四逆散而成，有人以此加藁本治疗高血压头痛效果良好。"刘永惠传承经验，常用此方佐以通络之品（丝瓜络、葛根、丹参、桑枝、苏木、鸡血藤、伸筋草），治疗缺血性脑血管疾病、冠心病，疗效显著。

2. 除湿化瘀 痰湿形成后，滞留部位不同，则出现痰湿特有的体征，如水肿、体内积水、痰核流注、结节息肉、舌苔白腻、脉沉滑等，同时伴有脏腑病理的表现。在肺则咳嗽，多痰色白；在脾胃则四肢困倦肢重，胃脘满闷；在筋脉则局部肿块、酸胀不舒；在肝胆则胁下胀满，口苦黏腻；在诸脏腑则会出现甲状腺结节、肺结节、乳腺结节、皮下脂肪瘤和纤维瘤等。故在治疗中，以除湿、燥湿为主，分别采用利湿燥湿药，如茯苓、猪苓、泽泻、车前子、车前草、白茅根、木通等。淡渗利湿之味使湿邪从小便而出，常用方有五苓散；化湿药如藿香、苍术、草豆蔻、砂仁等芳香健脾化湿之剂，使湿邪经脾运化而消除，常用方有平胃散；燥湿化痰药如法半夏、陈皮、瓦楞子、贝母、白附子等，常用方为二陈汤。同时，要根据湿性黏滞与气能行湿的特点，加用理气药，调节脏腑功能，以达祛除痰湿的目的。宣肺化痰用苏子降气汤，健脾化痰用香砂六君子汤。兼有热者则应清热利湿，如八正散、茵陈蒿汤。对于痰湿蒙闭清窍、痰火扰心者，按变症处理。总之，痰湿和瘀血形成后，治疗以祛除为主，在临床上，除扶正调节各脏腑功能外，行气是很重要的，如发生兼症和变症，则随症施治。

3. 行气化瘀 行气化瘀是指通过调理气机来消除气机郁滞的治疗法则。气在人体起着极其重要的作用，其以功能表现于外。老年人因肾中元气虚弱，脏腑功能减退，产生痰饮、瘀血，共同阻滞气机运行，致使气机郁滞，运行不畅；气滞不行，导致瘀结越积越大，互为因果，相互导致。气郁有因虚、因实而致的不同。因虚者，当补之（如用人参、黄芪、党参之类）。对于气机郁滞不通的实证则必行气机、祛痰饮、化瘀血，对于气虚形成痰湿、瘀血者，此形成后又阻碍气机运行，逐使痰饮、瘀血加重。因此，行气药在祛瘀中，占有相当重要的地位，《医方论·越鞠丸》中说“凡郁病必先气病，气得疏通，郁于何有。”气机郁滞后，因气的升降出入，功能受到限制，以胀、满、胀痛的症状表现于外，在临床上，又因其所在的脏腑部位不同以及郁结的程度和兼有瘀邪的性质不同，而选择用药。常用药有：陈皮、青皮、橘红、枳实、枳壳、厚朴、木香、大腹皮、香附、乌药、薤白、川楝子、柴胡、柿蒂、佛手、沉香、延胡索。常用方有越鞠丸。脾胃气滞，以脘腹胀痛，食欲不振，嗳气呃逆，恶心，呕吐为主者，常选用陈皮、枳实、厚朴、木香、苍术、柿蒂。常用方为平胃散（苍术、厚朴、陈皮、甘草）。兼食积者，加消食药如鸡内金、山楂，常用方为厚朴八味饮（厚朴、苍术、炒枳壳、炒莱菔子、陈皮、连翘、生山楂、甘草）。

肝气郁结以胸胁胀痛，妇女乳房作胀，月经不调，善叹息，情绪抑郁等为主者，多选枳壳、青皮、柴胡、香附、川楝子、延胡索。常用方有四逆散（柴胡、甘草、枳壳、白芍），兼脾虚者用逍遥散。

肺气壅滞，出现胸部满闷，甚则气喘咳嗽多痰等症，多选用橘红、枳壳、厚朴，常用方有二陈汤（橘红、半夏、茯苓、甘草）、苏子降气汤。心血瘀阻，出现心悸、胸部闷痛者，用薤白、延胡索，常用方有枳实薤白桂枝汤（枳实、薤白、桂枝、瓜蒌、厚朴）。在祛除痰饮和温通心脉时，可配伍桃红四物之辈。

综上所述，行气药是祛除郁邪很重要的方法。此类药多辛温而燥，使用得当则气行郁消，不当则耗伤气机，刘茂甫教授在化瘀的治疗中用行气法并不断总结。厚朴八味饮就是他在《太平惠民和剂局方》平胃散的基础上研制的，此方经临床验证，对因脾、胃、肝、肾等所引起的脾胃气滞、食积有特殊疗效。

补肾化瘀法在临床应用中，要特别关注应用方法。补肾与化瘀先后缓急的辨证应用：①肾虚重，瘀邪轻，则以补肾为主；②肾虚和瘀邪并重，补肾与祛瘀同治；③肾虚但瘀邪偏重，则应以祛瘀邪为主，而后扶正。调补肾阴肾阳偏胜、偏衰的辨证应用调补肾阴肾阳。补肾化瘀法应注意与现代临床、实验研究相结合。

三、论妇科，精辨证，重治疗法则，屡起沉疴

（一）对女性生理特点的认识

女性由于特有的生殖器官，故在生理上有经、孕、产、乳等特点。脏腑是气血生化之源，血是女性生理活动赖以完成的物质基础，而经络又是气血运行的通道，所以，对于女性的生理特点，应从脏腑、经络、气血三个方面来认识。

1. 肾、肝、脾是女性生理功能的重要脏腑　女性的生理功能，包括化生精血，促进发育，滋生天癸，产生月经，孕育胎儿等，均由肝、脾、肾共同完成，其中，肾之功能起最重要的作用。肾藏先天之精，为冲任之本，天癸之源，是生长、发育、生殖的根本。月经的产生源于天癸以时泌与冲、任二脉经脉旺盛，皆取决于肾气肾精的盛衰；《黄帝内经·素问·上古天真论》曰："女子七岁，肾气盛，齿更发长；二七而天癸至，任脉通，太冲脉盛，月事以时下……七七，任脉虚，太冲脉衰少，天癸竭，地道不通，故形坏而无子也。"这句话说明月经的产生、生理功能是在肾与冲任二脉的共同作用下通过胞宫完成的。故冲、任二脉皆起于胞宫，又系于肾。《妇科经纶》指出："况月水全赖肾水施化，肾水既乏，则经水日以干涸。"明确阐述肾在女性生理过程中的重要作用。女性保证肾气旺盛，阴阳调和，天癸得以滋养，泌至胞宫，冲任二脉畅盛，精血必能入胞宫化经血，胞宫方才可受孕、育胎。肝、脾也是女子生理功能的重要脏腑。肝藏血，主疏泄，司血海，故有"女子以肝为先天"之说。肝为血脏，与女性密切相关，在女性的生理过程中，经、孕、胎、产、泌乳等均以血为本，肝

对经血的化生、周期、经量有重要的调节作用，藏血与疏泄功能调节着血海的蓄溢有常，月经如期而潮。脾乃后天之本，气血生化之源。脾的健运，胃益受纳，气血生化有源，则月经规潮，养育胎孕，滋哺乳汁。脾统摄全身血液正常运行而不溢于脉外，经、带、胎、产、乳皆与血有关，故脾统血功能滋养着女性生理，完成特有功能。《妇科经纶》曰："妇人经水与乳，俱由脾胃所生。"《景岳全书·妇人规》亦称："冲脉之血，又总由阳明水谷之所化，而阳明胃气又为冲脉之本也。"故见脾胃功能正常，气血化生有源，则血海满盈，乳汁充盛，月经如期而至。脾胃之气的盛衰与女性生理功能的强弱具有直接关系。

脏腑在女性生理活动中各司其职，共同完成其功能，脏腑之间又相互依存，相互为用。脏腑中以肾、肝、脾三脏与女性的生理活动过程最为密切，其中尤其以肾为基础，在女性生理活动中所起重要作用；女子在体为阴，以血为本，肾主藏精，肝主藏血，精血互生，肝肾同源；脾主统血，为后天之本、气血生化之源，肾藏精之功，与脾共同完成生血的功能，故女子整个生理过程即经、孕、胎、产、乳均需充盛的血，要血脉畅达，规避血流障碍而瘀血，故此认为，肾是女子生理之本，血是女子功能之源。

2. 气血、经络分别是女性生理功能的物质基础与通路　气血通过经络在女性生理活动中发挥着重要的作用。气血是人体生理必要的物质基础，经、带、胎、产、乳以精血为本，以气为功能，共同参与女性生理的各个环节，具有荣脏腑、充经络、促天癸、化月经、养胞胎、生乳汁、滋津液等作用。经络在女性生理中的作用，主要表现在奇经八脉中的冲、任、督、带脉的作用上，其生理功能主要是对十二经脉的气血运行起着蓄溢调节作用。冲、任二脉均起于胞中，系之于肾，冲脉上渗诸阳，下灌三阴，与十二经相通，与胃经穴交会以得后天精气滋养，与肾经穴交合，以得先天之精照濡，与肝经相络，得肝血之余纳入冲脉，故冲脉又称"血海"，《临证指南医案》曰："血海者，即冲脉也，男子藏精，女子系胞，不孕，经不调，冲脉病也。"任脉与冲脉同源相资，主一身之阴精，任主胞胎，为妇女任养之本，与冲脉相资，得督阳之相配，乃能通盛。督脉起于小腹，主一身之阳，任督二脉交会，循环往返，沟通阴阳，调摄气血，共同维系经、孕、胎、产、乳的正常。带脉起于肝经，环腰部一周，其功能是约束全身上下，行走诸经，从而使经脉、气血运行保持如常。因此认为，冲、任、督、带在女性生理过程中的作用是运行气血，调节气血，沟通气血，使之行之有道，来去自如，方能保证经、孕、胎、产、乳健康如常。虽然冲、任、督、带诸脉在女性生理中各起作用，但是最主要的是冲、任二脉，所以在妇科不言督、带二脉。冲、任二脉起于胞中，皆系于肾，决定了冲、任二脉在妇女生理中的重要地位。

（二）对女性疾病病理特点的认识

妇科疾病的发病机制主要为脏腑功能失调，冲、任、督、带脉损伤，气血不足或阻滞造成经、带、胎、产、乳异常，其病理特点体现在脏腑、经络、气血与妇科疾病的紧密联系上。脏腑功能失调，气血生化乏源，妇女即可出现病理过程，特别是肾、肝、脾三脏生理功能不健，直接决定了病理机制而临床表现出病理表现。

1. 脏腑的病理特点　肾为先天之本，藏精血，禀受于父母，乃人体阴阳之根。若先天禀赋不足，或后天失养，肾的生理功能不健或失常，必致肾之阴阳平衡失调，生精、化气、生血功能不足与障碍，天癸泌少，冲任失固失养，系胞无力，生化异常，常易发生与其有关的妇科疾病。临床多见肾精不足、肾气虚、肾阳虚、肾阴虚及肾阴阳两虚等。表现为闭经，痛经，月经过多、过少，崩漏，不孕或产后诸病。

肝藏血，调情志，司疏泄而善调达。情志抑郁，失其条达，气机不畅则冲任阻滞、瘀血内停而出现妇科疾病，表现为烦躁易怒，月经不调，行经乳痛、痛经等；肝气上逆，经期吐衄、行经头痛；妊娠期肝气犯胃则可致肝胃不和的妊娠恶阻等。湿热循肝经下注冲任，带脉受累，即可发生带下、阴痒等病，另产后易发生恶露不绝、产后发热、乳痈等；肝血不足，血海不盈，则出现月经量少，周期延迟或闭经等；阴虚血亏，肝风内动，最易发生子痫等病。虽然肝与妇科病发病关系密切，但肝肾同源，精血互生，所以妇科与肝相关诸多疾病，究其根本原因仍然在于肾虚。

肾为先天之本且藏精，脾乃后天气血生化之源。女子以血为本，而脾主统血，脾的功能强弱与妇科疾病的发生存在密切关系。气虚则生化无力，气血虚少不足，经、孕、胎、产、乳皆失所养，妇科诸病则时会发生。脾虚中气下陷，统摄无权，冲任不固，可导致崩漏等病的发生，脾虚运化失常，水湿内生，可致妊娠水肿等。故认为，脾生化气血，统摄血液运行，赖于肾阳的温煦，与脾脏功能失常有关的妇科疾病，多系肾虚的病理结果。

刘茂甫教授认为，妇科疾病的发生与各脏腑的功能失调均有关系。但由于肾禀于先天，主生殖，为人体阴阳之根。肾给人体各脏腑供给阴阳之气，并主持女性正常的生理功能；各脏腑阴阳不济，功能失调，均可累及肾脏，对于女性则更为突出，即经、孕、产、乳发生疾病，而此类妇科病的发生与肾有极大相关性，因此提出“肾虚血瘀为妇科疾病之本”的观点。

2. 对气血、经络病理特点的认识　《黄帝内经·素问·调经论》指出：“血气不和，百病乃变化而生。”气血失调是妇科最易发生的病变，也是妇科病的病理特征。由于妇女的生理消耗，所致血常不足，气常有余，因而最易形成气血失调。气血来源于脏腑，通过经络调节运行气血，如若脏腑功能不健，脉络出现病变，即可出现气血失调的症状。因此，经络损伤，气血失调在妇女发病机制中起重要作用。

在病理状态下，若血虚而冲、任二脉失养，不能充血海，化乳汁，即因血虚而致月经失调，经少或闭经，或胎漏，或缺乳，不孕等；血热迫血妄行而致实热性妇科血症，或肝肾阴虚，虚热内生，可致月经先期、量少、经期延长、漏下不止等。寒凝血脉，累及冲任，可致痛经、闭经等，若寒袭胞宫，肾阳虚衰，可致宫寒不孕等。

血瘀是妇科最常见的病证。血瘀的发生，或因寒凝，或因热结，或因气郁、气虚，或因恶血内留，或因冲任受阻。总之，有瘀则气血阻滞，血脉不通，“不通则痛”，瘀血阻滞，新血不得循经出血，故妇科瘀血证常见有疼痛、出血、肿块、发热、月经不调、闭经等。由于瘀血阻滞的部位不同，因而所致的病证各异。由气虚、气滞、气逆所致的妇科疾病，临床上大多以血的病证表现出来，如气虚对血的推动无力，统摄无权，冲任不固，造成瘀血疼痛、出血或小产等。情志不畅而导致气机失调，气滞则血瘀，以致冲任不利，胞络受阻，同样发生与血有关的妇科疾病。

脏腑、经络与胞宫具有紧密的关系，脏腑间相互联系须通过经络维系，脏腑与胞宫仍然要通过气血运行通道的经络完成，特别是冲、任、督、带四脉，直接联系着脏腑与胞宫，所以冲、任、督、带的损伤将直接影响脏腑失养，气血亏少，伤及胞宫而发生妇科诸证。因此，气血失调，脏腑功能不足，冲、任、督、带损伤，三者相互影响，相互累及，最终导致妇科疾病的发生。刘茂甫教授认为，妇女以血为本，血是经、孕、胎、产、乳生理活动的基本物质。所以，妇科疾病的病理特点是以血为标志，血脉充足，运行如常，诸病不生；凡气虚、气滞、血寒、血热、血虚或经络阻滞等，其病理结果即为血瘀，故提出的“肾虚血瘀是妇科病之本”观点为妇科疾病的治疗提供了重要的治疗法则，即补肾化瘀。

（三）妇科病的治疗法则

女性不同年龄阶段，其生理、病理表现出不同特点，辨证论治、治疗重点与原则分别是：补肾气、疏肝气、健脾气、调气血、固冲任等。刘茂甫教授根据中医肾的生理功能、病理变化规律，结合临床实践与临床经验，提出了以补肾化瘀法为主的妇科病治疗法则。刘茂甫教授发表的论文“补肾法在妇科病治疗中的应用”中重点提出月经病、带下病及孕育病治疗均应以补肾为主，并对38例崩漏患者进行系统的临床研究，通过中医辨证，伴肾虚者（包括肝肾阴虚和脾肾阳虚）33例，占86.84%，通过补肾法治疗，均取得满意效果。其在发表的论文“中医中药治疗功能性子宫出血38例临床观察”中指出：“肾为水火之脏、先天之本，为气之根，精气所藏，肾精是肾气的物质基础，肾气是肾精的功能表现，两者相互依存，相互促进。肾阴是诸脏阴之源（物质），肾阳是诸脏阳气之泉（功能），其功能与物质的减弱与不足均可直接影响诸脏的生理功能。肝主疏泄条达、调节血量，依赖肾阴资助，肾阴不足，肝失条达而成肝郁，郁久则可化热，热迫血妄行即成出血；肾阴不足，精不化血则为血虚，血失所养而致肝阴不足，即水不涵木，出现肝肾阴虚，阴虚则内热，热迫血妄行。脾土之阳靠肾阳温煦，肾阳不足，火不生土则脾阳先虚，脾则失其调控血液之功，脾不统血，血则流散，故以上诸种均当补肾，此即补肾即调补肾之阴阳，阴阳平衡，精气充盛。”经对崩漏的深入研究，刘茂甫教授认为月经是由肾来主导的，肾与月经有着直接的关系，肾主封藏与胞脉相系，肾气旺则精血封藏于内，气化实施于外，而胞脉有所系，宫血静溢，月事正常。生育期禀赋不足，肾气不充，生育期人流，多产，耗伤肾气，更年期天癸将竭，肾气已衰均可导致肾封藏失司，固守无权，从而发生崩漏。所以说崩漏是以肾虚为本的病证。

以上均证实补肾法在治疗妇科崩漏方面的重要性，因此刘茂甫教授提出“补肾治疗崩漏五法”：①益气补肾法；②养血补肾法；③化瘀补肾法；④凉血补肾法；⑤固冲补肾法。常用组方：补骨脂 15g，菟丝子 15g，巴戟天 12g，肉苁蓉 9g，制何首乌 12g，女贞子 12g，淫羊藿 12g，枸杞子 12g，当归 12g，杜仲 9g，续断 9g。加减：排卵性异常子宫出血者，以周期提前、量多，或淋漓不断、时间延长、色鲜红为主者，加丹皮 12g、地骨皮 12g；无排卵性异常子宫出血者，以出血前有闭经史 2~3 个月，出血突然、量多，或不规则出血、淋漓不断，或血有块者，加益母草 30g、丹参 15g；伴心烦、睡眠不佳者加酸枣仁 18g、远志 9g；少腹痛甚者加延胡索 18g、香附 9g；自汗、乏力、气短者加党参 15g、黄芪 30g；口干渴，头昏甚者加熟地黄 15g、阿胶 12g；出血多者加白及、阿胶各 15g；血中有块、面色暗淡者加红花 9g、三棱 9g；恶寒怕冷甚者加肉桂 9g；潮热、盗汗者加玄参 15g、黄柏 15g。服药疗程：22 天为一个疗程。一个疗程后若没有效果，可连服 2 个疗程。在补肾的基础上，妇科病无论其虚、实、寒、热证都兼有血瘀，在其具体治疗法则中，根据病变的不同部位与临床表现，可选用补肾阴、补肾阳，或阴阳双补，而活血系指调和气血、活血祛瘀。

对于妇科病，补肾化瘀为主要治疗法则，针对月经的具体情况，采用相应的治疗法则。补肾须辨阴阳，化瘀须辨虚实：虚者尚需养肝阴、健脾气、养气血、固冲任等；实者则需疏肝理气、清热凉血、燥湿化痰、清利湿热、散寒疏脉等治法。临证治疗月经病、带下病、妊娠病、产后病与妇科杂病实用有效。

（四）妇科病的辨治特色

辨证论治是祖国医学认识疾病和治疗疾病的主要方法。辨证和论治，是诊治过程中相互联系、不可分割的两个部分，辨证是治疗的前提和依据，而治疗的效果又是检验辨证是否正确的标准。只有在正确辨证的同时，采取恰当的治疗方法，才能取得预期的效果。妇科病的辨证，要根据其具体病种，经、带、孕、胎、产、乳或杂病的某一种具体病变，结合全身情况采用某一种具体的辨证方法。

妇科病常用的辨证方法有八纲辨证、脏腑辨证、气血津液辨证等方法，八纲辨证是各种辨证的总纲，脏腑辨证是各种辨证的基础，气血津液辨证是妇科病判断气、血、津液盈亏的标志，在临床应用时需将三种辨证方法结合起来。刘茂甫教授特别强调："在妇科病的辨证中要紧扣脏腑，抓住气血。"其辨证观点的基础是：妇科病发生必有虚实，虚者多为肾虚，实者多为瘀血，而妇科病落实到具体的脏腑功能失常方面，主要与肾、肝、脾三脏有关，而其中与肾的关系最为密切，无论是肾阴虚、肾阳虚，还是肾阴阳两虚，都会导致妇科病的发生；妇科病经、带、胎、产、乳的病变，均与气、血、津液密不可分，其中气与血的关系则最为密切，临床诸症如出血、疼痛、不孕、缺乳等均为血虚或血瘀。在临床实践中，将传统的三种辨证方法与现代医学的辨病结合起来，对妇科疾病的病位、病因病机、性质、正邪趋势进行全面的评估，为临床治疗提供可靠的依据。经过刘氏几代传承及多年的临床验证，"肾虚血瘀"为妇科病辨证的关键。

四、临床创新建立"疏通疗法"，解决临床疑难病证

刘茂甫教授对中医药理论具有系统的认识与多维的思想观，其尊古而不泥古，善于思考，勤于笔耕，精于临床，勇于创新。刘茂甫教授认为人体五脏六腑、皮肉筋骨脉，在正常生理功能和病理状态中，有"以通为顺、以滞为逆"的特征，所谓"顺"即生理功能状态；"逆"即不同的病理表现。在不同脏腑及其部位，"逆"的临床症状则尽显各异。所谓"逆者"，包括诸如营卫不和，毛孔闭塞，肺气不宣，肺气失降，痰热阻肺，胃气下降，肝气郁滞，胆汁排泄不畅，肠道梗阻，大便不利，血流不畅，痰瘀互结，心血瘀阻，脑络不通，痰迷心窍，腰部胀痛，膀胱湿热，小便不通，月经闭经，输卵管不通以及各种酸、麻、胀、痛等不同病机与临床表现的疾病。总的来说，其基本病机为"运行不利"或"气血不通"。因此，应以发散、宣通、泻下、化痰、活血、理气、渗湿、清热、解毒等方法治之。抓住"以通为用"这一重要治疗法则，方能取得良好的治疗效果。

刘茂甫教授是一位学识渊博与谦逊善良的中医学家，具有精深的中医造诣，严谨的治学精神，娴熟的临床能力，崭新的科研意识及较强的创新勇气，学验俱丰。他对老年病、妇科病的治疗研究颇有建树，尤其是对女性不孕症

的治疗，积累了丰富的经验，建立了成熟的诊疗方案与策略；他严格培养众多研究生、弟子和学术继承人，教育他们认真做人，踏实做事，同时传授他们中医智慧及培养其工作能力，在他的指导下，这些学生已在不同的医学工作岗位上做出突出成就，其子兼继承人刘永惠全面传承他的学术思想并推广与应用，是刘茂甫教授弟子们的典型代表之一。

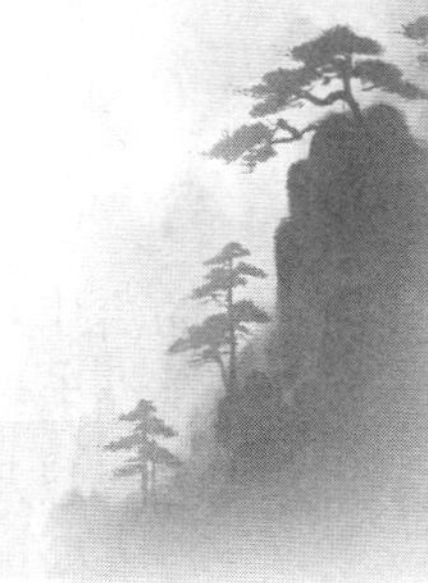

第四章

刘永惠教授承衣钵，善感悟，重实践，构建体系

刘永惠秉承中医家学，在其父刘茂甫教授严谨治学的熏陶下，刘永惠经历了从学习理论、领会实质到病脉证治，进而总结规律并通过临床验证的艰苦过程。为了进一步深造，他不断更新自己的知识结构，传承中医精华，感悟中医理论与中医家学经验真谛，并应用现代微观技术与方法研究中医药。刘永惠致力于构建“补肾化瘀法”的临床治疗体系与理论架构，总结与建立了针对疑难病证的诊疗方案，以指导临床实践并取得了满意的治疗效果，解除了众多疑难重症患者的病痛。从一名普通的中医医生，经过多年的临证修行，刘永惠现成为全国老中医药专家学术经验继承指导老师。

《黄帝内经·素问·阴阳应象大论》曰：“治病必求于本”。所谓“本”，指的是疾病发生的根本原因在人体内导致阴阳失调、气血紊乱的基本机制。围绕“本”在对疾病进行诊断的过程中辨别疾病的病因，判断疾病的部位，识别疾病的性质，归纳疾病的病机，以认识疾病、判断转归。刘永惠从医之初，在其父临床用平胃散的经验中，认识“寒湿困脾”系该方的基本病机，临证应用平胃散治疗多种疾病，如脾胃病、肝病、肠病、肾病表现出的寒湿困脾，均获显著疗效。在临证中，他深刻感悟到只有严格遵循“治病求本”原则，对疾病进行细致、精准的辨证，才能增强治疗的针对性。同时，还应遵从“同病异治、异病同治”“标本缓急”等原则，只有这样，临证治疗各种疾病时才可获得满意的治疗效果。

一、补肾化瘀法理论体系的构建

中医学对人体的认识，是通过整体探索人体正常生命活动规律，客观认识脏腑的生理功能与病理特点，并认识到脏腑之间存在着相互滋生、相互制约、相互依存的重要关系，从而形成了一套关于脏腑的独特理论体系。

1. 肾主藏精、纳气，肺主呼吸、肺气肃降。《类证治裁》曰：“肺为气之主，肾为气之根，肺主出气，肾主纳气，阴阳相交，呼吸乃和。”将肺与肾间的关系概括为肺的呼吸功能需要与肾的纳气作用共同完成。肾气不足，摄纳无力，肺吸入清气不能下纳于肾，则见“肾不纳气”，表现为吸气不足、气短等。肾为主水之脏，升清降浊，清者上归于肺，浊者下输膀胱，肺为水之上源，通调水道，宣发肃降，水液下行膀胱，共同完成津液的输布与排泄。其中，肺宣发肃降和通调水道的功能有赖于肾中阳气的蒸发、气化，若肾气亏损，气化失司，关门不利，则水泛为浮肿、尿少，甚则为喘息、咳逆倚息而不得卧，故《黄帝内经·素问·水热穴论》曰："其本在肾，其末在肺，皆积水也"。肺为燥脏喜润，需要肾阴不断滋润，肺主呼吸主宣降的功能方能顺畅，肾若阴虚，肺失濡润，则见咽干、咳嗽少痰、颧红等症状，甚则咯血。肺与大肠相表里，肾司二便，肾精虚衰，肺阴不足，失于宣降，则肠燥便秘。

心属火，主血脉、主神志，而肾属水，主藏精。正常情况下精血互生，心肾相交，水火既济，使心火亢，肾水不寒，气血阴阳保持相对平衡状态。肾精亏损，肾阴不足，不能上济于心，使心经阴血不足，心火独亢，则心主血脉、主神志的功能失常，出现心悸、心烦、失眠、多梦等症状。肾阳虚，不能助心温运血液，使血行不畅，出现心慌、胸闷、刺痛等心血瘀阻之象。肾阳虚，温阳主水，阳虚水泛，上凌于心，而出现心悸、水肿等水气凌心之象。

肝藏血，肾藏精，精血同源，相互资生，如《张氏医通》说："气不耗，归精于肾而为精；精不泄，归精于肝而为清血。"说明"精血同源""肝肾同源"。肝藏血，肾中精气充盈，则肝有所养，血有所充，藏血正常，其疏泄条达，情志平和，经筋舒展，目明爪泽。若精不足，化血衰减，则肝血虚，血属阴，肝之阴血不足，则"水不涵木"，一则可出现肝阴不足肝阳上亢，肝肾阴虚之胁下隐痛、眼睛干燥、爪甲不泽以及阴虚火旺的头痛、眩晕、五心烦热诸症；二则可以致肝疏泄功能失常，出现肝气郁结，气机不畅的胁下痛胀、急躁急怒、胸胁闷满，甚则出现气滞血瘀，形成胁下肿块，痛如针刺以及血瘀所致的各种出血，同时可致肝木乘脾土、肝胃不和，出现上腹胀满、食欲减退以及水液代谢失常所引起的水液积于体内的水肿、体腔积液等症。

脾主运化，为"后天之本"，是气血生化之源。肾主藏精，主水，为"先天之本"。正常情况下，先天助后天，后天滋先天，使体内精气充盛，气血水液运化正常。若肾阳虚，不能温运脾阳，使脾阳虚，运化失职，则水谷精微不能化生，气血生化无源。水液运化失职，气血不足，一不能滋养全身，二不能滋补精血，造成精、气、血俱虚，出现四肢倦怠、面色萎黄、脉细弱无力；水湿内停，寒湿困脾，则脘腹冷痛、腹胀、纳呆、便溏。水液留于肌肤，则出现水肿等。

总之，肾主藏精，为生命之本，肾精虚衰，肾气不足，肾虚诸候，出现形体衰老表现，而且还使人体阴阳失调，出现阴虚、阳虚及阴阳俱虚之症。并能使人体其他四脏虚损，即出现以肾虚为核心的五脏亏损和脏腑功能失常而引起各种虚证之症，"五八"之人至老年人表现尤其严重。

2. 血液是人体各个脏腑、五官九窍、四肢百骸非常重要的物质基础，是支持生命活动的基本能量，主要与气的推动、固摄功能及脉道的通畅有极其重要的关系，与心、肝、脾维持正常功能有直接关系，由于肾与其他三脏间又有紧密关系，形成以“肾”为核心的血瘀相关脏腑群：肾精、肾气不足或亏虚，精不化血，滋养温助心肝脾相应的气血，致使心主血脉异常，不能有效地推动血液在脉道之中正常运行；肝不藏血，调节血量异常，血行无常；脾不统血，血液妄行，均可形成功能失常出现的病理产物，此乃血瘀。血瘀正是由于血液在经脉中流动缓慢，运行不畅，停滞于脏腑组织之间或经脉之中，形成的病理产物，其可进一步影响到相应的脏腑功能，成为机体阴阳失常，气血紊乱的新病因。此外，因外伤出现的离经之血，一般称为瘀血。它们表现为以下几个致病特点：①阻滞气机。气滞引起或加重气机郁滞，“血瘀必兼气滞”；气为血之帅，气机郁滞，即可导致全身或局部血行不畅，形成恶性循环。②脉行血不畅。血瘀或瘀血形成后，瘀阻脉内外，直接阻碍心、肝、脾的生理功能，导致全身或局部行血不畅，心脉痹阻，多见胸痹、心痛；血瘀流滞于肝，疏泄失常，足厥阴肝经气血运行障碍，而致胁肋部疼痛、乳房疼痛、头闷眩晕、头胀疼痛、肢体麻木等气血瘀阻证或血瘀证之象。其共同特点为疼痛、肿块、出血、面舌紫暗与脉涩、结代。

总之，血瘀证在临床上可以涵盖诸多疾病，老年人必定出现生理或病理性肾虚，进而必然会形成血瘀，引起诸多老年病与老年肾虚血瘀证。

3. 刘永惠及其研究生团队从诸多维度对肾虚血瘀证进行了现代实验研究。

肾虚血瘀是老年病的根本病因之一。肾虚与衰老存在密切关系，经研究发现，其机制可能与免疫功能衰退或紊乱及内分泌系统的老化相关。随着年龄增长，免疫功能的衰退或紊乱是老年性疾病发病率增高的重要原因之一，老年机体和肾虚患者均有免疫功能低下的表现，肾虚日久代谢障碍必然导致血瘀；肾虚与血瘀的相关性研究认为，机体血瘀大多亦存在免疫功能紊乱。

有实验研究表明，在增龄老年小鼠中，免疫衰老以T细胞功能受损最为明显，IL-2是T细胞分泌的主要免疫因子之一，IL-1作用广泛，能辅助Th细胞产生IL-2，并进一步促进细胞增殖。老年小鼠IL-2产生下降，部分归因于IL-1产生减少。IL-1、IL-2产生减少目前被认为是免疫老化的重要分子机制。而给予补肾和补肾化瘀方药可使其产生增加，且补肾化瘀优于补肾，而化瘀对老年小鼠IL-1、IL-2的产生均有抑制作用，因此补肾化瘀法可能较单纯补肾或化瘀效果更佳。虽然化瘀方对IL-1、IL-2的产生有抑制作用，但与补肾方合用后，IL-1、IL-2的产生不但未见减弱，反而增加。另有研究指出，补肾中药可有效增强细胞能量代谢，增加胆碱能神经元数量与增强其功能，促进神经营养因子表达，并减少神经毒素生成，从而改善患者的认知功能障碍。补肾化瘀法可降低血压、血脂及糖化血红蛋白水平，增加脑部血液循环供应，改善脑缺血，有助于提高其临床疗效，延缓或阻断患者轻度认知障碍到严重认知障碍、最终发展为痴呆的演变过程。补肾化瘀法对中风患者的脑动脉硬化治疗也可达到事半功倍的效果。

刘永惠采用补肾化瘀法治疗老年病及认知功能障碍，形成了补肾健脑化瘀方，并获得了显著临床疗效。补肾健脑化瘀方由菟丝子、枸杞子、丹参、银杏叶、川芎、五味子等组成，该方具有补肾填精、化瘀涤痰的功效，其中以丹参、银杏叶的活血化瘀扩血管作用较强，既往实验研究表明，本方可以增加血管性痴呆（VD）大鼠皮质及海马的脑血流量，减轻海马因慢性缺血造成的细胞损伤。但是，对其具体作用机制尚不了解。

慢性脑灌注不足尤其是皮质下区域脑血流量慢性持续性下降可能是导致VD的主要原因之一，脑细胞缺血缺氧导致神经系统功能受损。当脑血流量下降时，葡萄糖利用发生障碍；血流量进一步下降时，蛋白质合成发生障碍；若上述状态不改变则可出现神经功能障碍，细胞电活动衰竭，甚至出现细胞死亡，组织坏死。海马是学习记忆的重要脑区之一，其CA1区对缺血缺氧特别敏感。缺血缺氧极易造成海马损伤，使海马长时程增强受到影响，出现学习记忆障碍。

乙酰胆碱（acetylcholine，ACh）是迄今发现的与学习、记忆关系最为密切的一种神经递质，在学习和记忆时，胆碱能神经元发出冲动，ACh从囊泡中被释放出来，作用于突触后膜上的ACh受体，从而产生一连串复杂而有序的生理反应。ACh可以调节神经元的兴奋性活动，并且其关键在于调节突触可塑性，最终经乙酰胆碱酯酶（acetylcholinesterase，AChE）水解失活。同时研究表明大脑中烟碱型乙酰胆碱受体参与许多复杂的功能，特别是学习、记忆等认知功能。

细胞外信号调节蛋白激酶包括ERK1和ERK2，它们是细胞内重要的丝氨酸/苏氨酸蛋白激酶。细胞内的重要组成成分如其他重要的激酶、组蛋白、转录因子、K^+通道等是ERK合成的底物。ERK既往被发现在信号传导、神经元细胞增殖、分化抑制凋亡中发挥重要的调节作用。实验证实，ERK在保护海马神经细胞免受缺血损害和在长时程增强（LTP）的形成以及学习、记忆功能的维持中发挥着重要作用。在生理状态下，新的空间信息的获得与LTP产生有关。ERK可使海马CAl区树突A型K^+通道Kv4.2磷酸化，下调K^+通道电流，使突触细胞膜兴奋性提高，从而增加动作电位的幅度及树突膜的兴奋性。K^+通道进一步开放可以易化LTP的诱发。当使用ERK1/2抑制剂后，研究人员观察到实验动物的长时程记忆受到明显影响。由于ERK的激活被阻断，不仅显著抑制了其活性，也显著阻碍了海马CA1区LTP的诱导过程。

研究人员通过实验设计探讨了补肾健脑化瘀方对血管性痴呆的治疗作用，结果发现，行为学测试显示补肾健脑方组及多奈哌齐组大鼠平均逃避潜伏期较模型组明显缩短，差异具有显著性；补肾健脑方组大鼠皮质和海马血流量以及 ACh 含量均高于模型组，差异具有显著性；HE 观察示补肾健脑方对海马 CA1 区神经元有不同程度的保护作用。模型组大鼠海马 CA1 区的 ERK1 及 ERK2 阳性神经元表达较假手术组及给药组减少。药物干预后大鼠 CA1 区的 ERK1 及 ERK2 阳性神经元表达增多，其中以中药高剂量和多奈哌齐组最为明显。结果提示补肾健脑方有增加皮质和海马局部脑血流量、ACh 含量，增加 ERK1 及 ERK2 阳性神经元表达，保护缺血所致海马神经元损伤的作用。补肾健脑方可能是通过增加皮质和海马的脑血流量，直接或间接地增加皮质和海马 ACh 含量，增加 ERK1 及 ERK2 阳性神经元的表达，从而改善 VD 的认知障碍。总之，实验研究从微观角度进一步证实与阐释“肾虚血瘀”是老年病的根本病因，“补肾化瘀法”是治疗老年病有效的方法。

理论研究、临床研究与实验研究的结果充分证实，“肾虚血瘀”是老年病的基本病因，也是部分妇科疾病的重要因素，更是老年虚证的根本病因。依据我们叙述肾虚血瘀病因的形成、发展与脏腑相互关联理论，也成为其他疾病的重要发病因素。临床上，对脑血管病、老年高血压、老年认知障碍、老年震颤、动脉粥样硬化、慢性阻塞性肺疾病、颈椎病、慢性肝病、慢性肾病、甲状腺疾病、多囊卵巢综合征、子宫肌瘤、月经不调、卵巢囊肿以及女性不孕等疾病，采用“补肾化瘀法”进行治疗，均获得了良好效果，进一步证实肾虚血瘀已成为一种新的认识和理论框架，在中西医协同的诊疗过程中起着重要作用。我们将进一步深入理论、临床与实验研究，力求将“肾虚血瘀”这一理论体系进一步客观化和科学化。我们的目标是研究并制订“补肾化瘀”疗法在常见疾病和疑难疾病中的诊疗方案，研发特效药物，并建立一个成熟的理法方药理论体系。

二、科学提出中医药治疗肿瘤的系统策略与对策方案

中医药治疗肿瘤有着悠久的历史，对于肿瘤的病因和病机，中医有着多种不同的认识和理论。随着时代的进步和临床研究的不断深入，基本形成了肿瘤的中医病因病机理论与治疗方法。刘永惠教授经过理论研究、临床研究与实验研究，提出肿瘤的病因病机是：正气不足，痰热毒瘀内生，致使气血紊乱，痰热瘀毒凝结，脉络阻滞。肿瘤发生的主要病因为正虚邪实，正虚即气血阴阳不足，邪实则为血瘀、热毒、痰凝。《黄帝内经》曰：“正气存内，邪不可干”“邪之所凑，其气必虚”，可以概括正虚是肿瘤发生的内因，邪实是肿瘤发生的重要诱因。同时，手术、放化疗等临床治疗方法在抑制肿瘤的同

时，必定对机体造成不同程度的损害，增加临床治疗的难度及复杂性。因此，刘永惠教授提出新的治疗策略，即中医药能够针对肿瘤复杂的病情及肿瘤治疗的不同阶段，通过辨证与辨病相结合、宏观与微观相结合、全身调理与局部抗瘤相结合的形式，制订适合治疗对象的个体化治疗方案，并有计划地把中医药治疗与手术、放化疗各阶段相结合，从而提高治疗效果，加快机体康复。

（一）肿瘤的中医药治疗

辨证分为四型，即脏腑虚损、气滞血瘀、痰饮内停及热毒炽盛。根据辨证，分别应用扶正培本、活血化瘀、化痰消积、软坚散结与清热解毒等治疗法则。在临床治疗中，气、血、阴、阳的补益应贯穿于肿瘤治疗的始终，同时着重注意全身调理以疏肝利胆、行气和胃、润肠通便，由此则气血运行、积聚缩散，阴阳平和。

1. 脏腑虚损　根据不同脏腑的肿瘤进行辨证，一般分为气、血、阴、阳亏虚，临床多分别给予补益气、血、阴、阳，并注重补中有行的治疗法则。

（1）气虚证：面色无华，少气懒言，语声低微，疲倦乏力，自汗，动则诸症加剧，食欲减退，舌质淡，苔白，脉虚弱。治疗法则：益气健脾。方药：益气抑瘤汤（经验方）加减。常用组方：黄芪、太子参、白术、茯苓、炒薏米、炒山药、陈皮、半夏、当归、鸡血藤、莱菔子、鸡内金、炙甘草等。

（2）血虚证：面色苍白或萎黄无华，唇色淡白，头晕眼花，心悸失眠，手足麻木，妇女月经量少或闭经，舌质淡、脉细无力。治疗法则：滋补阴血。方药：生血饮（经验方）加减。常用组方：熟地黄、白芍、当归、川芎、阿胶、女贞子、鸡血藤、人参、黄芪、炒白术、茯苓等。

（3）阴虚证：午后潮热，盗汗，颧红，咽干口燥，手足心热，小便黄赤，舌红少苔，脉细数。治疗法则：滋阴补肾。方药：鳖甲滋阴煎（经验方）加减。常用组方：鳖甲、生地黄、白芍、山药、山茱萸、玉竹、当归、青蒿、银柴胡、胡黄连、鸡内金等。

（4）阳虚证：形寒肢冷，面色淡白，神疲乏力，自汗，口淡不渴，小便清长，大便稀溏，舌淡苔白，脉弱。治疗法则：温补肾阳。方药：益气保元汤（张玉五教授经验方）加减。常用组方：黄芪、党参、白术、茯苓、当归、白芍、肉桂、沙苑子、女贞子、枸杞子、菟丝子、桑寄生、黄精、鸡血藤、阿胶、鹿角胶等。

2. 气滞血瘀　体内肿块积聚，疼痛部位固定不移，拒按，常夜间加重，或面色黑，或唇甲青紫，或肌肤甲错，舌质紫暗或见紫斑、瘀点，或舌边有青紫条状线，脉细涩。治疗法则：行气活血。方药：血府逐瘀汤加减。常用组方：桃仁、红花、生地黄、当归、赤芍、川芎、牛膝、枳壳、柴胡、桔梗、香附、川楝子、牡蛎、鸡血藤、丝瓜络等。

3. 痰饮内停　咳嗽，咳痰，胸闷腹胀，恶心欲吐，四肢困乏或肿胀，肿块或淋巴结肿大，或兼有胸腔积液、腹水，舌质淡体胖、苔厚腻，脉滑。治疗法则：利湿化痰。方药：五苓散合化痰汤加减。常用组方：桂枝、白术、茯苓、猪苓、泽泻、橘皮、半夏、川贝、桔梗、杏仁、瓜蒌等。

4. 热毒炽盛　局部肿块灼热疼痛，发热，口渴尿赤，便秘或痢疾，或带下腥臭，舌质红或暗红，苔黄或黄腻，脉滑数。治疗法则：清热解毒。方药：五味消毒饮加减。常用组方：金银花、野菊花、蒲公英、紫花地丁、紫背天葵、山豆根、半枝莲、鱼腥草、白花蛇舌草、山慈菇、土茯苓等。

（二）肿瘤手术后的中医药治疗

手术治疗肿瘤是目前有效的方法之一，早期患者可以达到根治的目的。由于肿瘤的切除范围大、对人体损伤严重及并发症多，术中也会造成失血，故中医认为易耗伤气血，气血两虚则脾胃运化无力，因此在临床上多表现为虚则气血两虚、实则脾虚气滞。

1. 脾虚气滞（胃肠失调）　腹胀，纳差，大便秘结，排气不畅，舌质淡，苔白，脉沉。治疗法则：行气通腑。方药：厚朴八味饮（刘茂甫教授经验方）加减。常用组方：厚朴、枳实（壳）、木香、炒莱菔子、陈皮、半夏、香附、大腹皮、槟榔、大黄等。

2. 气血两虚　疲乏无力，易汗出，少气懒言，头昏心慌，面色不华，舌质淡，苔白，脉沉细。治疗法则：补益气血。方药：贞芪八珍汤（经验方）加减。常用组方：黄芪、女贞子、熟地黄、白芍、当归、川芎、人参、白术、茯苓、炙甘草、鸡血藤、阿胶等。

（三）肿瘤放疗中的中医药治疗

放射治疗是某些对放射线敏感的肿瘤的一种重要而有效的治疗方法。它是利用放射线阻止和破坏肿瘤细胞分裂，最终达到消灭肿瘤的目的。在放射治疗的同时，正常器官、组织、细胞也遭受到放射线的损伤从而引起不良反应，从中医角度而言，放疗多属热毒，热易耗气伤津，气虚则脾虚气滞，津亏则阴虚内热；又根据部位不同最易导致火灼伤肺及热灼肠腐；热易动血，故可咯血、便血。同时肿瘤多属气滞血瘀，故治疗应在补益气血、健脾和胃、滋阴清热利湿的基础上辅以活血化瘀。

1. 脾胃不和　食欲减退，恶心呕吐，脘腹胀满，疲乏无力，舌淡，苔白，脉细或弱。治疗法则：健脾和胃。方药：香砂六君子汤加减。常用组方：人参、白术、茯苓、炙甘草、陈皮、半夏、砂仁、木香、生姜、大枣、旋覆花、竹茹等。血常规指标下降者，上方加用女贞子、鸡血藤、当归等；气滞甚者可给予平胃散加减。

2. 阴虚内热　口干口渴，咽干口燥，或干咳少痰，大便干燥，烦躁失眠，舌质红，苔黄或无苔，脉细数。治疗法则：滋阴清热。方药：沙参麦冬汤加减。常用组方：沙参、麦冬、生地黄、玉竹、天花粉、鳖甲、芦根、黄芩、玄参等。

3. 火灼伤肺（放射性肺炎）　咳嗽，胸痛，干咳或咳少量黄痰，气短，呼吸困难，舌尖红，苔黄或少苔，脉细数。治疗法则：养阴清热。方药：宣肺化痰汤加减（经验方）。常用组方：瓜蒌、桑白皮、橘红、法半夏、沙参、麦冬、天花粉、玉竹、百合、桑叶、黄芩、蒲公英、紫花地丁、鱼腥草、石膏、五味子、紫苏子、前胡、百部等。

4. 热灼肠腐（放射性肠炎）　大便带血，腹痛腹胀，里急后重，舌质淡，苔黄，脉滑数。治疗法则：清热解毒、行气止血。方药：朱蜈白头翁汤（经验方）加减。常用组方：朱砂七、蜈蚣七、二色补血草、白头翁、葛根、黄连、秦皮、黄芩、贯众、丹皮、白芍、地榆、蒲公英、紫花地丁等。对于身体条件适合的患者，另用地榆、白及、败酱草、蒲公英、大黄粉煎汤 100~150mL 灌肠。但需有专业人员操作，以防止造成直肠漏。

（四）肿瘤化疗中的中医药治疗

随着新型化疗药物的不断涌现，以及多种药物联合应用与用药方法的改进，化疗的效果得到了显著提升，但不可避免的是其不良反应也较大，如对胃肠道的刺激和对骨髓的抑制，特别是对人体免疫功能的影响。从中医角度而言，化疗的临床特征多与湿邪中阻相关，湿阻中焦则见恶心、呕吐、不思饮食等消化道反应。中医药根据辨证原则结合化疗周期进行分阶段分期治疗，其对减轻化疗不良反应和提高化疗疗效具有重要作用。

1. 化疗前施治（邪盛正虚）　不同肿瘤其临床表现各异。治疗法则：扶正化瘀。方药：化瘀养正汤（经验方）加减。常用组方：黄芪、太子参、白术、茯苓、女贞子、菟丝子、覆盆子、车前子、丹参、丝瓜络、香附、鸡内金、莱菔子等。

2. 化疗中施治（消化道反应）　恶心，呕吐，食欲不振，脘腹胀满，腹泻，或大便干燥，舌质淡，苔白，脉细数。治疗法则：和胃降逆、健脾利湿。方药：厚朴八味饮（刘茂甫教授经验方）合橘皮竹茹汤加减。常用组方：橘皮、竹茹、生姜、甘草、大枣、厚朴、枳壳、木香、苍术、槟榔、砂仁、姜半夏、炒莱菔子、旋覆花等。

3. 化疗间歇期施治（骨髓抑制）　面色不华，头晕眼花，瘦乏无力，心悸失眠，血常规指标下降，舌质淡，苔白，脉象细。治疗法则：补气养血、健脾补肾。方药：益气保元汤（张玉五教授经验方）加减。常用组方：黄芪、党参、白术、茯苓、当归、白芍、肉桂、沙苑子、女贞子、枸杞子、菟丝子、桑寄生、黄精、鸡血藤、阿胶、鹿角胶等。

总之，扶正培本兼以抗癌祛邪，调整阴阳兼以补益气血，并着重活血化瘀、疏肝利胆、行气通肠、化痰消积，强调健脾和胃、润肠通便，此法贯穿于肿瘤治疗的始终。并以此为基础，于肿瘤术后偏重气血双补、行气活血，加快恢复机体正常功能，预防肿瘤复发转移；于放疗中偏重对放射性肺炎、肠炎及其他不良反应进行对症治疗，减轻放疗不良反应；特别是于化疗中根据化疗前、化疗间歇期的不同特点，分别予以补气扶正、和胃健脾、补肾益精的“三位一体”独创疗法。临床实践表明，该方法疗效确切。在经验方的选择上，借鉴历代名医的经验，并结合秦巴山区中草药，如朱砂七、蜈蚣七、二色补血草等，对放射性肠炎伴便血患者具有良好效果。通过将中医整体观念和辨证方法引入肿瘤治疗及手术、放化疗后等具体治疗阶段中，制订适合治疗对象的最佳个体化治疗方案，以达到既增加近期疗效又减轻不良反应的目的，更进一步减轻肿瘤转移及复发的概率，最终提高肿瘤的疗效，延长患者的生存时间。这将是中西医协同治疗肿瘤的特色与治疗策略。

刘永惠在肿瘤的临床研究中发现，血瘀是恶性肿瘤形成的重要原因之一，同时血瘀证也贯穿了恶性肿瘤的整个病理过程。

为了证实恶性肿瘤及其转移与血瘀证的关系，并为临床治疗肿瘤应用活血化瘀提供科学的依据，他从微观角度，应用血液流变学，血小板聚集、黏附功能及血小板 α- 颗粒膜蛋白等指标，对肺癌及其转移患者所表现的血瘀证进行了实验研究，结果显示：肺癌及其转移患者的血液流变学指标异常，血小板黏附、聚集功能亢进，血小板异常活化，与肺癌从发病到转移是正相关关系，进一步揭示肺癌患者普遍存在着血瘀证，并贯穿于肺癌的整个病理过程，即从肺癌的无侵袭转移到肺癌的侵袭转移存在着微观血瘀证。其研究还显示：肺癌患者血液的血浆黏度和纤维蛋白原水平升高是导致血液凝固性增强、流动性减低，最终形成高凝状态的基本原因，而纤维蛋白原的增高则是根本原因。血小板活化、血小板聚集、黏附功能亢进是血栓形成的前提，因此认为，恶性肿瘤患者纤溶功能降低、血液凝固性增强和血小板功能紊乱是肿瘤微观血瘀证的基本特征，是肿瘤血瘀证的实质。基于以上认识及观点，他认为，在恶性肿瘤血瘀证的辨证论治中，除应用宏观血瘀证辨析外，同样应重视微观血瘀证相关检测指标的应用，这样才能更加准确地了解血瘀证在恶性肿瘤患者临床全过程中的情况，特别是恶性肿瘤转移患者的情况，为辨证论治应用活血化瘀治疗法则提供了有力的科学依据。

三、承肾虚血瘀病因，研究妇科获心得

刘永惠教授传承家学，在老年病、肿瘤与内科疑难病证的治疗上积累了丰富的经验，而且对妇科疾病的治疗也独有见解。妇科疾病的发病机制，以肝脾肾多脏腑功能失调，冲任督带经脉不利，气血功能紊乱，或阻滞经脉为主，出现经、带、胎、产、乳病证。肝藏血，调节血量，滋养冲任之脉；脾统血，

为气血生化之源，维持血液的正常运行与女性的生理功能；肾藏精，主生殖，精血同源，是女性功能之本。其中肾、肝、脾与妇科疾病关系最为重要，肾者为首。肾、肝、脾的功能失调，气血紊乱，冲任督带经脉失养或受损，最易发生妇科病变，这是妇科病症的病理特征。由于女性的生理特点易致气虚、血瘀、瘀血阻滞，使得新血不循经行，故妇科疾病多与瘀血相关。刘永惠经过大量的临床实践，在辨证论治的基础上，应用补肾化瘀法治疗妇科疑难疾病，其疗效明显优于其他治法，进一步证实了"肾虚血瘀"是妇科疾病的重要病机之一。

刘永惠教授精通中医药理论，传承刘氏家学，对老年病、肿瘤、内科和妇科常见病、多发病与疑难性疾病的诊治，具有自己独特的见解，并形成了多种疾病的诊疗方案，解决了临床上许多疑难问题，提高了治疗效果，在国内具有较大的学术影响力。为了传承与发展刘氏中医学术思想，刘永惠教授培养了一大批研究生，指导了 6 名学术继承人，他总结了自己在多个临床领域的学术思想，不仅提升了学生的理论水平，也增强了他们的临床实践能力。通过刘教授及其团队的努力，他们为更多患者解除了病痛，展现了中医在疾病治疗上的独特优势和深厚底蕴。

（刘永惠　孙连庆　张　哲　夏欣欣　闫　阵）

第五章

刘永惠教授辨治乳腺癌的经验总结

乳腺癌是女性常见恶性肿瘤，目前乳腺癌的发病率、死亡率在全球女性恶性肿瘤中居于首位，我国乳腺癌的发病率呈逐年增长且发病年龄呈年轻化趋势，严重威胁女性健康。可见目前乳腺癌的防治任务艰巨，西医对于乳腺癌采取综合的治疗方法，根据病理类型、分期及个体状况选择手术、化疗、放疗以及内分泌或分子靶向药物等治疗方法。在这些治疗的过程中会产生很多的不良反应，使部分患者对于治疗望而却步，而中医药的治疗在缓解症状、改善生存质量、缓解焦虑情绪等方面有独到的优势，在西医治疗的不同阶段，配合中医药疗效更佳。

乳腺癌中医相关病名有“乳石痈”“乳岩”“乳核”“乳痞”等，现多以“乳岩”命名，戴金芳等人整理古籍文献对于乳腺癌病因病机的认识，总结出主要病因包括情志不畅、气血亏虚、冲任失调、正气不足、脏腑亏虚。朱丹溪认为有块者皆是痰。王洪绪认为是阴寒结痰。朱明玥等人研究了近代名老中医治疗乳腺癌的经验，总结出乳腺癌的病因主要是正气不足、七情所伤、脾胃所伤、肝肾亏虚、冲任失调和毒热蕴结。

一、病因病机

（一）正气虚、冲任失调是内在基础

正气不足、冲任失调是乳腺癌发生的重要内在因素。《黄帝内经》曰：“正气存内，邪不可干”“邪之所凑，其气必虚。”《医宗必读》谓“积之成也，正气不足，而后邪气踞之”。以上均提示机体先出现正气虚弱之内因，方可能出现留邪致病，《外证医案汇编》有一个非常贴切的论述，即“正气虚则成岩。”《妇人大全良方》认为妇人病皆由冲任劳损所致。而肾藏先天之精，为冲任之本，天癸之源，妇人所有的生理活动无不依赖于肾气的旺盛、肾精的充沛，先天禀赋不足，或任何原因导致的后天失养，均使肾的生理功能失常而发生肾阴阳平衡失调，而妇科疾病，无论是经、孕、产、乳哪一种，都是完成生殖的一部分，所以妇科疾病的发生大多与肾虚，即冲任失调有关。故乳腺癌发生，正气虚、冲任失调是内在因素，也是主要原因。

（二）肝气郁结是形成乳腺癌的重要因素

肝气郁结则是本病发生的主要因素，《临证指南医案》指出“女子以肝为先天”，由于女子生理功能无一不依赖于肝，肝失条达，疏泄紊乱，气血失常，冲任不调，常导致妇科疾病，临床常用调肝法治疗。《外科正宗》记载：“忧郁伤肝，思虑伤脾，积想在心，所愿不得者，致经络痞涩，聚结成核”。《格致余论》亦认为：“若不得于夫，不得于舅姑，忧怒抑郁，朝夕积累，脾气消阻，肝气积逆，遂成隐核……名曰乳岩。”由此可以推断肝气郁结在乳腺癌的发病因素中占据重要地位。戴金芳等人通过对中医古籍及现代文献的深入研究，对相关观点进行了统计，发现最被认可的乳腺癌发病因素之一是情志失调。马胜男总结文献，提出情志伏邪致病，认为人体长期处于不良情绪刺激，内环境被打破，免疫功能降低，从而导致肿瘤的发生。可见肝气郁结不仅在乳腺癌的发生中起重要作用，在其发展过程中也同样不可忽视。

（三）乳络瘀阻是最终结果

《黄帝内经·素问·调经论》曰：“血气不和，百病乃变化而生”。由于女子的生理特点，血常不足，气常有余，故最易发生气血失调的病变。气血来源于脏腑，肝主藏血、肝主情志、肝主疏泄，肝气郁结会导致两胁、两乳等部位胀痛不舒等，气能运血，气行则血行，气机郁结，则血运不畅，血液瘀滞停而为瘀血，瘀血阻滞于乳络，发展为癥积或肿块。叶天士提出初病在经，久病入络的观点。各种原因导致的络脉瘀阻使络脉功能下降，导致局部微环境气血循行受阻，毒物不能及时排除，为肿瘤的发展提供了可乘之机。故刘永惠教授提出乳络瘀阻病机，认为乳络瘀阻是乳腺癌发病的主要病机，又是乳腺癌最终形成的病理结果，因为瘀血阻络导致肿瘤进一步发展，肿瘤的发展又导致血瘀日益严重，二者之间互相为正相关关系。杨小娟等人亦认为肝郁气滞，冲任失调，热毒瘀阻导致乳腺癌发生。

综上所述，乳腺癌的发病主要是由于正气虚、冲任失调，毒邪趁机侵袭机体，加之长期情绪不畅，肝气郁结，气机阻滞，经络阻塞，络脉瘀阻，瘀血阻滞于乳络，最终乳络瘀阻日久发展为乳岩。

二、乳腺癌的中医治疗

肿瘤手术、放化疗等现有的治疗手段在祛除或抑制肿瘤方面，符合中医治疗肿瘤原则，即祛邪；但西医在治疗的同时对机体气血、阴阳造成不同程度的损害，这些损害则增加临床治疗的难度及复杂程度，而中医药能够针对肿瘤复杂的病情及肿瘤治疗的不同阶段，通过辨证与辨病相结合、全身调理与局部抗瘤相结合，以制订适合治疗对象的个体化最佳治疗方案，并有计划地将其与手术、放化疗各阶段相结合，达到肿瘤治疗中、治疗后扶正的目的，从而显现出良好的中西医综合治疗效果。针对乳腺癌的中医治疗，应根据疾病的发生和发展过程，分为三个阶段：术前、化疗前病机多为肝气郁滞、乳络血瘀，治疗以疏肝气为主，以疏肝理气、化瘀通络为法；术后、化疗时和化疗后病机为脾胃气虚、湿滞痰阻，化疗时治疗以保胃气为主，以行气除满、降逆止呕为法，术后、化疗后治疗时以扶正气为主，以益气健脾、补肾养血为法，通过分阶段治疗可取得良好效果。

（一）术前、化疗前疏肝理气，化瘀通络

肝的主要生理功能之一是疏泄，是指肝气具有疏通、畅达全身气机的作用，且足厥阴肝经上穿膈，散布胸胁绕乳头上行，从足厥阴肝经循行路线可知肝脏与乳房关系密切。情志因素导致肝气郁结是乳腺癌发生的重要因素，而且在患病后，患者大多会因为对疾病的恐惧而出现抑郁或焦虑等状态，所以在乳腺癌的治疗中疏肝理气、化瘀通络尤为重要。《医贯·郁病论》曰："予以一方治其木郁，而诸郁皆因而愈。一方者何？逍遥散是也。"故此阶段主方以逍遥散加味。逍遥散出自宋代《太平惠民和剂局方》，徐灵胎曰："此疏达肝脾之方"。周维维等人认为郁病是导致乳腺癌的主要病因，且可引起脾肾、心肺功能失调，各个证型均以逍遥散为主方加减。刘教授在此阶段以逍遥散为基础方，方中柴胡疏肝解郁；当归、白芍养血柔肝，当归芳香可以行气，味甘可以缓急，为治疗肝郁血虚之要药；白术、茯苓健脾化湿，使运化有权，气血有源；炙甘草益气补中，缓肝之急，虽为佐使之品，确有襄赞之功；生姜烧过，温胃和中；薄荷少许，助柴胡疏肝郁而生之热。何灿封等人研究发现逍遥散治疗乳腺癌具有多靶点、多成分、多通路等综合作用机制。

此阶段以逍遥散为主方，为加强疏肝气作用，善用香附、郁金、香橼、姜黄、青皮等；且疏肝不忘活血，常用赤芍、丹参、皂角刺、丝瓜络等增强化瘀通络消肿作用，此阶段患者正虚不显，以邪实为主，亦可加半枝莲、蜂房等药物解毒抗癌。此阶段为术前准备阶段，主要调整患者状态及心态，减少患者对疾病和治疗的焦虑感。

（二）化疗过程中保胃气、健脾和胃

胃气一词源于《黄帝内经·素问·平人气象论》，曰："平人之常气禀于胃，胃者平人之常气也，人无胃气曰逆，逆者死。"说明胃气的重要性，《伤寒论》中提出"胃气和则愈"，更是将保胃气思想贯穿全文。《黄帝内经·素问·玉机真脏论》中也有记载："五脏者皆禀气于胃。胃者五脏之本也。"故有胃气强则五脏俱盛，胃气弱则五脏俱衰的说法，特别强调胃气的强弱影响到人体生命活动的强弱甚至关系到生命的存亡。《景岳全书·杂证谟·脾胃》曰："凡欲察病者，必须先察胃气。凡欲治病者，必须常顾胃气。胃气无损，诸可无虑。"说明在任何疾病的治疗中，胃气的强弱关乎治病的效果，否则在关键时刻胃气衰败，

则百药难施。

乳腺癌患者多数平素情绪不畅、肝气郁结、肝失疏泄、肝郁乘脾，脾胃运化失职，会出现不思饮食、倦怠乏力等。在化疗后由于药物不良反应多会出现恶心、呕吐、不欲进食等消化道症状，更影响到脾胃之气，《黄帝内经·素问·平人气象论》曰："人以水谷为本，故人绝水谷则死，脉无胃气亦死。"西药对于治疗化疗后的恶心、呕吐虽有一定效果，但易出现便秘、腹泻等不良反应，郭敏研究文献后总结出中医药在治疗化疗后消化道不良反应方面疗效确切，明显减轻恶心、呕吐等症状。因此，在此阶段尤其应注重"保胃气"，"保胃气"可以提高化疗患者的免疫力，改善患者的生存质量，应用中药治疗既可以减轻患者的消化道症状，又可以为后续的治疗打下坚实的身体基础，以便患者能顺利进行下一步治疗。胃气以降为顺，故临床常以行气除满、降逆止呕为法。方药选用：厚朴八味饮合橘皮竹茹汤加减。治疗法则：行气除满、降逆止呕。常用组方：川厚朴、半夏、枳壳、木香、莱菔子、橘皮、竹茹、生姜、甘草、大枣。厚朴八味饮为刘氏家传经验方，方中厚朴为君药，燥湿消痰、下气除满；半夏为臣，燥湿化痰、降逆止呕；枳壳理气宽中、行气消胀，木香行气止痛、健脾消食，莱菔子消食除胀、下气化痰，枳壳、木香、莱菔子共为佐使药。橘皮竹茹汤出自《金匮要略》，具有降逆止呃之功效，方中橘皮行气和胃以止呕，竹茹清热安胃以止呕，共为君药；生姜和胃止呕，与竹茹合用，清中有温，为臣药；甘草、大枣益气补中，并调药性，为佐使药。两方合用共奏行气除满、降逆止呕之功。随症加减：行气和胃者加香附、砂仁；燥湿和胃者加苍术、砂仁、白豆蔻、薏苡仁；降逆和胃者加旋覆花、代赭石、槟榔等。

（三）术后、化疗后扶正气，补肾养血

正气虚是乳腺癌发生的重要内在因素。对乳腺癌的治疗一般先进行手术，再进行化疗或放疗等，手术损伤人体气血，对人体正气造成损伤，术后最常见气血两虚，气虚不运，脾胃运化无力，导致气血化生不足，形成不良循环，加重病情。所以术后、化疗后病机为以虚为主，虚实夹杂，在此期多表现为脾胃虚弱、气血两虚等证型，故治疗以扶正健脾、补肾养血为主。张元素说："养正积自除"，故扶助正气既可以提高患者免疫力，又可以减轻化疗后的不良反应，保证后续治疗更好进行。方药选用：贞芪八珍汤加减。治疗法则：益气补血。常用组方：黄芪、女贞子、熟地黄、白芍、当归、川芎、人参、白术、茯苓、炙甘草、鸡血藤、阿胶等。方中八珍汤由四君子汤、四物汤组成，四君子汤健脾益气，具有调节胃肠功能，提高机体免疫力，抗肿瘤，抗疲劳等多个功效；四物汤补血理气活血，为补血第一要方，补血而不滞血，活血而不伤血，且现代药理研究发现其具有补血、抗氧化等作用，临床常用于恶性肿瘤患者。黄芪补气升阳，生津养血，助人参益气扶正；女贞子补益肝肾，具有抗肿瘤作用；鸡血藤活血补血，使补而不滞，且多项研究表明，鸡血藤具有抗肿瘤作用；阿胶助熟地黄滋阴养血。

术后化疗常可导致骨髓抑制，出现白细胞、血小板减少，部分患者甚至会出现血红蛋白下降，导致机体抵抗力进一步降低，此期治疗仍应以益气健脾、补肾养血为法。方药选用：益气保元汤加减。常用组方：黄芪、党参、白术、茯苓、当归、白芍、肉桂、沙苑子、女贞子、枸杞子、菟丝子、桑寄生、黄精、鸡血藤、阿胶、鹿角胶等；本方以黄芪、党参、白术、茯苓、当归、白芍、鸡血藤、阿胶益气补血，肾为先天之本，只有肾精充足才可化生精血，故以沙苑子、女贞子、枸杞子、菟丝子、桑寄生、黄精、鹿角胶补肾填精。

术后放疗在破坏肿瘤细胞分泌的同时，对于正常的器官也会引起损伤，放疗为火热之毒，易损伤阴津，治疗以滋阴清热、养阴生津为法。方药选用：沙参麦冬汤加减。常用组方：沙参、麦冬、天花粉、玉竹、百合、桑叶、白扁豆、桑白皮、地骨皮、黄芩、石膏、五味子、当归、白芍等。

三、病案举例

案例1：李某，女，40岁，患者以“发现左乳腺癌10天”为主诉就诊。2019年9月27日发现左乳小结节，就诊于我院，查乳腺超声提示：BI-RADS分型为Ⅳb类；左乳上侧象限局部腺体较对侧结构稍紊乱，左乳内侧象限似见不规则结节状影，边界不清，形态欠规则，建议结合超声或磁共振检查；双侧致密型乳腺。左乳肿物穿刺病理示：左乳穿刺活检浸润性癌。刻下症见：情绪低沉，夜寐不佳，纳食可，二便调，舌质稍暗，苔白，脉弦细。中医诊断：乳岩。

证属肝郁脾虚、乳络瘀阻。治疗法则：疏肝健脾，养血通络。

方药选用：逍遥散加减。常用组方：柴胡15g，当归15g，赤芍15g，薄荷12g（后下），香附15g，醋青皮12g，麸炒白术15g，茯苓15g，郁金15g，酒女贞子18g，鸡血藤30g，皂角刺8g，炒莱菔子15g，炒酸枣仁18g，合欢皮30g，首乌藤15g，远志9g。7剂，每日1剂，水煎取汁400mL，分早晚两次温服。

于2019年10月13日行左乳保乳＋前哨淋巴结活检术，术后病理示：第一次送（左前哨）淋巴结（1/4个）有癌转移，第二次送（左侧乳腺）非特殊型浸润性癌Ⅲ级，周围有高级别导管原位癌成分（约占30%），（上、下、内、外切缘及基底）未见癌组织、皮肤组织。免疫组化：E-cadherin（+），P120（+），AR（弱+，+30%），ER（强+，+90%），PR（−），HER2（术后3+），CK5/6（−），P53（+3%），Ki-67（+20）。

10月23日二诊：疲乏无力，食欲减退，情绪低沉，夜寐不佳，舌质淡，苔白，脉弦细。方药选用：贞芪八珍汤加减。治疗法则：益气补血。常用组方：黄芪30g，女贞子15g，熟地黄12g，白芍15g，当归15g，川芎12g，人参6g，白术 15g，茯苓 15g，阿胶 8g（烊化），合欢皮 30g，首乌藤 15g，远志 9g。共服 21 剂。

患者于 11 月 18 日开始行化疗治疗。11 月 20 日三诊：睡眠好转，纳差，恶心，全身乏力，情绪不佳，舌质淡，苔白厚，脉弦细滑。治疗法则：行气和胃，降逆止呕。方药选用：厚朴八味饮合橘皮竹茹汤。常用组方：姜厚朴 12g，陈皮 15g，清半夏 12g，木香 10g（后下），醋香附 15g，竹茹 15g，旋覆花 15g（包煎），麸炒枳壳 15g，炒鸡内金 15g，炒莱菔子 15g，砂仁 6g（后下），煅牡蛎 30g（先煎），煅龙骨 30g（先煎）。14 剂，水煎服，每日 1 剂。

12 月 4 日四诊：食欲增加，无恶心，仍乏力，睡眠尚可，二便调，舌质淡苔白，脉弦细。查血常规示：白细胞 1.6×10^9/L。治疗法则：健脾扶正，补肾养血。方药选用：贞芪八珍汤加减。常用组方：黄芪 30g，党参 12g，麸炒白术 15g，茯苓 15g，熟地黄 12g，当归 15g，白芍 15g，川芎 9g，鸡血藤 30g，酒女贞子 30g，炒鸡内金 30g，炒莱菔子 15g，炒麦芽 30g。21 剂，水煎服，每日 1 剂。

12 月 25 日五诊：乏力减轻，情绪不畅，纳食可，睡眠可，二便调，舌质淡，苔薄白，脉弦细。查血常规示：白细胞 5.8×10^9/L。患者初始应用“重组人粒细胞集落刺激因子注射液”100μg，每日一次，现已减少至每周二次。治疗法则：疏肝健脾，补肾养血。方药选用：逍遥散加减。常用组方：柴胡 15g，当归 15g，白芍 15g，薄荷 12g（后下），香附 15g，醋青皮 12g，麸炒白术 15g，茯苓 15g，郁金 15g，酒女贞子 18g，鸡血藤 30g。后仍坚持化疗，继续配合中药治疗 1 年余，病情稳定。

按语：本例患者发病后初次就诊，患者谈起病情情绪低落、流泪。术前、化疗前，患者以肝气郁结、乳络瘀阻为主，故治疗以逍遥散加减，疏肝理气、化瘀通络、健脾安神；手术治疗后患者气血虚，且术后病邪已去，以贞芪八珍汤加减益气补血；化疗后患者消化道不良反应明显，以行气和胃降逆止呕为主，患者症状缓解，再次化疗时症状已比前次减轻，化疗症状缓解后出现骨髓抑制，以扶正健脾补肾养血为主，使患者正气充盛，白细胞升高，且应用“重组人粒细胞集落刺激因子注射液”的量明显减少。后续患者状态好转，能很好地完成化疗。在西医治疗乳腺癌的不同阶段进行中医辨证治疗，并在整个治疗过程中贯穿疏肝、和胃、扶正的疗法，特别强调“保胃气”的重要性，从而取得了良好的疗效。

案例 2：张某，女，51 岁，以“左侧乳腺癌术后 8 个月，肺转移维持治疗中”为主诉就诊。患者 8 个月前行“左侧乳腺癌改良根治术”，术后病理示：左乳非特殊型浸润性癌Ⅲ级伴坏死，肿瘤大小 2cm × 2cm，同侧腋窝淋巴结 2/16 个有癌转移。免疫组化示：ER（50%，中等），PR（30%，中等），HER2（3+），Ki-67（+30%）。术后行 EC-T 方案化疗。近期患者复查出现肺转移，遂来我院门诊就诊。刻下症见：纳食差，胃胀，恶心，乏力，大便不畅，无腹痛，无咳嗽、咳痰，舌质淡苔白，脉沉弦细。诊断：乳岩。

证属气血两虚，乳络瘀阻。治疗法则：行气和胃，降逆止呕。

方药选用：厚朴八味饮加减。常用组方：陈皮 12g，清半夏 12g，木香 9g（后下），麸炒枳壳 15g，姜厚朴 12g，砂仁 9g（后下），炒莱菔子 15g，醋香附 15g，炒鸡内金 15g，连翘 15g，煅瓦楞子 30g，海螵蛸 30g。14 剂，水煎服，每日 1 剂。

二诊：患者纳食增加，胃胀、恶心明显好转，仍乏力，大便尚可。舌质淡苔白，脉沉细弱。治疗法则：益气养血，化瘀通络。方药选用：贞芪八珍汤加减。常用组方：熟地黄 12g，当归 15g，炒白芍 15g，川芎 10g，黄芪 30g，党参 12g，炒白术 15g，茯苓 15g，女贞子 30g，鸡血藤 30g，地榆炭 30g，白及 30g。14 剂，水煎服，每日 1 剂。

三诊：患者未诉明显不适，纳食可，乏力减轻，大便偏干，舌质淡红，苔薄白，脉弦细。治疗法则：疏肝健脾，兼清郁热。方药选用：丹栀逍遥散加减。常用组方：北柴胡 12g，当归 15g，白芍 15g，薄荷 9g（后下），醋香附 15g，麸炒白术 15g，茯苓 15g，炒鸡内金 15g，炒莱菔子 15g，火麻仁 30g，槟榔 15g，牡丹皮 9g，栀子 15g。14 剂，水煎服，每日 1 剂。并加服贞芪扶正胶囊。此后以此方加减服 1 个月。

四诊：患者纳食量增加，活动后乏力，大便较前好转，舌质淡苔白，脉细。现仍定期化疗，查血常规示：白细胞 1.8×10^9/L。方药选用：益气保元汤。常用组方：黄芪 30g，党参 12g，炒白术 15g，茯苓 15g，陈皮 15g，清半夏 12g，砂仁 9g，当归 15g，白芍 15g，丝瓜络 12g，鸡血藤 30g，女贞子 30g，地榆 30g，鸡内金 30g，鳖甲 15g，龟甲 15g。14 剂，水煎服，每日 1 剂。

患者坚持口服中药，以上方加减，继以八珍汤加女贞子、鸡血藤、枸杞子、阿胶。14 剂，水煎服，每日 1 剂。复查血常规示：白细胞 3.8×10^9/L。

此后患者坚持服中药治疗，后于门诊就诊，未诉明显不适，复查各项指标稳定。

按语：本例患者一诊时为“化疗后消化道反应大”，急则治其标，以行气和胃，降逆止呕，方以厚朴八味饮加减，脾恶湿，胃恶燥，湿有凝滞之性，必得燥以制约，燥又必须受湿之柔润以和，这样燥湿相得，才能运化水谷精微，进而化生为气血。待患者脾胃功能恢复后，根据乏力、舌淡苔白、脉细等征象，结合白细胞水平降低，考虑患者肿瘤术后及化疗后，正气不足，脾失健运，胃不受纳，脾胃失调，气血乏源，出现气血两虚之证，以健脾益气、补肾养血之益气保元汤加减调治，改善症状，顾护患者正气，起到保胃气的作用，提高生存质量，同时提升白细胞水平。《黄帝内经》曰：“正气存内，邪不可干”“邪之所凑，其气必虚”。可见正气不足、脾胃虚弱是导致该患者肿瘤发生和发展的一个重要原因。特别是根据患者不同阶段的特点，分别给予益气补血、和胃健脾、疏肝理气的“三位一体”独创疗法。此疗法经过刘永惠教授长期的临床验证，显示出较好疗效。

四、结语

乳腺癌的形成与患者先天正气虚、冲任失调，加之后天长期情志不畅气机阻滞，乳络气血瘀滞不通，乳络瘀阻有关。目前乳腺癌早期发现手术治疗生存率高，对于中、晚期乳腺癌远期治疗常常不理想，所以后续需要连续化疗，西医治疗手段以清除癌细胞为主，中医治疗以提高患者免疫力，减轻化疗、放疗不良反应，提高生存质量，增强治疗信心为主，保证顺利完成西医治疗，应用中西医结合以期达到最佳的抗癌作用。中医在乳腺癌的治疗中有着举足轻重的作用，在术后、化疗后尤其重要，特别是化疗后，消化道反应、骨髓抑制、免疫力低是最为突出的不良反应，这些直接影响患者后续治疗及预后情况，所以中医治疗应贯穿其治疗的各个阶段。术前、化疗前以疏肝理气、化瘀通络为主；化疗过程中以保胃气、健脾和胃为主；术后、化疗后以扶正气、补肾养血为主。这样有计划地将中医药治疗和手术、放化疗等相结合，达到增加近期疗效和减轻不良反应的目的，更重要的是减轻肿瘤转移及复发的风险，改善肿瘤患者预后，并最终达到延长生存期，提高生存率的目的。

（陈香妮）

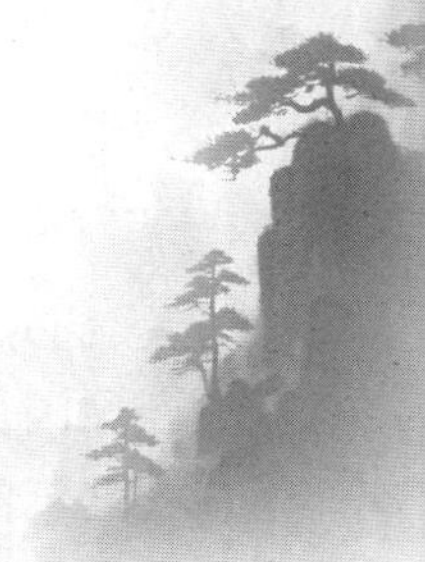

第六章

刘永惠教授辨治痹证的经验总结

痹证是指人体机表和经络因感受风、寒、湿、热等引起的以肢体关节及肌肉酸痛、麻木、重着、屈伸不利，甚或关节肿大灼热、关节僵硬畸形等为主症的一类病证，为经气受阻，经络不畅，气血痹阻不通，筋脉关节失于濡养所致，多系外因结合内因而成，是临床常见病、多发病，中医药治疗具有良好的疗效。痹证和现代医学风湿性关节炎、类风湿关节炎、骨性关节炎、痛风等疾病相关。

一、痹证的病因病机

痹证的发生，病因各异，或外邪，或内因，或内外合邪，最终导致机体气血阴阳失调，经络阻滞，气血痹阻而发病。

（一）外感风寒湿热邪

《黄帝内经·素问·痹论》曰："风寒湿三气杂至，合而为痹也。"《儒门事亲·痹论》曰："此疾之作，多在四时阴雨之时，及三月九月，太阴寒水用事之月……或濒水之地，劳力之人，辛苦过度，触冒风雨，寝处津湿，痹从外入。"以上论述均强调外邪致病，如久居寒冷潮湿之地，风寒湿邪注于肌腠经络，滞留于关节筋骨，导致经络气血痹阻而发为风寒湿痹；若久居炎热潮湿之地，外感风湿热邪，袭于肌腠，壅于经络，痹阻气血经脉发为风湿热痹。若素体阳盛血热，复感风寒湿邪，从阳化热，则发为热痹，以关节红肿热痛为特点。痹者，闭也，为风寒湿热等外邪闭阻经络而致。

（二）正虚为发病之本

《黄帝内经·素问·刺法论》曰："正气存内，邪不可干"。《严氏济生方》曰："皆因体虚，腠理空疏，受风寒湿气而成痹也"。《金匮要略心典》曰："盖非肝肾先虚，则虽得水气，未必便入筋骨。非水湿内侵，则肝肾虽虚，未必便成历节。仲景欲举其标，而先究其本，以为历节多从虚得之也"。机体脏腑功能不足，正气下降，卫外功能减弱，诸邪才能乘虚而入。一为先天禀赋不足，主要是指肝肾不足，肝主藏血，肾主藏精，精血互生，肝肾同源，肝肾不足则本虚显著，诸邪得可乘之机；二为后天机体失养，主要为脾虚失运，脾胃仓廪之官，人身气血津液的生化，都有赖于脾的运化功能，若脾失健运，则后天无以充养，外邪则乘虚而入。故痹证发病，正虚为发病之本，尤以肝脾肾不足为要。

（三）久病瘀阻经络

叶天士提出“初病在经，久病入络”“经主气，络主血”“初为气结在经，久则血伤入络”“风寒湿三气合而为痹，然经年累月，外邪留着，气血皆伤，其化为败瘀凝痰，混处经络，盖有诸矣”等观点。风寒湿热等外邪入侵，客于经络，日久不去，必定耗伤气血，气虚则无力推动血液运行，血虚则脉络不利，血流艰涩，最终瘀血内生，阻于经络，筋脉关节失养受阻，不通则痛，不荣则痛，瘀血不除，经络不通，痹证难以缓解。

二、痹证辨证特点

（一）从经络气血辨痹证

风、寒、湿三气为痹证致病之外因，但同一环境、同一条件下有得病者，亦有不病者，究其缘由应归于机体经气之多少，气血之盛衰、正虚邪侵是痹证的基本病机。痹证为经络之病，凡风寒湿痹者，入于经络，经气强弱，决定病与不病，经气胜者则不病或病轻，经气弱则得病或病重。《类证治裁·痹症论治》：“诸痹……良由营卫先虚，腠理不密，风寒湿乘虚内袭。正气为邪气所阻，不能宣行，因而留滞。气血凝涩，久而成痹。”禀赋不足、劳役过度、大病、久病或产后导致经脉气血不足是痹证发病的内在因素，风寒湿热诸邪从外侵入留滞是痹证发病的外在因素，外因内因共同致病，痹证由此而生。

（二）从脏腑辨痹证

痹证除与经络气血密切相关外，还需重视脏腑辨证，因为经气的强弱取决于脏腑的盛衰，尤其是肝脾肾三脏最为重要。正如《金匮要略·中风历节病脉证并治》所说：“寸口脉沉而弱，沉即主骨，弱即主筋，沉即为肾，弱即为肝。”“盛人脉涩小，短气，自汗出，历节疼，不可屈伸，此皆饮酒汗出当风所致。”前者说明肝肾气血不足，后者说明脾虚湿盛，可见肝、脾、肾的盛衰与经气的强弱有着密切关系。肝主藏血，在体合筋，诸筋者，皆属于节，筋主束骨利关节，司运动，但是筋有赖于肝血的滋养，若肝血不足，筋脉失于濡养则成痹。如《黄帝内经·素问·五脏生成》曰：“肝受血而能视，足受血而能步，掌受血而能握，指受血而能摄”。另外，肝主疏泄，调畅气机，气行则血行，若肝失疏泄，不能畅达气机，则血运失常，瘀血内生，痹阻筋脉，或筋脉失于濡养而为病。脾为后天之本，为气血生化之源，脾气虚弱，气血生化无源，经气不足，筋骨关节失养而为痹，且脾虚日久，气血亏虚，外邪乘虚而入而致病。如《黄帝内经·素问·太阴阳明论》曰：“脾病不能为胃行其津液，四肢不得禀水谷气，气日以衰，脉道不利，筋骨肌肉皆无气以生，故不用焉”。肾为先天之本，主骨生髓，肾精充盛，方能筋骨劲强，若肾虚精髓不足，则骨不能养，可出现筋骨、关节疼痛等痹病表现。

（三）痹证急缓辨证分型

痹证根据发病特点可分为急型和缓型。急者失治则陷于脏，内舍于心，缠绵难愈，可变为缓型；缓者每遇气候变化或衣着寒暖失宜则易于发病，失于诊治，亦可变为急型。风寒湿痹为痹证缓型，热痹为痹证急型。

痹证缓型多以风、寒、湿三种邪气同时受之为致病之因，表现为肌肉、筋骨、关节等处之疼痛、酸楚、重着、麻木，甚至关节肿大、屈伸不利等症，但临证所见，凡两种病因同时受之即可得病，风寒湿三种外因侵犯人体之后，以风为主者，证见肢体关节或肌肉疼痛，游走不定，称行痹；以寒为主者，证见肢体关节或肌肉疼痛剧烈，痛有定处，遇寒疼痛加重，有的皮下由于寒气凝结而有硬结，触之而痛，称痛痹；以湿为主者，证见肢体关节、肌肉重着、麻木，活动不便，称着痹。一般来说，痹证缓型者，病入经络，一般多不陷于脏。

热痹以热邪致病为主，热邪之产生，多由风寒湿邪从阳化热而成，或直接感受火热形成，或脏腑功能失调所致，常伴有口干舌燥、咽喉干痛、烦热红肿、溲赤便秘等热证特点。风热入于血中，热与血合，流注全身，筋骨受血热所蒸，故周身筋骨和关节疼痛、强直；血热妄行，胸背及两臂内侧常易出现环形红斑，此为脉痹，脉痹者，最易内舍于心，心悸气短，病变迅速。

急型痹证可转化为缓型痹证，缓型亦可转化为急型，风寒湿痹为病邪入侵经络，郁久化热，入于血中热势则作，严重者迫血旺行转化为急型；反之热痹治疗得当，可以痊愈，若治疗不及时或不彻底，虽热势已退，肌肉、关节疼痛大减，常易由急型转化为缓型。

三、痹证治疗特点

（一）补气养血治疗缓型风寒湿痹证

风寒湿痹者虽证在经络，病理因素为风、寒、湿，然实为肝肾脾虚，而肝肾不足则由脾气不充所致。而补气以固脾虚，养血以滋肝肾，“补气养血”乃治疗之本；除风、燥湿、通络、止痛则因证而设，合而共效。以刘氏黄芪赤风汤为代表方，有补气养血、温经散寒、祛风通络、除湿止痛之功，标本兼顾，可获良效。黄芪赤风汤出自王清任所著《医林改错》下卷，由生黄芪 2 两、赤芍 1 钱、防风 1 钱组成，王清任原用此方主治瘫腿和诸疮等病。刘氏黄芪赤风汤在黄芪赤风汤基础上拓方应用，其药物组成为黄芪、赤芍、防风、当归、威灵仙、防己、木瓜、桂枝、牛膝、伸筋草、透骨草。该方为刘氏家传治疗风寒湿痹证之经验方，以黄芪补脾气，当归、赤芍以安神，防风、威灵仙以祛风，防己、木瓜以除湿，桂枝、牛膝、伸筋草、透骨草以通络止痛。经刘氏家传几代应用，疗效颇著。如为行痹者，加羌活、独活；痛痹者加干姜、乳香；着痹者重用防己，并加薏苡仁。

（二）清热活血通络治疗急型热痹证

急型热痹因热入血脉，常易产生变症，成为脉痹，内舍于心，应急以甘寒清热，苦寒解毒，佐以解肌宣肺，同时尤要重视活血通络，因为痹证患者经脉气血被风热之邪壅滞，运行流通不畅，日久成瘀，血瘀血热相互作用，肌肉关节筋骨灼热疼痛。热痹的治疗以白虎桂枝汤为基础方，白虎桂枝汤出自《金匮要略》，书中记载"温疟者，其脉如平，身无寒，但热，骨节疼烦，时呕，白虎加桂枝汤主之"，原方的病机特点为寒热夹杂的表里兼证，方中白虎汤清热除烦，养胃生津，桂枝疏风通络，但是用于治疗风湿热痹证还需在此方基础上加苦寒之黄芩、大青叶；宣肺之杏仁、桔梗；周身强直困痛者，重用防己并加木瓜；并加活血通络之品红花、丹皮、赤芍，除活血外还取"治风先活血，血活风自灭"之意。

（三）重视整体辨证论治

无论是缓型风寒湿痹还是急型热痹，在关注局部辨病的同时都应重视整体辨证，因人体是一个以脏腑经络为核心的有机整体，各脏腑组织间是互相联系、互相影响、互相促进的，当人体调节功能失常时，就会发生疾病，痹证亦是如此。而痹证的基本病机为正虚邪实，以正虚为本，以邪实为标，故治疗时需将扶正与祛邪并进，标本同治，扶正即根据个体差异及疾病不同阶段，采用养气血、健脾胃、补肝肾等治法，祛邪即根据机体感邪不同，采用祛风、散寒、除湿、清热等治法。同时，因血瘀为痹证的重要病理因素之一，在病程的始终还应重视活血通络治法，瘀血除则经脉通，气血流注顺畅，全身筋脉肌肉关节得以濡养。

四、病案举例

案例 1：患者张某，女，33 岁，以"手足关节疼痛 3 年"为主诉就诊。3 年前产后遇冷，出现手足关节疼痛，时轻时重，遇寒加重，来诊时手足关节疼痛明显。舌质淡，苔薄白，脉细。查风湿三项正常。

证属风寒湿痹。治疗法则：补气养血，温经散寒，祛风通络，除湿止痛。

方药选用：刘氏黄芪赤风汤加减。常用组方：生黄芪 30g，赤芍 15g，当归 15g，防己 9g，防风 12g，千年健 15g，威灵仙 15g，桂枝 10g，丝瓜络 9g，羌活 9g，独活 9g，炙甘草 6g。

服上方 7 剂后，手足关节疼痛明显减轻，守方继服 14 剂，手足关节疼痛基本缓解。

按语：该患者为产后受寒引起的手足关节疼痛，属风寒湿痹证，产后机体虚弱，腠理疏松，营卫不固，风寒湿邪乘虚而入，注于经络，流于关节，气血痹阻而发，以刘氏黄芪赤风汤补气养血，温经散寒，祛风通络，除湿止痛，标本兼顾，方中黄芪补脾益气，当归补血安神，防风、威灵仙、千年健祛风，防己、羌活、独活除湿，赤芍、桂枝、丝瓜络活血通络止痛。

案例 2：患者杨某，男，36 岁，2016 年 7 月 2 日一诊。双踝关节红肿、灼热疼痛半月余，行走困难，伴口渴咽干，小便黄，大便干、难解，舌红苔黄，脉滑数。查风湿三项正常，肾功能检查示：尿酸 590μmol/L。

证属风湿热痹。治疗法则：清热利湿，活血通络，除痹止痛。

方药选用：白虎桂枝汤加减。常用组方：石膏 30g，知母 12g，桂枝 9g，黄芩 12g，大黄 9g（后下），猪苓 12g，防己 18g，木瓜 12g，伸筋草 12g，透骨草 12g，丝瓜络 12g，红花 9g，丹皮 12g，赤芍 12g，生甘草 6g。7 剂。

嘱患者多饮水，低嘌呤饮食。

二诊：患者双踝关节红肿热痛较前明显减轻，口渴咽干缓解，大便正常，上方去大黄，加白茅根 30g、玉米须 30g，继服 1 个月，双踝关节红肿热痛基本缓解。复查肾功能示：尿酸 504μmol/L，嘱其继续低嘌呤饮食，以玉米须 30g、白茅根 30g 长期代茶饮。

按语：该患者为素体郁热，与风湿相搏，阻于关节，气血运行不畅，而致关节红肿热痛，属风湿热痹。年轻男性，阳盛之体，平素喜食肥甘，湿热内郁，外邪内侵后，风、湿、热诸邪相合，客于经络、关节、肌肉，气血郁滞不通，致双踝关节红肿、灼热疼痛半月余，行走困难，热邪伤津，见口渴咽干，小便黄，便秘，舌红苔黄，脉滑数。以白虎桂枝汤加减清热除湿、活血通络，方中石膏、知母清热生津，黄芩清热解毒，大黄清热通便，猪苓、木瓜、防己除湿，伸筋草、透骨草、丝瓜络通络，红花、丹皮、赤芍活血，甘草调和诸药。二诊加白茅根、玉米须有清热利尿降尿酸的功效，长期代茶饮可持续降低尿酸。

五、结语

痹证的产生多因机体正气不足，风、寒、湿、热等外邪侵袭，痰瘀内生等病理因素相互作用，导致经脉闭阻，气血运行不畅，筋骨肌肉关节失于濡养。缓型风寒湿痹的治疗除祛风、燥湿、通络、止痛之外，必须兼以补气养血为要，急型风湿热痹的治疗，应在甘寒清热、苦寒解毒、宣肺的同时，更应注重以活血通络为先。临床辨证需认准病机变化，再遣方用药，并需临证变通，实行个体化治疗，以奏良效。

（曹丽君）

第七章

刘永惠教授辨治妇科病的经验总结

一、肾虚血瘀理论与妇科病的学术思想总结

（一）脏腑、气血经络与女性生理特点的关系

脏腑在女性生理活动中所起的主要作用是化生精血、促进发育、滋生天癸、产生月经等。肾、肝、脾三脏与女性的生理活动过程最为密切，而这三脏中又是以肾为基础，在女性生理活动中的作用最为重要。肾藏先天之本，为冲任之本，天癸之源，也是生长、发育、生殖的根本。月经的产生是依赖天癸的泌至和冲、任二脉的通盛，而天癸来源于肾，冲、任二脉的通盛，也取决于肾气的盛衰。肝藏血，主疏泄，司血海，在月经的化生、周期、经量的调节方面起着重要的作用。脾胃为后天之本，气血生化之源。凡月经之能潮，胎之能养，乳汁之能化，均由脾胃生化之气血赖以充养。女子在体为阴，以血为本，肾主藏精，肝主藏血，精血互生；脾主统血，为后天之本，水谷为气血生化之源，肾藏先天之精，与脾共同完成生血的功能。女子一生的生理过程即经、孕、胎、产、乳均离不开血，不但要血源充盛，而且要血脉通达。所以，肾是女子生理的保证，血是女子健康的条件。

此外，气血、经络在女性生理活动中也发挥着重要作用。女子的经、带、胎、产、乳均以精血为本，以气为用。月经为血所化，妊娠需养血养胎，生产靠气来推动，产后血化为乳以营养婴儿。经络在女性生理中的作用，主要表现在奇经八脉中的冲、任、督、带脉的作用上，其生理功能主要是对十二经脉的气血运行起着蓄溢调节的作用。冲、任、督、带在女性生理中所起的作用，是运行气血、调节气血、沟通气血，使之行之有道，来去自如，方能保证经、孕、胎、产、乳如常。其中尤以冲、任二脉，在女性生理中占有重要地位。

（二）肾虚血瘀与女性病理特点的关系

女性妇科疾病的发病机制多为脏腑功能失调，冲任督带损伤，气血不足或阻滞所造成的经、带、胎、产、乳异常。与妇科病发病最为密切的主要是肾、肝、脾三脏。妇女所有的生理活动均依赖于肾气的旺盛，肾精的充沛，如因先天禀赋不足或后天疾病伤肾等情况，引起肾阴阳平衡失调，生精、化气、生血功能不足，则导致天癸的产生与泌至欠佳，冲任失固失养，系胞无力，种子成胎生化异常，从而发生与其有关的妇科疾病。虽然肝脏与妇科病发病关系密切，但由于肝肾同源，精血互生，所以与肝有关的大部分疾病，其根本原因还是在于肾虚。脾为气血的生化之源，又统摄着血的运行。脾虚则气血生化无源或脾不统血等均能导致妇科疾病的发生，而脾气的健旺也赖于肾阳的温煦，故而与脾虚有关的妇科疾病，本源还是肾虚。

由于女性生理消耗，所致血常不足，气常有余，因而最易气血失调。气血失调是妇科最易发生的病变，也是妇科病证的病理特征。气血来源于脏腑，经络是气血运行的通路，所以脏腑或经络病变均会表现出气血失调的症状。血瘀是妇科最常见的病证。寒凝、热结、气郁、气虚、恶血内留或冲任受阻均可导致血瘀的发生。由气虚、气滞、气逆所致的妇科疾病，临床上大多也是以血的病证表现出来。经络是脏腑间相互联系的通路，当冲、任、督、带损伤，既影响脏腑功能，又可导致气血失调，损及胞宫而发生妇科诸证。综上所述，肾虚血瘀为妇科疾病之本。

（三）补肾化瘀法治疗妇科病

妇女由于经、孕、胎、产、乳皆伤于血，以致气血阴阳偏盛偏衰，脏腑功能失调，冲、任、督、带损伤。在临床实践中，几乎所有妇科病均与血瘀证有关，寒热虚实均兼有血瘀，因此根据肾虚血瘀为妇科疾病之本，提出以“补肾化瘀法”为治疗妇科病的基本原则，在采用补肾气、疏肝气、健脾气、调气血、固冲任等方法治疗时兼用活血化瘀之法。对月经病在辨别其虚实寒热后进行施治，分别给予滋补肾阴或温补肾阳治本，同时给予化瘀治疗。对于带下病，多为脾失健运、肾气虚弱所致，除湿热带下症以外，均应以补肾健脾祛湿为主。对于崩漏的治疗，提出“益气补肾、养血补肾、化瘀补肾、凉血补肾、固冲补肾”五法治疗，其疗效均优于单纯健脾法。

（四）肾虚血瘀与围绝经期综合征

现代医学认为围绝经期综合征与机体代谢和内分泌功能减退，特别是性腺功能减退有密切关系。中医学认为妇女到了 49 岁左右，由于天癸衰竭、冲任衰退，形体开始衰老。其中主要表现为肾阴精开始衰退，继之肾气亦虚衰。围绝经期综合征患者多由于肾阴不足形成一系列病理变化，常见中医证候有：①肾阴不足、肝阳偏亢；②水火不济、心肾两阴俱虚；③肾水不足反来侮土。围绝经期综合征其根本仍是以肾虚为本，治疗上分别采用滋肾水潜肝阳、滋肾养血安神、健脾益气佐以补肾，可收良效。

二、基于肾虚血瘀理论治疗早发性卵巢功能不全

早发性卵巢功能不全是指卵巢功能障碍，导致其产生卵子能力减弱，卵

泡质量下降，性激素分泌水平下降，主要表现为月经紊乱、潮热、阴道干涩等，常伴随一系列心理症状，严重影响女性的生活和工作，若不及时治疗，1~6 年可发展为卵巢早衰。早发性卵巢功能不全与很多潜在的远期并发症密切相关，包括不孕、神经认知障碍等。此外，一些未经治疗的早发性卵巢功能不全女性具有较高的心理疾病发病率，如心理应激、焦虑、抑郁等。

卵巢早衰指女性在 40 岁之前因自体免疫、遗传、心理等因素引起的雌激素水平降低、促性腺激素水平升高，并伴有心慌、烦躁、易怒等症状，继发闭经及不孕等严重后果，对女性的身心健康与生命质量造成不良影响。该病在 15~29 岁女性中的发病率为 0.1%，在 30~39 岁约为 1%。

由于面临社会、家庭及工作的压力，近年来女性的早发性卵巢功能不全及卵巢早衰发病率呈逐年上升及发病年龄逐渐年轻化的趋势。现代医学对于早发性卵巢功能不全及卵巢早衰的主要的治疗方式为激素补充治疗及辅助排卵治疗等，这种治疗方法起效快、效果好，但只能暂时缓解症状，并不能使受损卵巢组织有效恢复，且存在着乳房疼痛及阴道受损等不良反应，长期的激素补充治疗还有增加乳腺癌、中风等疾病风险，并且对于治疗持续到自然绝经年龄后多久尚无明确指南。免疫因素是早发性卵巢功能不全的病因之一，因此免疫治疗对于早发性卵巢功能不全患者也是必不可少的，但长期的糖皮质激素使用会产生诸多不良反应，如免疫抑制、骨质疏松、内分泌功能紊乱，以及血糖、血脂异常等。

在中国古典书籍中并无早发性卵巢功能不全及卵巢早衰相对应疾病名称的明确记载，根据其临床表现，将其归属于“血枯”“经水早断”“闭经”“不孕”等病症范畴。中医认为“经水出诸肾”“肾藏精，主生殖”。女性生殖生理特点表现为卵泡发育成熟及排出，卵泡发育需要的物质基础为肾藏之精，“肾虚血瘀为妇科疾病之本”，本病发病以肾精亏虚为本，与肝脾肾三脏脏腑气血失调有关，常兼有血瘀、气滞、痰瘀、寒凝等。“补肾化瘀法”为妇科病治疗的基本原则，在采用补肾气、疏肝气、健脾气、调气血、固冲任等方法治疗时兼用活血化瘀之法。补肾通经方以补肾化瘀为基本治法，治疗早发性卵巢功能不全及卵巢早衰效果甚好。

病案举例

患者张某，女，31 岁，以“月经异常 6 个月”为主诉就诊。6 个月前出现月经量少，经期缩短，伴腰痛、乏力，偶有腹胀，舌质淡苔白，脉细。中医诊断：月经病。

证属肾虚血瘀。治疗法则：补肾化瘀。

方药选用：补肾通经方。常用组方：黄精 18g，鹿角胶 5g，芡实 15g，益智仁 15g，枸杞子 15g，桑寄生 15g，桃仁 10g，当归 15g，川芎 9g，熟地黄 24g，蒲公英 24g，白芷 12g，玫瑰 12g，玉竹 10g，薏苡仁 15g，茯苓 15g。每日 1 剂，水煎剂，分早晚服，连续服用 3 个月。

经期不停服，并在经前一周同时加用逍遥丸，口服，一次 8 丸，一日 3 次；经后一周同时加用归脾丸，口服，一次 8 丸，一日 3 次，连续治疗 3 个月经周期。

二诊：经量较前增多，腰痛明显减轻。

按语：早发性卵巢功能不全及卵巢早衰在临床中比较常见，其病因复杂，与染色体异常、遗传疾病、医源性损伤、病毒感染等因素有关，患者发病后的主要临床表现是闭经、失眠、注意力不集中、性欲下降、不孕不育、外阴萎缩等，会对患者健康造成较大的负面影响。本病发病率呈逐年升高的趋势，且向着年轻化方向发展，对女性的生活、工作等方面造成严重影响。早发性卵巢功能不全及卵巢早衰患者的治疗难度较大，激素补充治疗虽然能在一定程度上改善患者卵巢功能，缓解由于雌激素缺乏而引起的围绝经期症状和代谢异常，但总体疗效欠佳，且长时间应用激素会增加血栓性疾病和患癌风险，且易复发，无法从根本上治疗本病。

中医学中没有对该病的记载，根据临床症状，将其归属于“月经过少”“闭经”“年未老经水断”等范畴。根据“肾虚血瘀为妇科疾病之本”，本病发病以肾精亏虚为本，与肝脾肾三脏脏腑气血失调有关，常兼有血瘀、气滞、痰瘀、寒凝等。补肾通经方以黄精、鹿角胶、芡实、益智仁、枸杞子、桑寄生滋补肝肾，固精养血健脾；桃仁、当归、川芎、熟地黄取“桃红四物汤”之意，养血活血；玫瑰疏肝解郁；玉竹养阴润燥；蒲公英、白芷、薏苡仁、茯苓清热燥湿。全方有补有泄，既能补肝肾，益精血，又有养血化瘀，疏肝清热燥湿之功效。依据肾中阴阳此消彼长、气血在经血潮至中的变化，谨遵“经前勿补，经后勿泻”的治疗原则，在补肾通经汤补肾化瘀的基础上，根据经前气血壅滞、血海满溢，经期气血变化急骤，易导致肝失疏泄，经前加用逍遥丸疏肝健脾；经后肾气亏虚、精血不足，无法滋养胞宫，治宜补肾健脾、益气养血，故经后加用归脾汤健脾养血。患者经用药后症状明显减轻，说明补肾化瘀法治疗月经病疗效可。

补肾通经汤在早发性卵巢功能不全及卵巢早衰的治疗中，可提高治疗有效率，改善症状，为不愿意或不适合采用激素补充治疗的患者提供新的选择。

三、补肾化瘀法治疗妇科疾病的临床运用

肾为先天之本，肾藏精，内藏阴阳，是五脏六腑之根，肾虚可使人体阴阳失调，脏腑功能失职，气、血、津液代谢紊乱，从而产生瘀血、痰饮或痰浊，痰饮或痰浊阻滞气血亦可导致血瘀，各种因素共同作用从而导致多种疾病。因此，人体的病理、生理过程都是以肾为主要基础，当肾阴阳失衡就会产生瘀血

等病理产物。

肾主生殖，为生命之根。肾藏精，精化血，直接为胞宫提供经、孕、产、育的物质基础。若七情内伤或经期、产后余血未尽之时，房事不节，外邪与血搏结成瘀或脾肾不足，气血运化无力，血行迟滞而成瘀或痰湿内停，影响气血运化等，都可导致血瘀。若血瘀日久，可导致气滞不行，痰湿内停，脾肾亏虚等，瘀血既为本病的病理产物，又为本病之病因病机。带下、痛经、月经失调等生殖功能障碍和肾虚血瘀有密切的关系。依据患者的临床症状、体征及疾病生理病理特点，妇科疾病以肾虚血瘀为主要病机，肾虚为本，血瘀为标，或兼有气滞、痰湿、湿热、寒湿，或兼有气血阴阳之不足。治疗应以补肾化瘀为基本大法，辅以行气、化痰、利湿、温经或辅以益气、补血、扶阳、滋阴，使气血阴阳平衡，脏腑功能正常，瘀血湿浊消除，则冲任通畅，气血运行有常，既可祛邪于外，又可防患于未然，达到缓解痛经，调节月经，提高妊娠率的目的，使疾病得以治愈。

治疗用药方面以补肾化瘀方药为主，肾精亏虚者，以五子衍宗丸为基础，肾阴不足者在六味地黄汤基础上加减，肾阴虚火旺者则以知柏地黄汤为主。五子衍宗丸由菟丝子、枸杞子、覆盆子、五味子及车前子组成，本方具有填精补髓、疏利肾气的作用；六味地黄汤滋阴补肾，现代研究表明其有抗衰老的作用；知柏地黄汤用于阴虚热盛者，有滋阴降火的作用。临床应用过程中在补肾方剂基础上加活血化瘀药物，如桃仁、红花、丹皮、川芎、鸡血藤、丹参、怀牛膝、莪术等，临证进行加减。川芎、丹参寒热并用、活化养血补血；怀牛膝补肾活血化瘀。根据辨证可加用行气、化痰、利湿等药物。在临床上可用于治疗月经不调、月经量少及围绝经期综合征等疾病，均表现出良好的疗效。

现代医学研究表明补肾药不仅可以提高患者体内的雌激素水平，还可促进患者黄体功能的改善和卵泡进一步发育，可以最大程度地增强卵巢的功能和患者垂体功能的反应性，从而进一步改善"肾—天癸—冲任—胞宫"这一生殖轴的功能。补肾化瘀中药可改善盆腔血液流变学，促进子宫局部血液微循环，提高子宫内膜的血液灌注，改善子宫腔内组织缺血状态，使局部残血吸收。因此，采用补肾化瘀的方法治疗妇科疾病，不仅能增强垂体的内分泌功能，改善卵巢的内分泌功能，还能促进促性腺激素的合成与释放，最终有助于卵泡的发育和排卵。

鉴于肾虚血瘀是妇科疾病的主要病因和病机，因此，在治疗妇科疾病时，主要采用补肾化瘀的方法，临床上使用这种方法治疗妇科疾病，通常能获得较为满意的疗效。

（孙　晔）

第八章

刘永惠教授辨治老年病、肿瘤和骨质疏松的经验总结

一、老年病

随着老龄化的加剧，老年病如高血压、脑血管疾病等较为常见及多发，根据老年患者的生理及病理特点，肾虚为本，血瘀为标，在治疗时以补肾化瘀为主。

老年人肾精亏虚，致生髓不足，脑海无以充养，脑的功能不能正常发挥，变生各种脑部疾病，终至中风。再者肾阴肾阳是人体阴阳之本，肾虚又能引起人体阴阳平衡失调，各脏腑功能失常，从而产生瘀血、痰浊等病理产物，其瘀阻脉络，清窍闭塞或逆乱而致血行失利，终致中风。同时，现代医学研究表明老年人各脏器功能均有不同程度的老化及减退，尤以心、脑、肾最为明显，老年人血脂增高、血管壁硬化、血小板聚集、血液流速减慢，存在着明显的高凝状态，致使周围血管阻力增大，血压升高，这种长期的病理性改变最终会导致各种脑血管病（如中风）的发生。基于以上老年人存在肾虚的生理特点及血液的高凝状态，以及它们最终导致的病理改变。中风的发病机制为肾虚血瘀，基本治疗法则为补肾化瘀。

根据中风证候的临床表现和发病特点，将其分肾虚血瘀、肝阳上亢、肝肾阴虚三型。肾虚血瘀型主要是补肾化瘀，活血通络，方药选用益肾饮合参芎逐瘀汤加减（常见组方：枸杞子、菟丝子、女贞子、车前子、当归、生地黄、丹参、川芎、赤芍、葛根、桃仁、红花、王不留行、刘寄奴等）。肝阳上亢型以平肝潜阳、化瘀通络为主，方药选用天麻钩藤饮合参芎逐瘀汤加减（常见组方：天麻、钩藤、石决明、杜仲、桑寄生、牛膝、栀子、黄芩、益母草、茯神、夜交藤、丹参、川芎、赤芍、葛根、桃仁、红花、王不留行、刘寄奴等）。肝肾阴虚型以滋阴柔肝、化瘀通络为主，方药选用复脉汤合参芎逐瘀汤加减（常见组方：甘草、生地黄、白芍、麦冬、阿胶、麻仁、丹参、川芎、葛根、桃仁、红花、王不留、刘寄奴等）。中风虽分三型，却以肾虚血瘀型最为多见，其他分型在治疗过程中也应注重化瘀通络，方能取得较好的效果。

中医将高血压归为“眩晕”“头痛”，老年高血压的发病以老年肾虚为本，以肾阴、肾精不足为要，形成的病理特点为血瘀阻络。因此，老年高血压的治疗当以补肾化瘀通络为法，其中补肾以滋肾阴、补肾精为纲，化瘀以祛瘀通络为领。肾虚可使人体阴阳、脏腑功能失调，气、血、津液代谢紊乱，从而使风、火、痰、瘀互结于脉络，可致血凝不畅，若瘀阻于脑络则清窍不通，发为眩晕。因此，祛瘀重用参芎逐瘀汤，以活血化瘀，使瘀散络畅；同时，辅以通络、化痰、清热、平肝之品（如丝瓜络、鸡血藤、王不留行、地龙、刘寄奴、天麻、钩藤、菖蒲、郁金、决明子、黄芩等），以通上窍而消晕。滋补肾阳，填补肾精；针对肾虚之阳虚、阴虚不同证型，辨证遣方结合经验用药，应用芹菜白糖饮（芹菜汁加适量白糖）以滋补肾阴、平肝潜阳以治眩；或菟葙合剂（菟丝子、青葙子等），补益肾精、泻火清肝以除晕。在临证治疗中取得较好的疗效，患者眩晕、头痛消失。

二、肿瘤

肿瘤的产生及复发转移与人体脏腑功能减退、气血阴阳失调、正气亏虚以及机体抗病能力降低等内环境失去平衡有关，而导致内环境失去平衡的原因有身体过度劳累、七情所伤、年龄增大、肾气日衰等；而肾虚则是脏腑衰老的根本。瘀血内阻类似于现代医学的血液高凝状态，是肿瘤复发、转移的重要因素，补肾化瘀药物对防止复发转移具有重要意义。

前期通过实验研究发现血瘀证与恶性肿瘤存在密切关系，肿瘤患者存在不同程度的高凝状态，肿瘤血瘀证主要与肿瘤患者的微循环障碍、高凝状态、血小板功能紊乱相关，同时与肿瘤新生血管等肿瘤微环境也存在重要关系。中医药治疗肿瘤的临床研究发现活血化瘀药物在肿瘤的防治中发挥着积极作用，通过影响血瘀证本质，即通过调节肿瘤患者血液凝固状态—纤溶—血小板的平衡，特别是可能抑制肿瘤血管生成而发挥其药效。同时中医学认为“穷必及肾”“久病必瘀”。肾乃“先天之本”，为“元气之根”，肾的阴阳失调，会导致其他各脏的阴阳失调，以致痰湿瘀毒等病理产物的产生和堆积；反之，其他各脏腑的阴阳失调，日久也必累及于肾，耗损肾中精气，导致肾的阴阳失调。肾虚则免疫力低下，容易发生肿瘤及肿瘤的转移。肿瘤发生、转移可同时出现肾虚血瘀之证候。补肾则抗癌能力增强，有利于病体的康复。活血则改善人体微循环，抑制肿瘤的发生及复发。

肿瘤的形成及转移与肾虚、毒侵袭而致瘀血内停密切相关，由此而拟定了具有补肾化瘀、解毒散结功效的补肾化瘀解毒复方制剂，主要由丹参、莪术、大黄、枸杞子、女贞子、菟丝子、当归、桃仁、红花、生地黄等药物组成。临床应用发现，补肾化瘀解毒药物在中晚期肿瘤的化疗中显示出良好的疗效，具体表现在增效解毒、缩小或稳定病灶、缓解临床症状、提高生存质量以及延长生存期等方面。

三、骨质疏松

骨质疏松症是一种常见的骨骼疾病，其特征是骨密度降低、骨微结构恶化、脆性骨折的风险增加。随着全球人口老龄化，骨质疏松的发病率急剧上升，目前，全世界约有三分之一的女性和五分之一的男性患有骨质疏松；骨质疏松的发病诱因多为雌激素水平下降，引发骨稳态失衡、骨脆性增加，进而容易骨折。同时，由骨折引起的疼痛、骨骼变形等合并症状亦严重影响患者的生活质量，甚至缩短寿命。该疾病的主要临床表现为全身骨、关节疼痛，疼痛通常在长时间行走及起坐时出现，夜间或负重活动后加重，多伴随肌肉痉挛，甚至活动受限。

传统医学中并未发现“骨质疏松”的这一病名，但根据其临床表现，可将其归为中医学“骨萎”“骨枯”等范畴。肾为人体先天之本，主藏精，主骨生髓，是人体生长发育的根源。《黄帝内经·素问·上古天真论》中记载女子“七七，任脉虚，太冲脉衰少，天癸竭，地道不通，故形坏而无子也。”女子绝经后，冲任衰少，气血不荣，因精血同源，故肾精亏虚。卵巢功能开始减退，雌激素和性激素的分泌也随之减少，进而降低骨细胞活力，诱发骨质疏松。《黄帝内经·素问·六节藏象论》曰：“肾者，主蛰，封藏之本，精之处也，其华在发，其充在骨”。中医学认为肾脏为精气的藏身之所，而精气则是生命活动的根本。肾脏内的精气可以转化为骨髓，骨髓则为骨骼提供滋养，使其强健有力。当肾精充盈，便如同源泉涌动不息，能持续地滋养骨骼。《黄帝内经·素问·痿论》曰：“肾者水脏也，今水不胜火，则骨枯而髓虚，故足不任身，发为骨痿。”若肾精不足，就无法供应骨髓所需的养分，导致骨骼不坚，出现骨质疏松的症状。因此，肾精亏虚为骨质疏松发病的关键因素。本病的病机主要为“肾虚为本，血瘀为标”。久病及肾，百虚皆以脏腑之虚为要，脏腑之虚则以肾虚为本。肾为先天之本，若肾阳虚弱，则五脏六腑俱虚，气血运化无力，则因虚致瘀，瘀滞成则怪病生。瘀血阻滞经络，妨碍新血生成，不通则痛，久而虚实夹杂，肾失作强之功，因其主骨生髓，故见骨骼枯槁。所以肾虚血瘀为骨质疏松病机。证见：腰背及周身疼痛，痛有定处，痛处拒按，筋肉挛缩，或有骨折，或多有外伤病史，舌质紫暗，有瘀点或瘀斑，脉涩或弦。肾虚血瘀证首选补肾活血法，临证多选用熟地黄、补骨脂、菟丝子、杜仲、枸杞子、当归、山茱萸、肉桂、红花、淫羊藿、丹参、鸡血藤等药物，具有补肾强腰，温通经脉的功效，主治肾虚腰痛、起坐不利、膝软乏力等症，有效缓解疼痛、改善骨代谢水平的作用，治疗骨质疏松有一定的疗效。

根据长期的临床经验及实验研究，肾虚血瘀是多数疾病的发病病机，补肾化瘀治疗可取得较好的疗效。

（王　瑞）

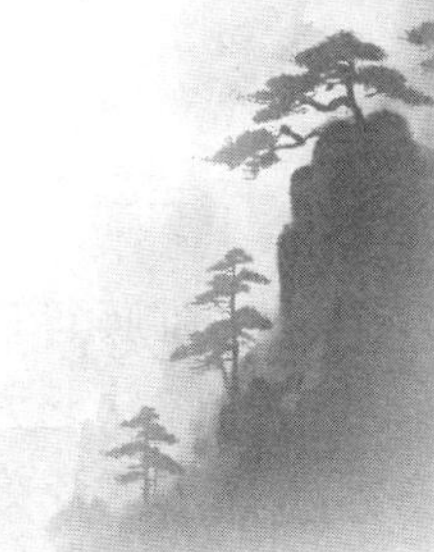

参考文献

[1] 崔学军，姚敏．颈椎病中西医结合诊疗专家共识[J]．世界中医药，2023，18(7)：918-922.

[2] 赵川荣，廖志峰．血管性头痛的研究进展及有关问题的讨论[J]．黑龙江中医药，1992(2)：51-53.

[3] 王玮，王永刚．缘于头颈部血管性疾病的头痛研究进展[J]．中国卒中杂志，2022，17(5)：448-453.

[4] 薛伟新，劳祎林，陈炜．中医药治疗血管性头痛临床研究近况[J]．广西中医药大学学报，2022，25(4)：45-48.

[5] 师金，梁迪，李道娟，等，全球女性乳腺癌流行情况研究[J]．中国肿瘤，2017，26(9)：683-690.

[6] 中国抗癌协会乳腺癌专业委员会．中国抗癌协会乳腺癌诊治指南与规范(2019 年版)[J]．中国癌症杂志，2019，29(8)：609-680.

[7] 戴金芳，赵益，孙有智．乳腺癌中医病因病机探析[J]．光明中医，2017，32(7)：1069-1072.

[8] 朱明玥，吕志刚．近代名老中医治疗乳腺癌经验浅析[J]．中华中医药杂志，2019，34(7)：3162-3166.

[9] 马胜男，王志鹏，曹芳．基于情志伏邪理论探究乳腺癌病因病机的研究进展[J]．河北中医，2020，42(7)：1101-1105.

[10] 刘永惠，常靖，郑清莲，等．从络病理论论治肿瘤[J]．现代中西医结合杂志，2010，19(24)：3098-3099.

[11] 杨小娟，叶凯，黄芊，等．从“木郁达之”辨证论治乳腺癌[J]．山东中医杂志，2017，36(12)：1011-1012.

[12] 周维维，彭海燕．略论因“郁”致乳腺癌[J]．辽宁中医药大学学报，2016，18(9)：146-149.

[13] 何灿封，孙玲玲，林丽珠．基于网络药理学探究逍遥散治疗乳腺癌的潜在机制[J]．中国医院药学杂志，2020，40(21)：2220-2226.

[14] 张维娟，刘玲，孙运祥．阿扎司琼预防顺铂所致呕吐疗效及不良反应观察[J]．临床合理用药杂志，2016，9(34)：61-62.

[15] 郭敏．肿瘤化疗后胃肠道副作用的中医治疗研究进展[J]．云南中医中药杂志，2017，

38(12): 74-76.

[16] 王瑞，曹丽君，刘永惠. 刘永惠教授“保胃气”思想在肿瘤治疗中的应用研究[J]. 河北中医药学报，2018，33(2): 50-52.

[17] 刘永惠，华莎，夏欣欣，等. 肿瘤及其手术后、放化疗中的中医药辨治临床探究[J]. 陕西中医，2012，33(4): 461-463.

[18] 熊山，丁晓晨. 四君子汤化学成分和药理作用研究进展[J]. 山东医学高等专科学校学报，2017，39(5): 371-374.

[19] 刘霞，李凡，宋屿璠，等. 四物汤药理及临床研究进展[J]. 中西医结合研究，2020，12(6): 392-395.

[20] 王春丽，潘春柳，姚李祥，等. 鸡血藤的化学成分和药理作用研究进展[J]. 现代中药研究与实践，2021，35(2): 96-102.

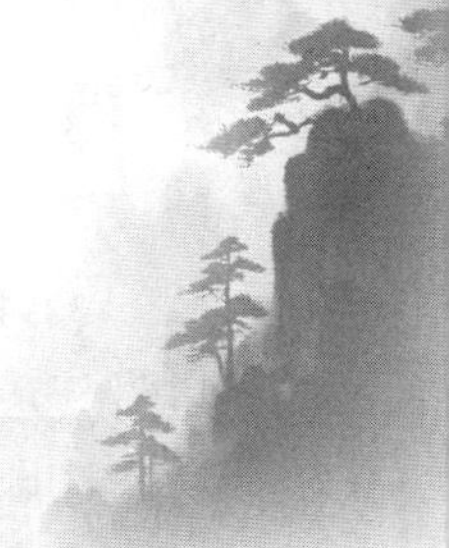

后 记

历经数月艰辛努力，本书终可付梓。

夜深人静，抚稿回眸，不觉思绪万千，眼前浮现着曾祖于乱世中成立药号“济活堂”的初心；祖父西行入西安重振“彤斋医室”的勇毅；家父深夜伏案编写教材与年逾耄耋乘着轮椅按时出诊工作室以及自己幼时在长辈谆谆教导下背诵中医歌诀的场景，一路走来亲朋师长的殷殷嘱托，同事友人的支持鼓励，学生弟子的努力作为，更多的是无数接诊患者的期盼渴望，从一诊、复诊到最后治愈的喜悦，也有重疾不治者的黯然……一个个身影、一幕幕场景、一幅幅画面，心中有敬仰、有动容、有悲喜，更多的是感恩。

回想四十余载从医道路，深感医学人“悬壶济世”使命担当之重，在实践与学习中，更是对中医独特的理念和智慧有了更深入的理解。学医学会容易学好难，而要洞察人体脏腑之奥秘，更是难上加难。正如“望而知之谓之神，闻而知之谓之圣，问而知之谓之工，切而知之谓之巧”，诚哉斯言！

每每至此，心中感慨万千，也总想记录下自己的临证心得，但总苦于工作繁忙，无暇抽身。这次借着工作室成立的契机，静下心来，执笔准备书稿，既感欣喜，亦诚惶诚恐，唯恐资历不济，未能将经年来所学所感全面表述于书。好在有众多师长不吝指教，众多同仁大力协助，工作室成员也收集整理大量的临床病案，多方查阅文献，总结学术经验，终使此书得以成形。在此一并致以诚挚谢意。

愿此书能为中医传承尽绵薄之力，亦不负前辈期望、患者信任。

刘永惠

2025年4月28日

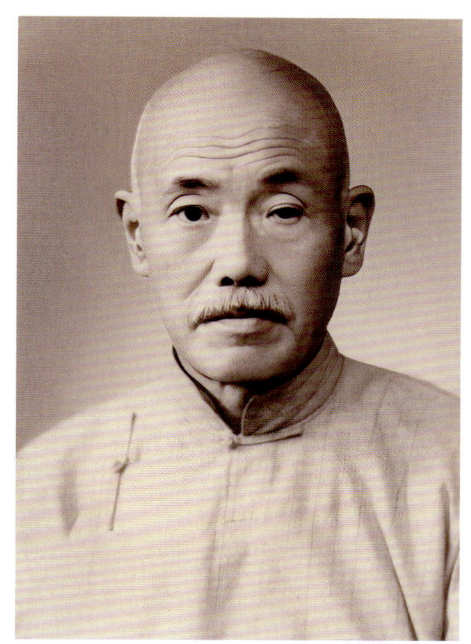

二代传承人　刘芾郇

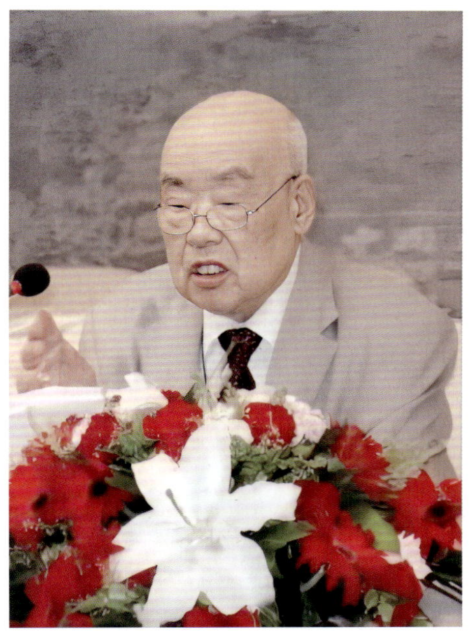

三代传承人　刘茂甫

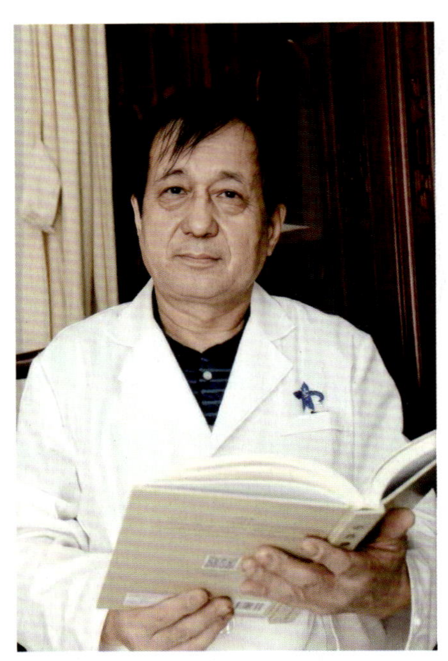

四代传承人　刘永惠

刘氏中医，

源远流长，

传承人们还在创新前行